家族のための摂食障害ガイドブック

著

ジェームス・ロック
ダニエル・ル・グラン

訳

上原　徹
佐藤美奈子

星和書店

Seiwa Shoten Publishers

2-5 Kamitakaido 1-Chome
Suginamiku Tokyo 168-0074, Japan

Help Your Teenager Beat an Eating Disorder

by

James Lock, MD, PhD

Daniel Le Grange, PhD

Translated from English

by

Toru Uehara, MD, PhD, LCP

Minako Sato

もくじ

序章

お子さんが病気になったら、みなさんはどうしますか。お子さんと一緒に診療所や病院から自宅に帰ってきて、あとは自分で治しなさいね、と任せっぱなしにはしませんよね。風邪ならば、水分を取り、ゆっくり休んで、解熱剤を飲む必要があります。お子さんにアレルギーがある場合は、周りの大人が食品の容器に記された表示を確認しなければなりません。その食品にアレルギーを引き起こすものが含まれていないかどうか、確かめることが必要でしょう。また、喘息のお子さんの場合はどうでしょう。吸入器が有効かどうか、みなさんが確かめてあげなくてはなりません。発作の徴候に絶えず気を配り、見守っていくことが必要です。さらに、お子さんが非常に深刻な病気、たとえば癌や心臓病などになってしまった場合はどうしたらよいでしょうか。そのままにしておいても自然に治るんじゃないか、と期待しているだけでよいはずがありません。

医師がいないときには、誰かが代わりにお子さんのそばについていなくてはなりません。その誰かとは、そう、親であるみなさんです。親は、子どもの治療にとって欠かすことのできない存在なのです。このことは、考えうるすべての病気について言えることです。ではなぜ摂食障害だけは違うと言えるのでしょうか？

摂食障害も同じです。拒食症と過食症は極めて深刻な病気です。まさしく子どもの生存を脅かしかねないと言ってもいいでしょう。この病気は、本質的に長く居座り続け、知らず知らずのうちに徐々に進行していきます。摂食障害に罹った十代の子どもたちや成人のうち、入院を経験する患者さんはかなりの数にのぼります。病院では、正常な体重と正常な食習慣に戻すために、専門家チームが一貫して、継続的に注意深く見守っていく必要があるのです。

問題は、自宅に帰ったときにどうなるかということです。拒食症と過食症の治療プログラムのなかには、依然、十代の子どもたちの治療には親が関わらないよう提唱するものが多くあります。その理由はさまざまで、そのことについても本書のなかで説明していきたいと思います。しかし親が関わらないでいると、結果的にまた元の状態へ逆戻りすることが多いのです。摂食障害が完全に解決されていない段階で、自宅に帰るやいなや病気への対処を十代の子どもたちの手に委ねてしまったらどうなるでしょうか。子どもたちは自己を保護する防衛機能が未熟ですから、それこそ摂食障害につけいる機会を与えてしまうようなものです。またしても彼らは転げ落ちるように、身体的、心理的ダメージを受けることになってしまうのです。

十年以上にわたり、私たちは思春期の子どもたちとその親たちが、よくなってはまた悪くなるという恐ろしい繰り返しのなかでもがき苦しむ姿を目にしてきました。私たちのもとに診察に訪れる人たちの多くは、どう対処してよいのかわからないわが子の状態に不安を感じ、この奇妙な病気に圧倒され、打ちのめされています。どれほど多くの親たちが、すでに別の専門家から、「傍観者的態度でいてください、さもないとますます状態は悪くなりますよ」と言われてきたことでしょう。本当にわが子は摂食障害なのだろうか、そもそも摂食障害というのはどういうものなのだろうか、それについて自分はどうしたらいいのだろうか、概して多くの親たちはこうした情報を得られないまま困惑しているのです。

本書を執筆したのは、数々の誤解を解くためです。これは私たち自身、これまでに気づいてきたことですし、研究によっても明らかにされつつありますが、これらの誤解は、子どもたちの拒食症、過食症、およびそれに類した状態からの回復をますます困難なものにしてしまうだけなのです。たとえば、問題の責任は親にある、お子さんの治療に親は協力も関与（別名「干渉」）もしてはいけない、診断と治療は専門家に任せなければならない、という誤解です。もしお子さんが癌や心臓病に罹ったり、骨折したりしたら、このような考えに同意する人はいないでしょう。このような現状を踏まえ、本書はひとつの明確な目標を掲げています。それは、摂食障害と、その知らず知らずに進行する性質について親の理解を促すこと、そして摂食障害が忍び込もうとしている子どもたちの生活の「小さな割れ目」を彼らが埋めていけるよう、親としてどのように助けていったらよいのかを示すことです。

とはいえ、本書は「セルフヘルプ」マニュアルではありません。摂食障害は非常に深刻な病気です。セルフヘルプ的なやり方が単独で、子どもたちやその家族にとって充分有効であるという証拠は何もありません。その代わり本書では、信頼に足る研究証拠と私たち自身の幅広い臨床経験に基づき、摂食障害について率直な回答と困難な事実をお伝えしたいと思います。まだようやくその姿が見え始めたばかりですが、みなさんに新たな展望をお届けすること、それが本書の目標です。その展望とはつまり、お子さんの回復を助けるうえで、親が重要な役割を担っているということです。実際、親こそが、十代の子どもが健康を取り戻すための鍵であると私たちは信じています。ちょうど今、お子さんに医師の診断を受けさせようか考えているところだったという方もいるでしょう。もしくは過去にいくつかの治療法を試してみたものの、依然この病気を克服できないでいるという方もいると思います。いずれにしても、親が鍵を握っていることに変わりはありません。摂食障害がお子さんの健康に深刻なダメージを与えてしまう前に、最初に行動を起こす絶好の立場にいるのは、親であるみなさんなのです。拒食症と過食症は、早期に治療を受ければ完全に回復する見込みが大きいことは研究によって明らかです。だからこそ、何よりもまず本書によって、みなさんがお子さんの問題を深刻に捉え、今、助けを得る気持ちになっていただけたらと思うのです。しかし、理想的にはそれよりもさらに一歩、みなさんが前進できるよう手助けができればと思います。お子さんに襲いかかったこの障害を克服していくにあたり、みなさんと、みなさんが共に取り組んでいく臨床医が有効な協力関係を結ぶための基盤をつくることに、本書はきっと役立つことでしょう。本書が、拒食症と過食症の謎を明らかにし、同時にこのような病気が子どもや家族に引き起こしている問題にみなさんがどう対処することができるのか考えるきっかけになればと思います。

私たちのもとを訪れる親の多くは、わが子を摂食障害から救ううえで自分は関わるべきではないと思い込んでいます。このような思い込みは、たいてい外部からの情報がもとで生まれたものです。もしわが子が何か他の命に関わる病気だとしたらどうでしょう。「干渉しないでください」と言われて、本能的に応じられる親などほとんどいません。本書は、最初のうちは過激な立場をとっているように感じられるかもしれません。しかし、本書の第6章およびその他の資料をお読みになれば、実際にはそうでないことに気づいていただけると思います。これらの資料は、親の治療への参加が、拒食症、過食症の子どもたちの回復に非常に好ましい影響をもたらし得ることを明確に示しているからです。症例や治療のタイプにかかわらず、本書では、親も治療に関与できるというだけでなく、関与すべきであるという立場をとっています。そのためにはどうしたらよいのか、みなさんが理解できるよう力になれればと願っています。

私たちは現在、ひとりはスタンフォード大学で、もうひとりはシカゴ大学で治療に携わっています。私たち自身が治療で用いている方法は、本来、ロンドンのモーズレー病院で何十年にもわたり取り組まれてきた、拒食症のための家族研究の概念から生まれたものです。この研究は、摂食障害の子どもたちが直面するジレンマを解決する方法を見つけるうえで、親の関与とサポートがどれほど重要であるかを明らかにしています。この見解は、親を非難し、治療から排除する方法とは明らかに異なります。

本書はまず、親に向けて書かれています。このことが本書を、摂食障害に関するたいていの書籍とは一線を画すものにしています。出版されている摂食障害関係の本のほとんどは、病気の大人もしくは子どもたち自身に向けて書かれています。そのため親に向けた情報との間に大きなギャップが残っているのです。長年にわたり診察を続けてきたなかで、私たちのもとには親からさまざまな疑問が寄せられてきました。「これは私の責任なのでしょうか」「食事の後、息子は姿を消してしまいます。私は彼が食べたものをすべて吐いていることを知っているんです。こんなとき私はどうすればよいのでしょうか」「私たちは娘に何とかもう一度、ちゃんと食事をさせたいのですが、娘はそれを許そうとしません。いったいどうしたらよいのでしょうか」「娘は薬物療法も受けるべきなのでしょうか」「私にはこの病気が理解できません。食べて、それでおしまい――これこそ簡単な解決策ではないのでしょうか」。これらの疑問にお答えするために、本書は生まれたのです。

私たちは臨床研究家として（つまり患者を診察しつつ、その一方で研究も行なっています）、個別に、そして共同で、二十五年以上にわたり大学の医学センターで摂食障害の子どもたちの治療にあたってきました。そしてこれらの質問に対する答えを集め続けてきたのです。摂食障害は比較的まれな病気だとされていますが、この間私たちはそれぞれ何百人もの患者および親たちと出会ってきました。私たちは、入院によるもの、グループプログラム、個人療法や家族療法で患者を治療し、その一方で、摂食障害の子どもたちを救うためのもっとよい方法はないかと研究を重ねてきました。そして本書も、そのような努力の重要な一環なのです。

私たちが強い感銘を受けた、非常に意義深く、独特な事柄があります。それは、多くの親が非常に機転が利き、彼らが治療過程に参加すると大変頼りがいのある存在になるということです。だからこそ私たちは、親が摂食障害について理解を深め、ある特定の初期段階に関わることで、これらの治療プログラムに建設的に介在できるようになれば、多くの患者の人生が改善されるでしょうし、現に救われた命も多くあると確信しているのです。

私たちはふたりとも、ここ十年ほど大学の医療環境で臨床家兼研究者として治療と研究に取り組んできました。地域こそ違いましたが、共通の関心が私たちを結びつけました。摂食障害の子どもたちの治療に関心を向け、それぞれの活動で日常的に何をどうするのが最もよいのかを考えるなかで、互いに理解し合うようになったのです。そしてこれが実り多い、生産的な共同研究の実現へと向かいました。一九九八年、私たちの最初の書籍である、拒食症の子どもたちの治療に携わる臨床家のための手引書を共同執筆したことが始まりでした。それ以来、私たちはアメリカ合衆国とカナダの多くの地域でこの治療法についてワークショップを開いてきました。難しい症例については互いに話し合い、継続的で新しい臨床治療研究に共同で取り組み続けています。子どもと親たちとの取り組み全体を通じて、私たちは治療過程への親の貢献が実際どれほど価値あるものかに日々気づかされています。摂食障害の子どもたちに対する治療、その過程での親との関わり、さらに研究とこれらの経験をめぐる学会誌への執筆、これらの経験の集大成が、本書を執筆することで、親を治療に参加させていこうという私たちの気持ちを奮い立たせたのです。

本書の活用法

本書は三つのパートに分かれています。各章のタイトルは慎重に選びましたが、それは事態が切迫していることに対し、みなさんの注意を促し、摂食障害が示す最も顕著な側面に光を当て、その後でそれに関する知識を提供しつつ、みなさんができるかぎりよい方法でお子さんの病気に対処できるよう手助けするためです。「今すぐ行動を起こしてください」「力を合わせましょう」「時間を無駄にしてはいけません」などの命令口調が強引に聞こえるかもしれません。そのような場合は、みなさんの関心を引きたいがためとお考えください。健康上の問題は自然に消えてほしいと願うのが人情です。しかし、息子さんや娘さんのために助けを求めることを先へ先へと延ばしていたら、極めて危険な事態にもなりかねません。残念ながら、わが子の健康の見張り役としての正当な役割をみなさんから奪ってしまうような治療法では、何をいつすべきかに関する臨床的決断を他人の手に委ねるよう促されるだけなのです。

本書のパートⅠでは、お子さんに摂食障害の症状が見られたら、なぜすぐに行動を起こすことが必要なのかという点に着目しています。なぜ摂食障害は深刻な問題なのか、なぜ治療を開始するために親として共に行動する必要があるのか、そして「どうして」このような問題が発生したのかではなく、「どうしたら」この問題を根絶できるのかを考えるべきなのはなぜなのか、これらの疑問について議論していきます。摂食障害に効果的に対処していくためには、常にみなさんがお子さんの拒食症、過食症を、緊急を要する問題としてとらえることが必要です。これはみなさんのすばやい対処を要する問題なのです。実際、「緊急を要する」という言葉は、本書のパートⅠの決まり文句となっているくらいです。これは先にもお話しましたが、もう一度ここで繰り返すだけの価値があります。お子さんに摂食障害の症状が見られたら、お子さんは緊急に助けを得る必要があります。そしてこの助けをお子さんが確かに得られるようにできる絶好の立場にいるのが、親であるみなさんなのです。

パートⅡでは、摂食障害の「基本的な仕組み」についてさらに説明していきます。摂食障害は医師や親、そして患者自身をも非常に混乱させます。したがって、みなさんは、今自分がいったい何に直面しているのかを理解することが重要です。おそらくそれは、他の多くの病気以上に重要でしょう。このパートⅡの目標は、この病気の複雑さをみなさんに正しく認識していただくことです。ここではさまざまなタイプの摂食障害についても取り上げます。特に拒食症と過食症を中心に、飢餓と、ムチャ食い、そしてパージング（自己誘発嘔吐や下剤乱用、過激な運動や絶食）がいかに深刻な身体的問題を招くことになるのかについても触れていきます。あたかもこの障害がお子さんから独立した、実体をもつものであるかのように私たちが摂食障害について語っていることに気がつかれるでしょう。私たちはあえてこのような語り方をしているのです。それは、摂食障害が病気であり、みなさんに反抗するためにお子さんが故意に選択したものではないという私たちの見解を強調してお伝えするためです。さらに、摂食障害の子どもたちがどのように考えているかを実例をあげてお話していきたいと思います。このような思考過程に共通して見られる歪みをあえて例をあげて示すのも、治療の必要性を強調するためです。またこれらの歪みについて知ることで、病気をお子さんから引き離して考えることができるようになり、ひいては息子さん、娘さんの支えであり続けることができるようになるのではないでしょうか。何といっても、彼らを苦しめているものは、自分の身体をめぐる経験の仕方、および食べ物や体重に対する考えや信念における歪みだからです。そして、摂食障害の主な治療法とその効果をめぐる有効な証拠についての情報を示してこのパートを終えています。これは、何がお子さんの助けになり何がならないかということについて、みなさんに科学的によく理解していただくためです。

お子さんの摂食障害のために助けを得て、さらにそれを活用していこうとするなかで、みなさんは数々の問題に直面することでしょう。本書のパートⅢは、それらの問題にみなさんが取り組んでいけるよう手助けすることを目指しています。よく知られている摂食障害の主な治療法に、どうしたら親は関わっていくことができるのでしょうか。このパートでは、それぞれの治療法に親が関われるようにするためのさまざまな方法を具体例をあげてご紹介していきます。たとえ本来は親の関わりを歓迎しない治療形式であろうともです。また、食べ物と体重をめぐる混乱した考え方の一因となっている文化的影響に向き合う際に役立つ、ちょっとしたアドバイスもお伝えします。ただし最も重要なことは、先にも触れましたが、協力関係です。お子さんの摂食障害が、あらんかぎりの力を使って忍び込もうとしているあの裂け目を封じるためには、治療チーム全体が共同戦線を張り、病気と戦う必要があります。親――もしくは他の誰であろうと、お子さんの回復に携わる大人たち――が、常に同じ基盤に立って、病気に対処していく必要があるということです。これは、治療チームの専門家との結束を固めていく方法を見つけることが必要だということでもあります。そこで、「分裂させて征服しよう」とする摂食障害の働きを食い止めるのに役立つ章もこのパートに加えています。また、みなさんの十代の息子さん、娘さんの治療に取り組む専門家と意見が合わなかったときに、みなさんが自分自身の意見を貫くうえでも、このパートは参考になるのではないかと思います。

本書から何を学ぶことができるでしょうか

本書をお読みになった後、お子さんの摂食障害からの回復を助けるうえで、みなさんも何らかの役割を果たせるのだという自信をもっていただければ幸いです。本書を読むことで、摂食障害がどのように発生するのか、また子どもたちの身体に対する関心が正常なものから深刻なものへと変わってしまったときに、いつ心配し始めたらよいのかということがわかるはずです。お子さんの摂食障害が効果的に治療されなかった場合に、どのような身体的問題が発生し得るのかということも知ることができるでしょう。さらに、お子さんが診断を受けた場合にどのようなことが予想され、どのような治療が行なわれると考えられるのかもわかります。そして親はさまざまな形で治療に関われるのだということもおわかりいただけると思います。たとえば、飢餓状態のお子さんが自宅で食事をとれるよう助けたり、お子さんのために個人療法を勧めることもできるでしょう。またムチャ食いやパージングのエピソードを常にそばで把握することもそのひとつです。人付き合いのためのお子さんの能力や役割を高める治療に参加してもよいでしょう。また本書から、摂食障害のお子さんを助けようとする支援の輪が存在することも確信していただけるのではないかと思います。

著者からのコメント

本書は、セルフヘルプの参考書として書かれたものではありませんし、医師やセラピストの助言に代わるものでもなければ、それを意図したものでもありません。摂食障害やその原因および最適な治療法に関する研究は日々進歩しています。したがって、この分野の進歩に遅れないでいるためには、信頼のおける専門家や医療機関に相談することが必要です。

本書は、小学生高学年、中学生や高校生たちの親の力になることを目的としています。幼いお子さんやアダルトチルドレンの方々は対象にしていません。

摂食障害は少女たちの間でより一般的なことは確かですが、十代の少年のなかにも摂食障害の子どもたちが増えつつあります。したがって、本書の説明はすべて、断りがないかぎり、少年と少女の両方に当てはまるとお考えください。

パート I

出発：
摂食障害のわが子を助けるための第一ステップ

第1章 今すぐ行動を起こしてください

どうしていいかわからない

十三歳のセーラはこの六カ月間というもの、ずっと体重が減り続けています。最初は、十代の子どもたちがよく行なう普通のダイエットに思われました。しかし今では痩せすぎています。彼女は両親と一緒に食事することをやめてしまいましたが、家族全員のための食事は自分が作ると言ってききません。先週、彼女はデザートを四つ作ったのですが、自分では食べようとはしませんでした。彼女は、私たちが通常口にするすべての食べ物のカロリーについて記載した本を持っています。しかし、もはやそのようなものも必要ありません。なぜならすべて暗記しているからです。とはいえ、現在彼女は三種類の食べ物しか口にしません。生野菜、豆腐、そしてドライシリアルです。学校ではあいかわらず優秀な生徒です。しかしその全優の成績も、彼女にとっては成功のための手段というより、むしろ負担でしかないように感じられます。彼女は勉強していないときにはランニングに出ているか、腹筋運動をしているかのどちらかです。友だちから電話がかかってきても無視して、ますます気分が落ち込んでいくようです。親が食べるよう勧めても、当たり散らし、「関係ないでしょ」と言うばかりです。「私は元気だから」と言い張ってきかないのです。

どうしていいかわからない

両親は、十七歳のドナが食べた物を吐いているのを見てしまいました。「気持ちが悪いの」、彼女はそう言いました。しかしこれが初めてではなかったのです。以前にも、彼女が吐いている音を聞いたことがあったのです。毎回食事がすむと、いつもバスルームへ直行です。「何でもないわ、ちょっと気持ちが悪かっただけよ」、彼女はそう言います。彼女が朝食も昼食もほとんど食べていないことは両親も知っています。しかし夕方、両親が帰宅すると、大量の食べ物が食料棚から消えているのです。特にクッキーやポテトチップス、パンがすっかりなくなっています。そのため両親は食料の買い出しに、真夜中にお店へ行かなければなりません。彼女の友だちのなかにも、ドナのことが心配だと言っている子がいます。両親もそうです。

どうしていいかわからない

トムはかつて高校の優秀なダイビングの選手でした。しかし今ではすっかり衰えてしまい、最も強かった頃のようにダイビングすることはできません。彼はプロテインとフルーツドリンクしか口にせず、そして常に運動をしています。完璧に鍛えぬかれた腹筋を身につけようとしているのです。しかし見えるのは肋骨ばかり。「まだまだ太りすぎだよ」、彼はそう言います。かつて筋肉があった部分には、今や骨と皮しかありません。はじめは彼のコーチもトムの減量を誉めていました。それで彼のダイビングの成績が向上したからです。しかし今ではコーチは両親を呼び、トムのチームからの脱退を勧めました。トムの親友は彼を「骸骨」と呼び、からかいました。でも、この友人が彼のことを心配していたことは両親にもわかっています。

どうしていいかわからない。何かすべきなのでしょうか

わが子が摂食障害かもしれないと思ったとき、最初に直面するのがこの問題です。子どもの食事に関する問題はたいてい一時的なものです。ご家庭の他の子どもたちについても、ジャンクフードや甘い物のことでは随分と苦労したことを覚えているという方もいるでしょうし、よその家族にも同じような状況を見たことがあるという方もいるかもしれません。食べ物の好き嫌いをしたり、いつもより多く食べたり、逆にあまり食べなかったりする時期は、多くの子どもたちに一般的に見ら

れます。気持ちが悪いと訴えることも、軽い消化不良や便秘の時期も、多くの子どもたちが普通に経験することです。他の親や親戚の人たちに、このような行動がお子さんに見られないか、尋ねてみた方もいるでしょう。そして通常、それほど長引くということはないものの、食事に関して何らかの問題が認められるということは、普遍的と言ってもいいほどよくあることだとわかったという方もいると思います。子どもたちは思春期に入ると、女の子の場合は特に、自分の見かけや体重に強い興味を示すようになります。ダイエットやその他の減量法を試みることもあるでしょう。十代になって、以前にもまして見かけを気にするようになるというのは普通のことですし、しかもお子さんの友だちも似たような考え方をし、同じような行動をとっていると聞いていれば、このような事態は予測がつくことです。ただ、まだ何の問題も起こっていないうちから先走って騒ぎ立てるようなことはしたくないという気持ちなのかもしれません。

本当に問題があるのでしょうか。どうしたらそれがわかるのでしょうか

しかし、お子さんの考え方や振る舞いに先にご紹介したセーラやドナ、トムと同様のものが認められるということはないでしょうか。そのようなときは、今こそみなさんが立ち上がり、手を差し伸べるときです。飢餓状態に加え、拒食症を連想させるような著しい体重の減少が見られたら、体温や血圧、心拍数の低下が起こります。肌が荒れ、乾燥してくることもあります。若い女性の場合

は、生理が止まってしまうこともあるのです。さらに骨粗しょう症にもなりかねません。身体は食べ物が与えられないため、筋肉を燃やしてエネルギーを出します。これが体力の低下や疲労、そして特に心臓の容量の減少をもたらすことになります(心臓は体内の大きな筋肉なのです)。さらにこれが心臓の鼓動に危険な変化を起こすきっかけとなることもありますし、ひいては心不全や死に至ることもあります。年月が経過し、拒食症の合併症によって死亡する可能性は六パーセントから十五パーセントにものぼると言われています。この死亡率は精神疾患のなかで最も高くなっています。

過食症の場合、死亡する可能性は比較的低いと言えます。しかし深刻な身体的合併症の危険があることには変わりありません。このうち最もよく見られるものに、カリウムの著しい減少がありまず。これは胃の内容物を排出する（自分で吐いてしまう）ことによって、必要な電解質の体内蓄積量が不足することが原因で起こります。カリウムは多くの基本的な身体プロセスに必要なものですが、特に筋肉の収縮にとって非常に重要です。したがってカリウムが欠乏すると、不整脈が起こり、心拍停止と死を招く恐れがあるのです。加えて、慢性的な嘔吐を繰り返していると、食道と胃が侵食される恐れがあり、これが出血や潰瘍の原因となります。出血が止まらないと死に至ることもあります。便通剤や下剤の慢性的使用は腸の問題につながり、痛みを引き起こしたり、深刻な便秘に絶えず悩まされることになります。嘔吐と下剤の使用は共に体内の水分量を激しく減少させる原因になります（脱水状態)。これは低血圧や血圧の変化を引き起こし、失神し倒れる可能性が高くなります。

これらの合併症については第４章で詳しくお話しします。とはいえ、ここまででも充分、摂食障害が深刻な結果をもたらすことがおわかりいただけたのではないでしょうか。摂食障害の可能性を前に親が安穏と構えているのは、このような深刻な問題の発生を食い止める戦いにおいて、最も危機的な状態なのです。

摂食障害が発生するときというのは、どのような様子なのでしょうか

摂食障害に発展する前に問題を察知しようと思うなら、時間の経過と共にどのようなことに注意すればよいのかを知る必要があります。先ほどのセーラ、ドナ、そしてトムの問題は一日で発生したものではありません。摂食障害のほとんどの場合がそうですが、彼らの問題も徐々に、ときには密かに進行したのです。典型的で一時的な食事の問題や体重への関心が本当の摂食障害へ至る道筋を理解していれば、そのような道筋のどこに現在お子さんがいるのかを知ることができます。

極端なダイエット：拒食症へ至る道

十四歳のシドニーは、いつもすばらしくよい子どもでした。手がかからず、自立し、しっかりと

した子どもだったために、ついつい親のほうが甘えてしまったと両親は言います。だからこそ、彼女の最近の減量にはひどくショックを受けていました。彼女はそれまで精神的な問題の徴候など微塵も見せたことはありませんでした。優等生でしたし、水泳部のチャンピオンでもありました。学校でも人気者だったのです。また、体重が多すぎたということもありませんでした。実際にはほっそりしているほうだったのです。

問題は、第九学年への進学を控えた夏休みに始まったようでした。シドニーは水泳部に所属していたのですが、このとき初めて両親は、彼女が練習後もさらに残って泳ぎたがっていることに気づきました。「もっとうまくなりたいの、そうすれば平泳ぎと自由形の両方でスターターになれるもの」と彼女は言いました。彼女は同時に野菜ダイエットも始めました。彼女は、動物を食べることを残酷だと思っていました。それは別にしても、より健康になろうとしているときに、脂肪など必要なかったのです。最初は両親も理解し、自己の向上を目指す彼女の努力を応援しました。シドニーがそれに満足し、自信をもっているようだったからです。

その後、シドニーは州の別の地域にある水泳チームの三週間の特別水泳合宿に参加しました。七月の半ばに出発し、帰って来たのは八月の第一週の終わり頃でした。両親は、バス停まで彼女を迎えに行ったとき、ギョッとしました。あまりにも痩せ細ったシドニーの姿に恐ろしくなったと言ってもよいほどでした。両親はすぐには何も言いませんでした。ただ、娘が自宅に戻ってきたことを喜んだのです。キャンプでは食事が相当ひどかったんだろうと考えました。シドニーもそのようなことを口にしていたからです。「菜食主義者向けのメニューが充分じゃなかったのよ」、彼女はそう言い、非常に活発な様子でした。そしてスターターとして両方のチームのメンバーになったのです。

そうして学校が始まりました。シドニーにとって第九学年は変化の多い年でした。三つの中等学校出身の生徒がひとつの高校で一緒になるのです。そのため彼女のクラスには新しい生徒がたくさん入ってきました。両親は、シドニーが学校の勉強によりいっそう専念すると同時に、心配を抱えるようになったことにも気がつきました。しかし両親は、高校が始まるときにはこのようなことも予想されるだろうと考えました。シドニーの一日は午前五時、学校に行く前の二時間の水泳の練習で始まりました。その後、その日の授業に出た後、午後五時から七時まで再び水泳の練習へ出かけるのです。帰宅するのは、家族がすでに夕食を終えた後でした。彼女はそれから午後十一まで勉強したのです。

両親の目から見て、シドニーは非常に限られた食事パターンを繰り返すようになっていました。彼女は、朝の練習前にオレンジジュースをコップ一杯だけ飲むことを自分に許していました。「練習の後に学校でクリームチーズ入りのベーグルパンを買って牛乳と一緒に食べるから」、母親にはそう言いました。しかし実際には何も入っていないベーグルパンを半分と水を飲んでいたのです。母親が彼女のために心を込めて用意したお弁当は毎日捨てられていました。再び午後の練習前に、彼女はオレンジジュースをコップに一杯飲みました。シドニーは家族が夕食を終えた後に帰宅していましたから、両親は彼女が実際夕食にどれほど食べているのか知りませんでした。たいてい彼女は慎重に重さを量って切った豆腐と、ニンジンを数本、そしてリンゴをひとつ食べていたのです。

シドニーの体重が減り続けていることに、両親は次第に不安を募らせていきました。水泳部のコーチも電話をかけてきて、シドニーにはどこか悪いところがあるんじゃないかと尋ねました。コーチは、シドニーが摂食障害ではないかと心配したのです。両親はかかりつけの小児科医に予約を入れたのですが、その日まではしばらく時間がかかりました。診察に訪れたとき、医師は、シドニーは痩せすぎだと言い、シドニーはもっと食べると約束しました。残念ながら、彼女は約束を守りませんでした。両親も何とかしようとしたのですが、彼らが食事のことで話しかけると、彼女はすぐに怒り出してしまいました。そのため両親は彼女に向き合うことを避けてしまったのです。

拒食症は、たいてい思春期の初期、典型的には十三歳から十四歳に始まります。ただし八歳から十一歳の間の子どもたちが摂食障害を発症することも珍しくはありません。拒食症は通常、ダイエットがきっかけで始まり、それが生命を脅かす飢餓へと進展していきます。何か特定できるような出来事があり、それがきっかけでダイエットが始まることもあります。おそらく体重のことでからかわれたり、友だちがダイエットを始めたことなどがきっかけになると思われます。少女たちのなかには、生理が始まったときにダイエットを始める子もいます。また、新しい学校や学年への移行期、男の子とデートするようになったときにダイエットを始める場合もあります。親の病気がダイエットの引き金になることもあります。これらの出来事がダイエットのきっかけになる場合が多いということを理解しておくことは重要です。しかし、これらが拒食症の原因ということではありません。通常、拒食症の始発点となると思われるのがダイエットだということです。

十代の子どもたちがダイエットする理由はさまざまです。セーラは、より健康になるためにダイエットを始めたと言います。一方、トムの場合はダイビングの成績をあげることが目的でした。十代の子どもたちのほとんどが、体重を減らしたいから、もっと健康的な食生活をしたいから、スポーツの成績をあげたいからという理由でダイエットを始めたと報告しています。思春期の子どもたちのなかには、「適量」からさらにカロリーを減らしてしまう子どももいます。そして「摂取量が少なければ少ないほど、より健康になれる」という禁欲的な考えで、それを説明するのです。

これらのダイエットを始める動機のすべてに共通する特徴がいくつかあります。たとえば、それぞれに自己を向上させようという何らかの意欲が窺えます。特に具体的で外面的、したがって他人の目から見ても明らかな向上です――見かけがよくなる、成績が上がる、より健康になる、などです。しかしながら、これらの動機には違いもあります。痩せた姿を強調する裏には、美に関する社会規範との関連が窺えます。一方、スポーツの成績、健康、もしくは品性における向上は、完璧主義ややる気、野心により直接的に関係しています。これらの後者の性質が、摂食障害を発症する子どもたちに共通の人格的特徴のようです。

動機が何であれ、ダイエットは通常何気ない形で始まります。たいてい、デザートやスナック菓子をやめるといったことからです。しかし時が経つにつれ、肉類やその他のたんぱく質、脂肪、そして砂糖も取り除かれるようになります。いったん食品の種類が限定されると、概して今度はその限られた選択肢のなかで、摂取量を減らすことへとダイエットの関心が向かいます。多くの場合、詳細にカロリー計算をし厳密に計量したうえで、念入りに食事を用意するようになります。この時点で子どもたちは、他の人たちが食事している席から外れようとするかもしれません。他の人とは別に食事を用意するようになります。ときには他の人たちのために凝った食事やデザートを作ることもありますが、自身がそれを口にすることはありません。

このような極端な食事制限と共に、体重減少が確実に続くようにするため、運動量を増やしたスケジュールが立てられることがしばしばです。当初どの程度の体重を目標としていたかにかかわらず、たいていこの時点ですでにその目標を軽々と越え、減量という目的自体は確実に達成されています。ただでさえ少ない摂取量をさらに減らそうとして、わざと嘔吐したり、ダイエットピルもしくは下剤の使用が始まることもあります。

摂食障害に陥りつつある子どもたちにとって、食べるということが罪、不安、怒りを連想させるものであることがよくあります。その一方で、食べないことは達成、力、強さの感覚に結びついているのです。逆説的ですが、体重の減少が進むにつれて空腹サインが消えていきます。食事制限はいっそう続けやすくなるのです。それでも拒食症の子どもたちのほとんどは、依然として食べ物に非常に執着しています。なかにはスーパーマーケットやパン屋を訪れ、食べ物を見たり匂いを嗅いだりしながらも、それを食べることは抑える子もいます。親は、異常な食習慣が確立し始めていることに気がつくかもしれません。たとえば特定のお椀やお皿からしか食べなかったり、正確に食べ物の重さや大きさを測ったり、もしくは小さく刻んで食べるようになっていることに気づくのです。どの程度の期間、こうしたいろいろな出来事が続くのかははっきりしていませんが、四週間から六週間という短い場合もあれば、一年もしくはそれより長い場合もあります。すでに生理が始まっている少女たちの場合、この間に生理が止まってしまうこともあります。

シドニーはあまりにも衰弱し、もはや泳ぐこともできなくなり、水泳チームから外されました。学校ではますます孤立するようになり、友だちは彼女に話しかけなくなりました。どこか調子が悪いのかと尋ねる勇気もなかったからです。自宅では涙もろくなり、気分の変動が激しくなりました。痩せすぎてしまったため、手持ちの服はどれも合わなくなってしまいました。ほんの一カ月前、学校が始まったときに買ったばかりの服でさえです。彼女はいつも寒くてたまりませんでした。そのためセーターを着込み、他の家族が汗だくになっているなかでもずっと暖房を入れていました。心配した両親は、彼女がうつ状態になっていると考え、精神科医に助けを求めたのです。

ダイエットの失敗と過食：過食症へ至る道

十六歳のブレアは、常に自分に対して高い基準を設定していました。何事においても一番でありたかったのです。学校では一生懸命勉強し、優秀な成績でした。概して友だちからは好かれていましたが、常に、誰が自分の友だちなのかを気にしていました。また、彼女自身が覚えているかぎりのずっと以前から体重を気にしてきました。最初のダイエットは五年生のときで、母親と一緒に流動食ダイエットを始めたのです。彼女自身は、体重が多すぎると言ってからかわれたことは一度もありませんでした。しかし子どもの頃、他の女の子や男の子がからかわれているのを見たことがあったので、自分もからかわれるのではないかと心配するようになったのです。これまで試みたダイエットで効果があったことは一度もありませんでした。数キロほど減るのですが、結局元に戻ってしまうのです。

高校二年のとき、ダンスパーティを控え、ブレアはもっときれいになろうと決意しました。彼女にはボーイフレンドがいました。初めてのボーイフレンドで、その彼にきれいだと思ってもらいたかったのです。彼女にとってそれは痩せていることを意味しました。彼はそれまで一度もブレアの体型について口にしたことはなかったのですが、彼女はそれを、彼が優しくて何も言えないからだと思ったのです。そして、ダンスパーティまでに体重を七キロ減らそうと決意しました。

彼女は朝食をまったくとらなくなり、昼食も抜き始めました。放課後にジムへ行き、二時間、運動をするようになりました。薬局で処方箋なしで買えるダイエットピルを買い、コーヒーをたくさん飲みました。それは空腹になりすぎるのを抑えるためでしたが、それでも夜中に空腹感で目が覚めました。しかしなおも日課を貫き、ダンスパーティのために七キロ減らしたのです。「本当にきれいね」、誰もがそう言ってくれました。ボーイフレンドも彼女の姿に満足しているようでした。友だちは全員、彼女のダイエットを褒めたたえ、どうやったのかと知りたがりました。

ダンスパーティが終わってからも、ブレアはダイエット計画を続行しようとしました。しかしそれはだんだんと難しくなっていきました。学校から帰ってもあまりにも疲れていて、ジムに行くことができませんでした。トレーニングを休むと絶対に体重が増えてしまう、彼女はそう信じていました。そのため次の日はさらに食事の量を減らそうとしました。しかし空腹感がとても強くなり、もはや食欲を抑えきれなくなりました。ある日、学校から帰り、家に誰もいなかったときのことでした。お腹がすきすぎて、ブレアはクッキーを一箱平らげてしまいました。ジムへ行き、食べた分のカロリーを燃焼させようとしました。しかし摂取したカロリーはあまりにも多く、彼女はへとへとになってしまいました。同じことが次の日にも起きました。このとき、あまりにも動揺したブレアは、食べたクッキーを何としても吐き出そうと決意しました。彼女はそれまで、このようなことは絶対にするまいと心に誓っていました。しかし体重が増えるのではないかという不安をどうしても抑えることができませんでした。今回だけは…、そう思い、吐くことにしたのです。

ブレアは自らに課した禁欲命令に従おうとしました。うまくいくときもありました。しかし少なくとも週に一、二回、失敗して食べ過ぎてしまい、食べた物を吐かずにはいられなくなりました。ゆっくりとですが、週を重ねていくにつれ、彼女は午前中はごくわずかしか食べず、午後になるとムチャクチャに食べ、そして吐くというパターンに陥っていきました。何度か吐けないことがあり、母親の下剤を何錠か飲んで、やっと体重が増える恐怖を和らげることもありました。

そうこうするうちにブレアの体重は、ダイエットの努力も空しく徐々に増えていきました。ダイエットピルと下剤を使い、食べ吐きをしていたにもかかわらずです。ブレアは次第に落ち込んでいきました。ボーイフレンドは彼女との仲にピリオドを打ちました。彼女が彼と会いたがらなくなったからです。自分の体重を恥じるあまり、彼女は彼に会えなくなってしまったのです。加えて、彼と一緒に出かければ何か食べなくてはいけない状況になるのではないか、それが引き金となって食べ過ぎてしまうのではないかと恐れたからでした。

ブレアの母親が不信に思い始めたのは、ある日、ブレアがシャワールームで吐いている音を耳にしたときでした。「どこか具合が悪いの？」と母親は尋ねました。するとブレアはわざと吐いていることを認めました。「でも今回だけなのよ」と彼女は言いました。それでもなお、母親の心配は消えませんでした。そして、ブレアが薬棚から下剤を取り出して飲んでいたことに気づきました。しかしこのときもブレアは、体重を減らすために下剤を使ったことを否定しました。「便秘だったから飲んだのよ」、そう主張したのです。とうとう、ブレアの友だちの母親からブレアの母親に電話がありました。ブレアが学校で吐いているところを娘が見たと言うのです。ブレアの母親はこうしてやっと助けを求めることにしたのです。

ムチャクチャに食べ、パージングすることが始まるのは、たいてい、拒食症による極度のダイエットの少し後です。それでも、大量に食べて吐く子どもたちは、過去、長期にわたり体重のことが気になっていたと報告しています。なかには、早くも幼稚園の頃から体重を気にしていた覚えがあるという子もいます。幼少期に軽度から中程度の肥満でからかわれたことを覚えている子もいます。多くの場合、このような子どもたちは、短期的にさまざまなダイエットを試みています。しかし結局、そのような努力を途中で断念していました。過激なダイエットと絶食の結果、その反動で過食の衝動に襲われるのです。食べているとだんだん歯止めがきかなくなるという報告が多く聞かれます。いったん食べ過ぎてしまうと、その結果襲ってくるのは罪悪感と不安です。そして、体重が増えてしまうのではないかという恐れから逃れるための方法を模索するのです。これがさまざまな形でパージングに至るのでしょう。パージングは、嘔吐によって行なわれるのが普通ですが、下剤や利尿剤が使われることもあります。また食事によって摂取したカロリーを運動によって燃焼させようとすることもあります。

過食症の子どもたちは、自分の体重や見かけにどれほど満足できるかによって自分の価値が決まると報告しています。これは成人の過食症の場合も同じです。このような子どもたちは、朝食にしろ昼食にしろ、ほんのわずかしか食べない子がほとんどです。ところが学校が終わって帰宅するやいなや、猛烈な勢いで食べ始めます。この時間帯はたいてい、親の目が届かず、内緒で大量に食べることも可能だからです。それだけではありません。このようにムチャクチャに食べ物を貪ることは、孤独感、退屈、不安感を紛らわす手段となることもあるのです。なかには夜中にムチャ食いをするという子もいます。この時間帯もやはり人目を避けやすいからです。

過食症の子どもたちのほとんどは、大人の場合と同様に、これらの行動をひどく恥ずかしく感じています。この障害が揺るぎなく確立すればするほど、十代の子どもたちは大量に食べることと、その埋め合わせをすることを中心に自分の生活を組み立てていくようになります。そして、いらいらしがちで、友だちや家族を避けて内にこもるようになります。学校の成績も低下することがしばしばです。だんだんと気分が落ち込んでいった、とも報告しています。このような食事のパターンがしっかりと確立し、そのまま青年期にまで持ち越されてしまうと、大量に食べてはパージングするというパターンが、他の問題を避けるための便利な方法として利用されるようになります。そして徐々に思春期の対処方法のなかに組み込まれていくこともあります。これらの要素が組み合わさり、過食症は驚くほど揺るぎないものとなります。変えようと努力する気持ちになってもびくともしないほど、強い抵抗力をもつようになるのです。さらに、過食症の子どもたちのなかには、アルコールを飲んだり万引きするなどの衝動的な行動の経歴を報告する子もいます。

ブレアの母親は彼女を精神科医のもとへ連れて行きました。その医師は彼女を過食症と診断しました。しかしブレアは、治療を受けるために再度医師のもとを訪れることを拒みました。母親は何とか彼女を説得して行かせようとしました。しかし彼女は、こんなことは自分ひとりの力でやめられると言いました。実際、そうなったかのように見えました。というのも、それからの数カ月間、ムチャ食いやパージングが続いている形跡は一切見られなかったからです。しかし、そんな母親の望みも見事に打ち砕かれました。吐いた物の袋や食べ物の容器をガレージで発見したからです。母親は再度精神科医に電話をかけました。医師は、今後どのように進めて行ったらよいかを話し合うために、家族で来院するようにと言いました。

次に二つのリストをご紹介します。最初のものには、子どもが摂食障害になりつつある、もしくはなっている可能性が疑われたときに、親として警戒すべき点を挙げています。このような危険信号が認められた場合には、本当に子どもが診断と治療が必要な摂食障害になりつつあるのかどうか、さらに警戒して見守る必要があります。また、第二のリストに当てはまるときには、すぐに行動を起こし、お子さんに診断と治療を受けさせる必要があります。

摂食障害の発症を知らせる危険信号

- ダイエットの本
- 拒食症もしくは摂食障害に関するウェブサイトを開いた証拠
- ダイエット行動
- 突然、菜食主義者になると決意する
- 食べ物の好き嫌いが多くなる。特に「健康食品」だけを食べるようになる
- 食事が終わると必ずトイレへ直行する
- 一日に何度もシャワーを浴びる（シャワー室で食べた物を吐くため）。特に食事の直後
- 頻繁に胃腸の具合が悪くなる

- 食事を抜く
- 食事を大量に残す

迅速な行動が必要な信号と症状

- 定期的に絶食したり食事を抜いたりする
- 家族と一緒に食事することを拒む
- 体重減少と共に、（女子の場合）二カ月以上生理が来ない
- どのような形であれ大量にムチャ食いをする
- どのような形であれパージングが見られる
- ダイエットピルまたは下剤が見つかる
- 過剰な運動（一時間以上）と体重の減少
- 他の人に食事を用意してもらうことを拒否する
- 極度にカロリー計算をしたり、量を調整する（食べ物の量を計る）
- 友だちと一緒に食事することを拒む

この時点で、子どもが摂食障害かどうかを診てもらう必要があると判断したら、このような問題の専門家に相談する必要があるでしょう。通常これは、小児科医や家庭医以外の人ということになります。なぜなら小児科医や家庭医の場合、摂食障害に関する専門的な教育を受けたり、これを扱った経験がほとんどないからです。確かに、これらの専門家も摂食障害について聞いたことはあるでしょうし、限られた経験ならしたこともあるでしょう。しかしほとんどの人は、専門家の助けがいつ必要となるのか、はっきりとはわかっていません。そのため何気なく親を安心させてしまい、助けを求めるべき時機を失わせてしまうのです。

とはいえ、かかりつけの小児科医や家庭医を無視して、直接、摂食障害の専門家にかかるべきだということではありません――まったく反対です。内科医は子どもの問題に、摂食障害以外の要因がないかどうかを見極めることができます。それにより、摂食障害かどうかを知ることに一歩近づくことになります。またかかりつけの小児科医なら、子どもの正確な体重と身長を測定し、基本的な検査も含め、健康診断を行なうことができるはずです。これにより即座に確認可能な身体的合併症を発見することができます。ひょっとしたらそれが、不可解な体重の減少、生理の停止、もしくは軽い頭痛や失神といった身体的症状など、みなさんが目の当たりにしている問題を引き起こしている原因かもしれないのです。また、このような健康診断によって、子どもの問題は、みなさんが思っている以上に急を要するものであるということを明らかにすることもできます。たとえば、検査の結果、低血圧や低心拍数、または深刻なパージングの徴候（歯のエナメル質の侵食、説明不可能な唾液腺の腫れや体重の減少）が明らかになったとしたら、親としてまさに今、行動を起こすべきであることがわかるでしょう。十代の子どもにこのような症状が見られた場合、入院が必要となるケースもあります。

摂食障害の子どものための基本的な身体検査には次のようなものがあります。深刻な飢餓状態の徴候を確認するための徹底した健康診断（例：身長と比べた体重の評価、低血圧、低心拍数、肌の乾燥、低体温などの検査）、さらに肝臓、腎臓、甲状腺の機能の検査です。これらの検査により、病気の程度と、その慢性度を評価することができます。また糖尿病、甲状腺の病気、あるいは癌なども含め、体重の減少を引き起こす可能性のある他の器質的原因がないかどうかも検査することができます。一般的には、血液検査、心電図、電解質、ＢＵＮ（尿素窒素）、およびクレアチニン、甲状腺、さらに尿の比重などの検査があります。小児科医は、これらの検査のそれぞれについて、その目的を説明し、聞き慣れない検査についてもみなさんの理解を助けてくれるはずですから、すぐに医学的な介入が必要な原因があるかどうかを知ることができるでしょう。

子どもの状態がさほど深刻ではなく、他に何か食事に関する問題を引き起こしているはっきりとした身体的問題も見当たらない場合には、子どもや青年の摂食障害の専門家による診断を受けることが必要となってきます。だからこそ、小児科医に予約を入れた際には、その機会を利用して、その医師が摂食障害についてどのような経験を積んでいるかを明らかにすべきなのです。それにはちょっとしたコツが必要かもしれません。しかし医師のことをかなりよく知っているなら、次のような重要な質問をすることもできるでしょう。

1. 先生は、摂食障害の子どもたちを数多く診察した経験がありますか？
2. 治療という点で、（身体的治療と心理学的治療の両方を含めて）先生はどのようなことを勧めますか？
3. 先生は、誰かに自分の患者さんを紹介するとしたら、誰に紹介しますか。またそれはなぜですか？
4. 先生の患者さんたちにとって、治療はどの程度うまくいったと思いますか？

みなさんのかかりつけの小児科医が摂食障害の専門家ではないことが明らかになったとしても、他の専門家を見つけることはできます。ただしお伝えしておかなければならないのは、小児科医がそのような専門家を紹介したがらないこともあるということです。なぜなら彼らも、食行動の変化が精神的問題によるものなのか、それとも発達上、思春期に通常認められる一時的なものなのか、確信がもてないからです。加えて、摂食障害の子どもや青年たちが症状を否定したり、軽く考えたりすることは多いので、小児科医や内科医が彼らの話から全体的な状況を把握できないこともあるからです。そのためにも先ほどご紹介した危険信号のリストをもう一度よく検討することが役に立つでしょう。そして何であれ、迅速な行動が必要なリストに挙げた行動がお子さんに認められた場合には、小児科医に専門家を紹介をしてくれるよう頼んでください。

初診を行なった内科医または小児科医からの紹介があれば、多くの場合、お子さんの精神医学的診断の費用はすべて保険で保障されます。このような理由からも、みなさんが単独で専門家を探すよりも、医師の紹介を得ることが重要なのです。残念ながら、保険手続きの関係上、また摂食障害の専門家の数が限られていることから、受診のスケジュールを立てるには案外手間がかかるかもしれません。とはいえこれらの障害も、粘り強さと、診断の必要性を詳しく記した小児科医からの紹介状があれば、たいてい乗り越えられます。

ただし、ひとつ注意すべき点があります。摂食障害の成人を治療する臨床医の多くは、年少の患者を診断する準備が整っていません。彼らは年少の患者の症状がどのように進展するのか、その仕組みをとらえる教育を受けていませんし、患者を効果的に診断するための、患者本人や親との関わり方についても教育を受けていません。もちろんこれには多くの例外がありますが、まずはその臨床医の児童・思春期の患者との臨床経験をよく調べたうえで予約することが賢明と言えるでしょう。

助けを得るにはどうしたらよいのでしょうか

摂食障害の子どもたちのほとんどは助けを求めたがりません――少なくとも最初はそうです。彼らは自分では、体重の問題を何とかしようとしているのだと考えています。ですからたとえダイエットに何か問題があるとわかっていても、概してほうっておいてもらったほうがよいと考えます。自分自身でそれを解決しようとするのです。しかし残念ながら、先ほどご紹介したような症例を見れば、多くの子どもたちがなかなか出口を見つけられず、そうこうしているうちに問題が深刻化してしまっていることは明らかです。だからこそ、親がより早く行動を開始することがとても大切なのです。とはいえ、言うは易く行なうは難しです。摂食障害の子どもを救おうとするなかで、すぐに直面する問題が少なくとも二つあります。一つは、どうやって子どもに摂食障害の診断を受けさせたらよいのかということ、そしてもう一つは、診断に関して誰を、また何を探し求めたらよいのかということです。

どのようにして子どもに診断を受けさせたらよいのでしょうか

わが子に診断を受けさせるという問題に入っていく前に、まずはみなさんとみなさんのパートナー（両親が揃っている場合）が、診断が必要な問題が存在するということについて、意見が一致していることを確認してください。両親が力を合わせて取り組んでいくことの重要性は本書の重要なテーマですので、後ほど、特に第9章においてより詳しくお話したいと思います。しかしたとえ問題があるという点では同意していたとしても、それについて何をしていったらよいのかということになると、両親の意見が食い違ってくる場合が多いのです。先ほどの危険信号のリストを利用することで、両親が同じ見方で状況をとらえられるようになるかもしれません。また、たとえ一方の親が気乗りしなくても、最初はまず、より強く心配しているほうの親が先頭に立って行動を起こしていくことが必要かもしれません。もう一方の親が強く反対していないのならば、ここから始めていくことになるでしょう。

いったん専門家の診断が必要であるということで合意したら、次は、受診を予定していることをお子さんに知らせることが重要になります。みなさんもおわかりでしょうが、いきなり診断の話をもちかけたところで、お子さんは行くのを嫌がり、それでは裏目に出てしまいます。お子さんが専門家への協力を拒むようになる可能性が高くなるでしょう。それよりも、正直に、みなさんがどれほど心配しているかを前面に出すことのほうが大切だと思います。お子さんを騙すような真似をしても、信頼を築くことは難しくなるばかりです。成功させようと思うなら、結局、信頼こそが必要なのではないでしょうか。

しかし、みなさんが専門家の助けを求めるつもりでいることをお子さんに話したために、大騒ぎになることがよくあります。お子さんはみなさんに受診を思いとどまらせようとするかもしれませんから、みなさんは覚悟して臨まなくてはなりません。お子さんは、診断のために学校を休まなければならなくなることを嫌がったり、診断のためにみなさんが仕事を休まなくてはならなくなると指摘するかもしれません。それでも断固とした態度を貫く必要があります。この診断がどれほど重要かを示すことは、きちんとした管理のもとでお子さんの問題に積極的に関わり続けていくための重要なメッセージとなります。確かに、「引きずる」ようにして、親が子どもを私たちのところに連れてくることもあります。しかしこのようなことが一般的というわけではありません。小児科医が専門家を紹介したということ、みなさんがお子さんのことを心配しているということ、そして専門家を訪れることで状況を明らかにすることができるかもしれないということを、お子さんにはっきりと伝えてください。そうすれば、たいていはお子さんを専門家の診療所へ連れて行くことができます。その後、効果的な診断と一連の治療を紹介してもらうことについては専門家の手に任せることになります。

診断において誰に、何を求めたらよいのでしょうか

実際、私たちの経験上、ひとたび助けが必要だと判断したみなさんが直面することになる二つの

事柄のなかでも、第二の問題――子どもや青年の摂食障害に関して適切な診断を受けること――のほうが、いくつかの点で大きな問題であるように思います。なぜなら多くの地域には、摂食障害の子どもや青年たちの診断、治療を支援する手段がないからです。最善の技術と方法について、最新の知識を備えた専門家となるとなおさらです。明らかに、このような問題は、本書によっては解決できませんが、とにかく摂食障害が引き起こす問題の深刻さを知ることが重要だと思います。それを強調していくことで、たとえ身近には見つからなかったとしても、みなさんがそれぞれの地域で専門機関を探し出そうとする努力を後押しできればと思います。私たちは、摂食障害は他のどのような深刻な身体的問題――たとえば白血病や心臓病など――とも同じだと考えています。このような深刻な問題の場合、最善の結果を得るためなら、多少遠くまで出向くことになろうと、専門機関を訪れ、初期診断と治療を受けることが多いのではないでしょうか。後ほど、実際に私たちがどのように診断を行なっているのかを説明します。私たちの治療センターの進め方に基づいていますので、実際にみなさんが専門家の診察を受けることになったときに、どのようなことが予想されるのかを知ることができるでしょう。

紹介を受け、適切な専門家が患者および家族との面接を了解すると、おそらく臨床医と子どもとの面接から診断が始まることになるでしょう。これは、子どもの発達しつつある自律性を尊重したやり方であり、家族にとっても適切な導入の仕方と言えます。子どもは支援的で温かい雰囲気のなかで面接を受けることになりますが、臨床医は子どものことをすべて理解しようとは考えていません。気乗りしない子どもの心を解きほぐすために、家族や学校の勉強、興味のあること、課外活動のことなど、答えやすい質問を行ないます。このようにいろいろな質問をしていくことで、子どもがその気になったときに、今、彼らに起こりつつある問題や、何が動機でそうなっているのかについて、彼ら自身の見解を聞く機会が得られます。またそれは、どの程度のものであれ、彼らが食事について不快に感じていることを表現する機会にもなるでしょう。このような質問の仕方が重要なのは、何が問題なのかを理解しているかどうかを推測することではなく、何が解明されるべきかを明らかにしていくことが、臨床面接において情報を収集するための、最も客観的な方法だからです。

もちろん、面接の焦点を摂食行動とその問題におくことも重要ですが、たいていの臨床医は、その他にも実にたくさんの収集すべき情報があることに気づくことでしょう。このようなその他の情報としては、たとえば身体的問題、他の問題行動（思春期の子どもたちの場合、薬物やアルコールの使用も含まれます）、他の家族メンバーに対する見方、外傷的な出来事や虐待の経験などがあります。面接では、ダイエット、もしくは他の方法で体重や体型を変えようとし始める前に、体重や体型について気にしていたことがあったかどうかを明らかにします。ダイエットや体重に関心をもつようになる通常のきっかけがあったかどうかを彼らに尋ねることになるでしょう。たとえば先にも触れましたが、自分の体重について（肯定的、否定的な）コメントを耳にする、初潮を迎える、デートをしたことがある、家族の争いに巻き込まれるもしくは争っている姿を目にする、中学校または高校の始まり、恋人と別れる、家庭または仲間内で他の人がダイエットを始めるのを見ている、などについてです。臨床医は子どもの、それまでの減量の試みについても詳細にまとめます。例として、カロリー計算、脂肪の摂取の制限、絶食、食事を抜く、水分摂取の制限、肉類やたんぱく質の摂取の制限、運動量を増やす、もしくは過激に運動する、ムチャ食い、パージング（運動、下剤や利尿剤の使用）、および覚醒剤やダイエットピルの使用（処方箋なしで売られている品物、健康食品、違法な製品）などがあります。ムチャクチャに食べてパージングする子どもは、たいていますます頻繁にダイエットを繰り返し、そしてまた大食いし、それを打ち消すためにパージングするというサイクルに陥っていきます。過食症と拒食症の両方で、このような大食いとパージングが見られます。ところが、食事を制限し、極端に体重が減っている子どもが、正常体重で大食いとパージングを行なう子どもよりもずっと少ない食事量であるにもかかわらず、それを「大食い」と呼ぶことがよくあるのです。

このような行動が健康面にどのような影響を与えているかについても評価する必要があります。摂食障害の子どもは共通して、胸の痛み、めまい、頭痛、一時的な失神、身体に力が入らない、集中力低下、胃および腹部の痛み、そして生理が止まるなどといった症状を報告します。過食症の子どもたちの場合には、喉の痛み、自然に食べた物を戻してしまう、目の血管の内出血、首の腺の腫れなどもよく見られます。摂食障害には、不安障害、うつ病、人格障害、もしくは強迫性障害が伴うことがよくあるので、面接者はこれらの症状についても尋ねることになるでしょう。

このような食の問題に特有の事柄に加え、障害の発生を招いた可能性のある他の要因についても評価が行なわれます。たとえば身体的・性的虐待、外傷体験、および精神的・身体的な喪失などについてです。これらに関する面接では、必然的にプライベートな事柄についても触れることになるでしょう。本人の許可がなければ、たとえ親であっても知らせないでおく内容も含まれると思います。

子どもとの面接の後は通常、今度は子どもなしで、親であるみなさんが面接を受けることになります。両親が揃っている場合はふたりとも出席する必要があります。そうでなければ、お子さんと家族に対するそれぞれの見解を知ることができないからです。みなさんは、お子さんの全般的な成長に関して質問を受けることになります——出産時の合併症、乳幼児期の食事、発達上の重要な出来事、幼稚園から小学校への移行、愛情面（幼稚園に子どもを置いて離れるときに問題はなかったか、親が子どものそばから離れなければならないときに過剰にしがみついたり、いらいらさせるような行動をとったりしなかったか、親から離れることを恐れて友だちとの外泊をいやがることはなかったか）、幼児期の気性や人格的な特徴、子ども時代の家庭の問題、および同年代の子どもやきょうだいとの関係など。みなさんがお子さんをどのような人物ととらえ、彼らがこのような問題をもつようになったのはなぜだと思うか、こうした点についてのみなさんの考えがわかれば、その場に共通の理解が生まれます。またそれにより臨床医は、みなさんを診察室へと至らせることになった、何か特定の、過去の食事や体重に関する問題に話を進めていきやすくなります。

次に、みなさんの目から見て問題がどのように展開しているかについて尋ねられることになるでしょう。みなさんが最初に問題に気づいたのはいつでしたか？　お子さんを救うためにみなさんは何をしましたか？　その他の精神的もしくは発達上の問題で気づいた点はありますか？　たとえばうつ病や不安、友だちとの問題、お子さんの行動上の変化などはどうですか？　面接ではさまざまな出来事について、お子さんからの情報と親からの情報を比較することになるでしょう。そしてその違いはもとより、共通点についても詳しく探っていくことになります。これらのさまざまな見解は、結局現在の摂食の問題をもたらし、維持させている出来事についての、より包括的な全体像を明らかにする助けとなります。

スーザンはいやいやながら精神科医との面接を承知しました。学校を欠席したくなかったからでしょう、きちんと食べていると言っていました。面接では、胃の調子が悪くて体重が減ってしまったと言いました——数週間ほど前に風邪を引き、まだ胃が完全に回復していないということでした。体重を減らしたいという気持ちなど一切なかったと言い、朝食にはマフィンとジュース、昼食にはサンドイッチとポテトチップス、それにクッキー、また夕食にはチキンとチーズソースのパスタを食べたと言いました。運動は一日に三十分しかしていないということでした。また、頭がふらふらすることも、身体に力が入らなかったり、頭痛がすることも一切ないと言いました。ただしこの二カ月間、生理が来なかったということについては認めました。

ところが臨床医がスーザンの両親と面接したところ、彼らの報告はまったく異なっていたのです。スーザンは五カ月ほど前に減量を始めました。風邪を引いたことは確かでしたが、それまでにすでに九キロも体重が減っており、その風邪の最中にさらに二キロも減ってしまいました。そしてその体重を元に戻そうとはしませんでした。また両親の報告によると、スーザンがその前日の朝に食べたのはマフィンを二口とジュースをコップ半分ほどだったのです。しかも両親は、スーザンの昼食がごみ箱に捨てられているのを発見したことがよくあると報告しました。スーザンは少なくとも一日に一時間は運動をしており、今では腰をおろして座っていることがほとんどなかったのです。

摂食障害の治療にあたる臨床医は、摂食障害に関する専門的知識をもつ栄養士に意見を求めることがあります。栄養士は標準的な体重（ＩＢＷ）を計算します。それは患者の年代での、身長に対する体重の標準値から導き出されます。代わりにＢＭＩ（body mass index）を使う場合もあります。これは体重（キログラム）÷身長（メートル）の二乗として計算されます。いずれも、計算して出された体重は、回復に向けて適当な体重の範囲を決めるための一般的な目安となります。これは、お子さんがどの程度の減量を行なったのかを明らかにするうえで役立ちますし、同年代の子どもたちに予想される成長と体重の標準、成熟度、身長から、どれほどお子さんが隔たっているのかも明らかにすることもできます。栄養士はまた、健康上必要な栄養の適量について、親のみなさん、お子さん、そして医師に教育的なアドバイスをすることもできます。

摂食障害の診断をすることの難しさ

適切に診断が行なわれ、確証が得られれば、お子さんは主な摂食障害のタイプのうち、いずれかの診断を受けることになるでしょう。しかし評価の結果、初期症状は摂食障害と似ているものの、実際には異なる問題として診断が下される可能性もあります。食べ物が喉につかえることを恐れて食べるのを拒否するということもあります。そしてこれが拒食症のように見えることもあるのです。このような場合は、摂食障害というよりもむしろ別の病状――うつ病や不安――に対する治療のほうが適切となってくるかもしれません。

診断というのは、臨床医が特定の問題に対して、最善の治療方法を選択できるようにするためのものです。したがって、評価を行なう臨床医が、お子さんの診断を言い渡す際に何を言わんとしているのかを理解するためには、みなさんも米国精神医学会の『精神疾患の診断と分類の手引』で摂食障害がどのように記述されているかを知ることが重要だと思います。これは米国では精神的問題を診断するうえで標準的に参照されるものです。

摂食障害の診断の重複

摂食障害には主に三つのタイプがあります。拒食症、過食症、および特定不能の摂食障害です。これらには違いがありますが、多くの共通する特徴もあります。これらの類似点と相違点については後ほど詳しくお話ししたいと思います。最初に知っておかなくてはならないことは、臨床医にとって、始まりの時点でこの三つの摂食障害のうち、どの診断が最も適切かを見極めることが難しい場合があるということです。なぜなら、時が経つにつれて患者の三分の一から二分の一が、別のタイプの摂食障害として、二つないしそれ以上の診断を受けることもあるからです。したがって、優秀な臨床医であれば、それぞれのタイプに顕著な特徴はもちろん、重複する点についても説明してくれるでしょう。

診断基準は大人の場合の特徴に基づいています

私たちが家族と取り組む際に、強調したい点があります。それは患者、特に子どもの場合、必ずしも診断の手引で示される基準に一致するとは限らないということです。『精神疾患の診断と分類の手引』（DSMとも言われます）については三十年間に四回、全面的な改訂が行なわれ、これからも発展を続けていくことでしょう。それはDSMが、精神疾患の実際の様相について、徐々に蓄積されていく臨床的知識に基づいているからです。DSMは概して、精神病が示す病状については成人をモデルとしています（ただし例外として、注意欠陥／多動性障害、広汎性発達障害、および反抗挑戦性障害などがあります。これらは主に子ども時代の障害だからです）。摂食障害の症例でも、明らかに成人がモデルとして使われています。これらの診断区分については第4章で詳しく説明しますが、ここでは、DSMに発達上の問題に対する細かな視点が欠けているために、摂食障害の年少の子どもに関して、みなさんが直面することになる問題をいくつか強調してお話ししたいと思います。

第一に、IBWの八五パーセント以下、もしくはBMIで一七・五以下という基準は、年長あるいは思春期の子どもたちに対しては問題があります。なぜなら彼らはまだ成長段階にあることが多いからです。このような標準値を出すやり方では、たとえばたまたま非常に背が高い男の子や初潮を迎えていない女の子に当てはめることが難しいのです。この場合、結果的に標準を下回ることも上回ることも考えられます。要するに、標準値のパーセントで体重をみる見方は、拒食症タイプの深刻な摂食問題を抱える子どもを特定する最適な方法とは言えないかもしれないということです。

体重が非常に増えたために過激なダイエットを始めた患者の多くも、不健康な減量を維持しようと躍起になり、強迫的になります。その没頭ぶりは、より少ない体重の比率にもっと簡単に到達してしまう患者とまったく変わりません。前者のケースにおいても、より少ない体重に達するのはまさに時間の問題です。しかしそれは、治療を始めるべき貴重な時機を失ってしまうということでもあるのです。

トニーは、生まれてこのかたずっと太りすぎでした。母親も姉たちもみな太っていました。八学年になったとき、トニーはダイエットを決意しました。両親も、この考えを応援しました。それによって息子の健康と自己評価が向上するだろうと考えたからです。ダイエットを決行したトニーは、二週間あまりで五キロ減らしました。食べ物も飲み物も極端に制限し、ウォーキングとジョギングによる運動プログラムも開始したのです。次の二週間は、さらに運動量を増やし、食事量も依然ごく少量を維持しました。そうしてさらに二キロ減量しました。彼はますますダイエットにのめり込むようになりました。朝早く起き、ランニングに出かけました。夜は夜で、遅くまで「足踏み運動」と足上げに励みました。そして次の一カ月間でさらに二キロ減らしたのです。この頃には彼の体重は、身長に対する標準値まで下がっていました。しかし両親は、彼がまだそれでは満足していないことに気づきました。トニーはさらにもう十キロ減らしたいと言ったのです。学校の先生からは、トニーが授業に集中できないでいるという報告がありました。しかしトニーは、「その日一日で自分がどれだけカロリーを摂取したのか考えていただけだよ」と言いました。成績はあいかわらず優秀でしたが、もはや友だちと過ごす時間はありませんでした。運動プログラムをこなすだけで精一杯だったのです。両親は何とかトニーにもっと食べさせようとしましたが、彼はそうしようとはしませんでした。

トニーは心理士の面接を受け、そこで摂食障害だと言われました。しかし彼は、自分は痩せすぎてもいないし、食べ物を吐いたりもしていないと言って否定しました。心理士は、トニーが減量、食べ物、カロリー計算、過剰な運動のことで完全に頭がいっぱいになっていると指摘しました。しかしトニーは、「ようやく健康になってきたところじゃないか。僕は太っているのはもう嫌なんだ」と反論しました。そして、「君には助けが必要だね」と言われたとたん、泣き出したのです。

このような体重減少の基準に問題があることに加えて、生理に関する基準（たとえば連続して三カ月以上生理が来ない）も、思春期初期の少女たちに単純に当てはめるには問題があります。この時期の少女たちの場合、初潮は迎えたものの、まだ周期がしっかりと確立していないことが多いのです。ましてや男の子となると、女の子の生理に相当する基準はありません。

ＤＳＭでは、体重が増えることへの恐怖も拒食症の重要な特徴のひとつとされています。しかしながら、年少の患者の場合、食事を制限する動機が、彼ら自身にとってもそれほど明確でないことがよくあります。また減量に対しては、もっと健康になりたい、スポーツやダンスが上手になりたい、または食べる量を減らしてもっとすてきになりたいというほどには、強い願望を示さないことが多いのです。このようなケースでは、先にご紹介したスーザンのケースもそうでしたが、彼らが口で述べていることよりも行動のほうが明確にその意図を物語っています。加えて、年少の患者では、自分の身体に対する考え方の問題が報告されない傾向があります。それどころか彼らは、行動や、ときには言葉によって、現在の低体重の深刻さを否定するのです。

また、拒食症の基準には年齢の違いによって多少、適応に幅が認められていますが、過食症では発達上の考慮すらされていません。おそらく、ムチャ食いとパージングが見られる子どもに対する基準に関して、最も重大な問題は、症状の激しさ（たとえば平均して週に二回）とその持続期間（たとえば三カ月間）についての要件にあると思います。これらの要件は、より年長の、もっと慢性的な患者に対してはよく当てはまります。しかし、病気の早期の段階でムチャ食いとパージングが見られる思春期の子どもに適用するとなると、重大な問題が残ることになります。思春期の子どもたちにこれらの症状が見られたとしても、断続的で、比較的短い期間にその激しさが変化し、その後収まってしまうことがあるのです。加えて、体重や体型に若干強い執着を示したとしても、そのようなことは多くの子どもたちにある程度は見られるものです。またその結果、ダイエットやさまざまな減量法を試すということもやはり往々にしてあることではないでしょうか。ただし親にとって厄介なのは、子どもがこれらの厳密な定義を満たしていない場合、これらの基準が、問題がさほど深刻ではないと示唆しているかのように見えることです。しかしそうではないことは、トニーの両親が学んだとおりです。

現在のDSMでは、深刻な摂食障害の早期の進行を把握していないことから、拒食症や過食症という厳格な定義を用いるとするなら、子どもたちについては、第三のカテゴリー――特定不能の摂食障害、すなわちEDNOS――に分類するのが最もふさわしいことがよくあります。このカテゴリーが有効となるか、それともかえって混乱をもたらすことになるかは、その人の見方次第です。親にとっては、EDNOSは曖昧で、それゆえ不満に感じられるかもしれません。わが子を心配する親にしてみれば、できるかぎりはっきりとした答えを手にしたいことでしょう。また臨床医にとっては、この診断は不正確で、それゆえ正しい治療法のための有効な手引とは思えないかもしれません。しかしながら、摂食障害をより広い視点からとらえ、拒食症、過食症、そしてEDNOSがそれぞれどれほど異なっているかに焦点を当てるのではなく、むしろ共通しているのはどのような点かに目を向けるならば、EDNOSという診断が最も包括的であることがわかり、臨床医はすべての摂食障害に共通の要素、たとえば、自己価値感や自己評価のために体重と体型を重要視しすぎる、過度のダイエットやその他の破壊的な減量手段によって痩せることに固執するといった点に関して治療を行なうことができるでしょう。このような視点から考えると、摂食障害の人はすべて次のような特徴を共通してもっていることがわかります。異常な食事パターン、食べ物、体重、あるいは体型に関する異常な考えや一連の信念、これらの行動や考え方によって起こる何らかの程度の情緒的、社会的、もしくは行動的な機能不全（学校、仕事、社会的または家族的な機能に関する重大な問題）、そしてこれらの行動や考え方が、介入なしでは変わりそうにもないことが明らかであることなどです。これはトニーのケースにはっきりと当てはまりました。彼は最初、ＥＤＮＯＳの診断を受けました。しかしもし彼の両親が早期に助けを求めなかったら、もしかしたら彼は拒食症か過食症になっていたかもしれません。ＥＤＮＯＳの深刻さは拒食症や過食症とまったく同じと言っていいでしょう。ある区分にぴったり収まらないからといって、それだけでその問題がそれほどひどいものではないということにはならないのです。残念ながら、親や臨床医のなかには、この事実に気づいていない人もいます。そのためたとえ食に関する重大な問題が存在しているという証拠が動かし難いものであっても、治療が先延ばしになってしまうことがあるのです。

要約すると、拒食症、過食症に関して現在用いられている従来の診断区分は、摂食障害と見られる子どもたちのほんの一部にしか当てはまらないということです。つまり、専門家の助けが当然必要とされるほど深刻な場合に限られているのです。それでもなお、わが子は本当に摂食障害なのか、もしそうならどのような種類のものなのかを理解しようとしたときに親が直面するのは、この診断体系なのです。したがって、このような限界があるということを心に留めておくことが大切です。なぜならこれらの限界からは、診断だけでは次に何をすべきかを理解するには不充分であるということが窺えるからです。しかしながら、本書全体を通して明らかにしていくことですが、みなさんが積極的に関わっていくことが、これらの障害に共通する問題の多くを解決する鍵となります。

みなさんは、どのように一歩を踏み出せばよいのか、ジレンマに駆られることになるでしょう。しかしここまでお話してきたように、少なくともいつ行動を起こしたらよいのかという点については、はっきりしたのではないでしょうか。それは今です。今、行動を起こすべきなのです。ひとつ確かなことですが、いったん摂食障害が定着してしまったら、それは精神的にも身体的にもがっちりとお子さんに食らいつき、離れようとはしてくれません。拒食症、過食症、いずれの場合でも、病気が長引けば長引くほど、治療が難しくなることは確かです。たとえば拒食症の場合、発病して数年以上経った後では、どのような治療法をもってしても効果があったという証拠はほとんどありません。また過食症のケースでは、病気が治療されないままでは、慢性的な経過をたどるのが一般的です。つまり、数年にわたって症状が現われては消えていくという状態です。行動の開始が遅れると、これらの病気をますます居座らせてしまうことになるのです。そのようなことになったら、お子さんを救う道はますます険しくなります。だからこそ今なのです。今、立ち上がってください！

第2章 力を合わせましょう

誰もが混乱しています

ブリジットは家族と一緒に食事するのを嫌がりました。母親は夫に、「ブリジットはそういう時期なのよ。自分で判断する時間を必要としているだけよ」と言いました。しかし父親は納得しませんでした。父親には、娘が家族に対して協力的ではないように感じられました。彼女だけ特別扱いするべきではないと思ったのです。ブリジットの姉は、「どうしてまだお父さんやお母さん、それに弟と一緒に夕食を食べなくちゃいけないの」と言って腹を立てました。一方、弟は、ブリジットがいないのを寂しがり、「なぜお姉ちゃんは僕たちと一緒に食べないの?」と尋ねました。

誰にもどうしてよいのかわかりません

マイラは拒食症になって二年になります。彼女は現在、週に二回セラピストと、また週に一回栄養士とそれぞれ面接を行なっています。マイラが言うには、セラピストは彼女に、食べて回復する決意をしなければならない、そして両親は手を出すべきではないと言うそうです。このセラピストは両親にもほぼ同じようなことを言いました。栄養士はマイラに、何をどれだけ食べたらよいのかアドバイスします。両親は、マイラが今どれほどの体重なのかも、栄養士が何を勧めているのかもはっきりとは知りません。しかしマイラはあいかわらず非常に痩せていますし、彼女が食べるものはとても限られています。

怯え、そして苛立ちを感じているのではないでしょうか

サムは夕食を終えるとすぐにバスルームへ直行します。今週はこれで三度目です。父親は距離をおいて、バスルームまで彼の後を追います。ドアの向こうから、シャワーの詮を開ける音が聞こえます。それから数分後、咳き込むような、喉を詰まらせているような音が聞こえてくるのです。父親はドアの外に立ち、声もなく泣き始めます。

子どもが摂食障害になったら、親は手出しせず、セラピストに任せて子どもが問題に取り組める

よう助けてもらうべきだ――。みなさんはセラピストや友人からそのように言われたり、本やウェブサイトでもそう書かれているのを目にしてきたのではないでしょうか。このように親が干渉しないのが正しい方法であり、それは摂食障害の目立った特徴として何かを支配しようとする欲求があるからだと言われることでしょう。摂食障害の子どもたちは「コントロールできていない」という気持ちに駆られている、そしてそのせいで彼らは不安に陥り、それで自分がコントロールできると思うもの――何を食べるか――をコントロールしようとするのだと言われています。このような、コントロールできていないという思いは、おそらく親としてみなさんが行なってきたことが原因で生じたものだと言われたこともあるのではないでしょうか。でしゃばりすぎて過剰に干渉し、子どもをコントロールしようとしたか、それとも逆にあまりにも冷たく、子どもに関わろうとしなかったとか、虐待的だったかのどちらかだったのでしょう。いずれにしても、問題の原因が親であるみなさんにあることに変わりはありません。したがって、みなさんが問題解決に一役買うことはできないのです。実際、みなさんが関わらなければ関わらないほどよいのです――。そう言われてきたことでしょう。

しかしこのようなことを聞かされても、みなさんにとってはそれが正しいとは思えないのではないでしょうか。いったいどうしたら、自分の娘がただ餓えていくのをそばで眺めたり、息子が夕食で食べた物を吐いている間、その音をバスルームの外で聞いていることができるのでしょうか。

「あなたのお姉ちゃんが食事をとっていないことや、ムチャクチャに食べて吐いていることはママやパパも知っているわ。でもね、ママたちは自分で『何とかさせる』ことでお姉ちゃんを助けようとしているのよ」などと、どうして他の子どもたちに説明できるというのでしょうか。彼らはそのような説明で納得したりはしないでしょう。すでに他のお子さんたちは、何とかお姉ちゃん、お兄ちゃんにもっと食べさせよう、吐くのをやめさせようと努力しているのではないでしょうか。みなさんにしても、このようなことが本当に正しいとは感じられないはずです。わが子が苦しんでいるときに、ただそばで手をこまねいているのは、どうにも正しいことには思えない、それが親としての直感だからです。わが子を救うために何かできるはずだとわかっているのですから、なおさらこれは理解しがたいことでしょう。実際、みなさんこそお子さんを助ける必要があるのです。

摂食障害のわが子を助ける方法を見つけることはどうしてこれほど大変なのでしょうか。子どもが抱えている問題が何か別のものならば、親として迷うこともないでしょう。たとえ癌のように非常に深刻な問題であってもです――子どもを病院に連れて行き、最高の医師を見つけることでしょう。そして放射線治療、手術、もしくは化学療法の間、わが子に付き添い、彼らを支えてあげるのではないでしょうか。薬については親としてしっかり理解するようにし、子どもが必ず薬を飲むようにすることでしょう。治療を継続して受けさせるために、診察予定日には必ず子どもを病院に行かせるはずです。そして再発や何か問題の徴候がないか、目を光らせていることでしょう。

言い換えれば、みなさんもどのような形であれ、お子さんを助ける役割を担うはずなのです。必要ならば仕事を休むでしょうし、もしかしたら辞めてしまうかもしれません。治療費を払うために借金をすることもあるかもしれません。医師に質問をし、医師が勧めることのすべてを念入りに評価するのはないでしょうか。何もかも子ども本人に決めさせたりなどしないはずです。難しい判断や選択肢を前に、それらが後にどのような影響をもたらすことになるのか、子どもが完全に正しい評価を下せるとは思えませんし、実際そのようなことは不可能だとわかっているからです。親であるからこそ、みなさんがこのようなことを行なうのではないでしょうか。

ところが対照的に、子どもが摂食障害の場合は、親は取り残されてしまうことが多いのです。治療に関していったい何が行なわれているのか、親は知りません。そこにはどのような選択肢があるのかも定かではありません。セラピストや栄養士の勧めることに干渉しないようにと言われます。「口出ししないでください」、そう言われてしまうのです。

十三歳のサラが、飢餓状態が原因で心拍数と血圧が下がり、五カ月間に三度の入退院を繰り返したため、彼女の両親はうんざりしていました。毎回、退院して自宅に戻るたびに、彼女はもっと食べることを約束しました。「ごめんなさい」、いつもそう言って謝りました。セラピストは、彼女が治療で努力していないと感じていました。栄養士は、サラがもっと食べて体重を増やすことに同意しなければ、もう彼女を診ないと言いました。そして小児科医は、彼女を滞在型の治療センターへ入れるべきだと思っていました。そこなら二十四時間態勢でケアしてもらえますし、個人療法、グループ療法、ダンス療法、ペット療法、レクリエーション療法、薬物療法、それに芸術療法なども受けられるからです。しかしそうなると、両親とは八百キロも離れることになります。サラはそんな遠くには行きたくありませんでした。彼女は彼女なりに最善を尽くしていたのです。

どうして摂食障害は他の病気とこんなに違うのだろうと、不思議に思われることでしょう。どうして助けることができないのだろう。救う道がないのだろうか？　いや、あるに違いない。そう、助ける方法は実際にあるのです。

摂食障害はいかにして親をわが子と対立する立場に追い込むのでしょうか

摂食障害になってから、自分の息子、娘が変わってしまったと感じている方もいるのではないでしょうか。以前よりもよそよそしくなり、落ち込んだり、気分が変わりやすく、いらいらしているようで、食べ物のことに関して（おそらく他のことでも）強迫的になっていることにも気がついているいることでしょう。なかには、十代の子どもの元来強かった完璧主義の傾向が、さらに増しているというケースもあるでしょう。実際、よくも悪くも何かの衝動に駆られているかのような子どもの性質が、よりいっそう顕著になっているのです。いったい何があったのでしょう？

どのようなことが起こったのか、図を使って説明したいと思います（図1参照）。一方の円（白い円）は摂食障害になる前のお子さんを表わし、もう一方の円（黒い円）は摂食障害を表わしています。時が経つにつれ、摂食障害の円がだんだんと、お子さんを表わす円の上に重なっていきます。お子さんの円の行動パターンはまだ消えたわけではなく、確認することもできます。しかし今では摂食障害に取って代わられようとしています。したがって、お子さんの性質の多くは、依然存在しているとはいうものの、摂食障害の色に染まってしまっているのです。たとえば、お子さんに完璧主義の傾向があるとしましょう。この性質は今でも見られます。しかしそれが食べ物——厳密なカロリー計算、正確な計量、強迫的な食品標示の確認など——に関連した面で特に顕著になっているのです。食事時のお子さんの不安は高まるばかりで、家族や友だちと一緒に食事することを拒みます。一日に三、四時間運動をするようになり、その激しさも増しています。要するに、摂食障害はお子さんの性質（多くの場合、素晴らしい長所）をお子さんにとって不利なかたちで利用しているということです。お子さんが自分自身の力だけでは病気と戦うことが難しいのも、ひとつにはこのような理由があるからです——お子さんは自分自身と、自分自身の決意、欲望、完璧主義、そして強迫観念と戦っているのです。子どもの性質と摂食障害の性質がこのように組み合わさり、混乱を

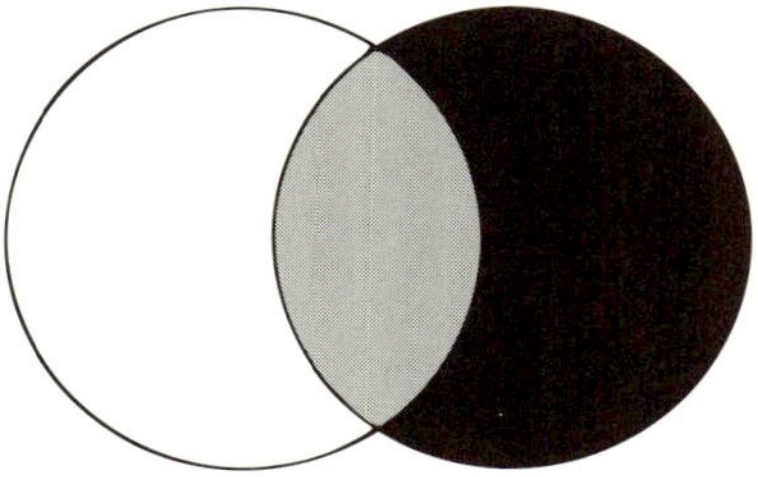

図 1　摂食障害が子どもの本当の自己を覆い隠そうとしている様子

呈します。確かに、お子さんの性格特性であると認めることはできるのですが、以下の点で特に大きな変化が見られます――食べ物、体重、そして運動に関する事柄です。このようなわけで、この先どのように関わっていったらよいのかわからなくなってしまいます。お子さんの性質で、みなさんが素晴らしいと評価していた、まさにそのような点のいくつかが、今ではお子さんを助けようとするみなさんの前に立ちはだかっていいます。たとえば、みなさんの娘がバレリーナとして並外れた才能に恵まれていたとしましょう。ところが、その彼女が摂食障害になりました。彼女が体重を気にしていることには、みなさんも気づいています。しかし彼女はバレエ団の舞台で主役の座を射止めました。彼女の才能、根気、そして野望が今まさに開花しつつあります。しかしそれらは同時に、拒食症による身体的、精神的破壊に拍車をかけるものでもあるのです。親として、わが子の才能を応援してあげたいという思いと、しかしそうすれば拒食症が根を張るのを許すことになるという思いの間で、みなさんは引き裂かれてしまうでしょう。

先の例は少々単純すぎたかもしれません。ではもうひとつ、みなさんの娘が高校のマラソン選手だとしましょう。地域の最有力選手のひとりになる可能性もあります。ところがその娘が食べた物を吐くようになってしまいました。食事をとろうとしなくなったのです。それもこれも競技成績を上げたいという思いからでした。実際、成績は向上しました。練習にもますます熱を入れています。ところが、今度は成績が下がり始めたのです。摂食障害であることを考えると、マラソンチームを辞めるべきであることは、みなさんにもわかっています。しかし彼女は、走ることを取り上げられたら、落ち込んで自殺してしまうだろうと言って泣くのです。彼女には、それしか頭にないのです。

さらにもうひとつ、別の例をご紹介しましょう。お子さんは今、SAT［訳注：Scholatic Aptitude Test、米国の大学学力（進学）適性テスト］の準備の真っ只中です。彼女の成績は全優で、現在はAP（上級実力養成）コースを受けています。しかし、彼女のSATスコアは彼女が憧れている名門大学への入学を確定するほどには高くありません。拒食症に加え、彼女は過剰なまでに勉強に打ち込むようになりました——夜は非常に遅くまで起きていて、朝はかなり早く起きます。SATの再受検に備えているのです。試験はおよそ八カ月後です。勉強への集中が、実際には彼女が食事を普通にとらないことに一役買っていることはみなさんにもわかっています。しかも夜遅く、勉強の合間に運動している音も聞こえてきます。「SATのために勉強しなくてはならないし、眠くならないように運動が必要なのよ」。彼女はそう言います。みなさんは彼女が希望する大学に入ってほしいと思います。しかし彼女がますます痩せていっていることもわかります。目の下にはクマができ、友だちからも家族からもどんどん離れ、内にこもっていっているのです。

これまでご紹介した例はすべて、摂食障害の本質がいかに親を混乱させ、子どもと対立する立場に追い込むものであるかを如実に物語っています。しかしながら、摂食障害の症状によって起こる親子の対立は、このようなものばかりではありません。最も厄介なことのひとつに、この病気が起こる時期の問題があります。この病気はたいてい、思春期の子どもが自立できるようになり、かつそうすることに強い関心を抱くようになる頃に起こります。したがって、みなさんは病気の症状と、自立心が徐々に高まっている適切な発達段階の両方と戦うことになります。言い換えれば、みなさんははたして摂食障害を相手にしているのか、それとも自立を求める典型的な思春期の奮闘を相手にしているのかわからなくなることがあるということです。「私はもう食べる物については自分で決められる年齢よ」。お子さんがそう言うとき、その言葉には確かに真実味があります。ただひとつ問題なのは、彼らが自分は摂食障害なのだからそれと戦おうと決めたとき、勝負が「ついている」ことです――勝つのは摂食障害、負けるのはみなさんとお子さんの両方なのです。

リディアはずっと独立心旺盛な子どもでした。幼稚園のとき、彼女は誰かに手伝ってもらったりせず、靴の紐を何時間かけてでも自分で結ぼうとしました。両親は、彼女が懸命に努力しているときには、いつもリディアの気持ちを尊重し、彼女を支えました。娘が自分自身の力で何を成し遂げようとしているのか、両親にも理解できたからです。十代のはじめ頃、リディアは自分で授業を選択し、誰を友だちにするかも自分で決めました。服も自分で選んだのです。驚くべきことではありませんが、彼女が体重を減らし始め、両親が娘を助けようと乗り出したとき、リディアは声をあげて抵抗しました。一口食べるのも一苦労で、水でお腹をいっぱいにし、母親が作った物は一切口にしようとしませんでした。母親が料理の中にバターを入れたのではないかと恐れたからです。最初のうちは両親も、これは十代の子どもに普通に見られる反抗なのだろうと考え、治療のために何らかの手段を講じることを先延ばしにしていました。しかしリディアはなおも体重を減らし続け、その後ムチャクチャに食べたかと思うと、パージングをするようになりました。こうなってようやく両親は、自分たちがリディアといがみ合っている事柄は、ごく普通の十代の問題でもなければ、筋の通ったものでもないということに気づいたのです。それはリディアの考えが歪んでしまったということ、リディアが摂食障害に罹っていることを裏付けるものだったのです。

このような自立を求める試みに加え、思春期の子どもの場合、プライバシーを求める願望も強くなってきます。これもまた摂食障害の進行を助長します。摂食障害になると、見つからないようにするために秘密の行動が増える傾向があります。介入を阻止しようとするのです。したがって、このようなプライバシーを求める子どもの欲求を周りの者が尊重すると、摂食障害がそれに乗じて何カ月あるいは何年もの間、誰にもその存在を知られることなくどんどん進行していってしまうかもしれません。子ども自身がたくさんの手がかりを残していることが多いにもかかわらず、このようなことは実際起こっているのです。なかには、自分が食べた物の容器をすべて箱に入れてベッドの下に保管している子もいます。また、食べた物をビニール容器の中に吐き、それをクローゼットのなかに隠している子もいます。その他にも、かなりの減量をしながら、スウェットスーツとだぶだぶの服を着てそれがわからないようにしている子もいます。たとえみなさんがこのような行動に気づいたとしても、それについて尋ねることは、探りを入れているように感じられることでしょう。プライバシーを求める子どもの力は、それほど強いものなのです。

摂食障害の症状、お子さんの人格特性、そして自立やプライバシーを求める思春期の事柄として通常予想されるもの、これらが明らかに、この問題にどう取り組んでいったらよいのかをわからなくさせています。いったいどうしたらよいのでしょうか？

現在の治療法が、どれほど家族の役割に関する混乱を深めているか

摂食障害の子どもたちに対する主な治療法は、家族療法と精神力動的個人療法の二つです（これらについては本書のなかで後ほど詳しく説明します）。この二つが重要な臨床的介入方法であり、摂食障害の多くの子どもたちにとって有効であることは疑う余地がないでしょう。同時に、この二つの方法において、親の関わり方として想定されていることのなかには、子どもにとっても親にとっても問題となるものがあるかもしれません。

拒食症の治療における親の役割については、長年、論争が続いてきました。最も初期に拒食症の治療について記述した医師たちのなかでも、親の役割については意見が分かれていました。十九世紀後半、フランスのチャールズ・ラセーグは、治療上、親の存在は不可欠であると考えていました。一方、ちょうどイギリス海峡を挟んだ対岸にいた、サー・ウィリアム・ガルは、親こそ「最悪の世話人」であると述べました。現在の治療法の多くは、あからさまにもしくは暗黙のうちに、親を排除するか非難するかのどちらかです。そのため親は、摂食障害のわが子を自分が救うことができるのかどうか、できるとすればどのようにしたらよいのかわからず、困惑することになるのです。加えて、拒食症の精神医学的および内科的問題は深刻であることから、入院や滞在型の治療が勧めら

れることがよくあります。そのためには、拒食症の子どもは親や家族から離れなければなりません。「親の排除」はヨーロッパでは理想的と見なされ、現在でも一般的に行なわれています。とはいえこのような長期入院には、莫大な費用がかかってしまいます。

親の排除とまではいきませんが、摂食障害の子どもに対する外来での個人療法のなかにも、親の関わりに強く反対するものがあります。そのような治療法では、拒食症の子どもを、親、たいてい母親との関係が原因で充分な自己感覚が備わっていないととらえます。このように自己感覚が充分備わっていないのは、親の養育と、子どもの欲求を尊重することが不充分だったからであり、母親の欲求を、成長しつつある子どもの欲求からうまく引き離すことができなかったからだとされるのです。このような発達上の問題から、子どもは親やその他の権威者の期待に過剰なまでに応え、それを基にアイデンティティを発達させていくことになります。自分自身の欲求や願望についてはほとんど意識しないままになってしまうのです。思春期になると、このような従順なやり方に揺らぎが生じます。しかし親に拒絶されるのではないかという恐怖、無力感、そして自分の本当の願望に対する意識の低さから、子どもたちは極端なダイエットに走るようになります。分離と個体化に対する内面的な不安を表現する方法として、不合理なまでに痩せていることを追い求めるようになるのです。子どもは「コントロールできていない」という気持ちに駆られています。なぜなら彼らには思春期や成人期になると必要な、自立した考え方や行動に対処するための頼るべき手段がないからです。自分がコントロールできること、つまり体重や食べ物に集中することは、安心を与えてくれます。自分にもアイデンティティがあるという安心感です——とはいえ、それは痩せることを追い求めることだけに向けられています。このようにして拒食症はアイデンティティの発達に複雑に関わり、対応が難しくなっているというのです。

確かに、拒食症の子どもたちの多くは、典型的な思春期の問題に苦しんでいるように見えます。にもかかわらず、「親代わり」を務めるセラピストとの関係を通して、彼ら自身にのみ焦点を当てる治療を行なうべきだという考えには、いくつかの理由から疑問が残ります。第一に、拒食症の子どもの親、特に母親が、子育ての仕方という点において、他の親たちと異なっていることを裏付ける科学的証拠はほとんどありません。拒食症となった子どもの親たちのほとんどには、他にも子どもがいます。その子どもたちは全般的に同じように育てられてきたにもかかわらず、摂食障害になってはいません。後に拒食症となった子どもの母親が、その子にどのように食事を与えていたかを調査した研究があります。それを見ても、通常の食事の与え方と本質的な違いがあるとは考えられません。たとえば、「食べ物の好き嫌い」と、幼児期に固形食をどのように食べ始めたか」という点から、思春期の摂食障害が予測しやすくなることを発見した研究者もいました。しかし、他のきょうだいは同じように食事が与えられたにもかかわらず、摂食障害を発症してはいませんでした。さらに、子どもに対する過剰な関わりを示すものとして、親の精神病理についても研究が行なわれています。

しかしこれらの研究からも、他の親たちと異なっているという証拠は得られていません。実際、違いを示唆している研究というのは、わが子の飢餓状態をめぐり危機に陥っている家族を評価したものです。したがって、このような状況を加味せずにその家族の機能について結論を出すことは不可能でしょう。言い換えれば、摂食障害の子どもがいる家庭では、親が侵入的で、過剰に関わっているという事実を明らかにした研究はありますが、これらの違いは摂食障害が発症した後に明らかになったものであり、それ以前のことははっきりしていないのです。この点は重要です。なぜなら、治療に親を参加させるべきではないとする臨床的知見を支持するものが、このような考え方――親、特に母親が、子どもに拒食症という問題をもたらした――に基づいているからです。

ゲイブは少々恥ずかしがり屋でしたが、学校ではいつも優秀な生徒でした。彼は荒々しいスポーツは本当はあまり好きではありませんでした。しかしテニスと水泳にかけては非常に優れていました。彼が十四歳で拒食症になったとき、両親は彼を精神科医のところへ連れて行きました。その医師は、「ゲイブが自立に苦しみ、精神的、性的に混乱しているに違いない」と言いました。精神科医は、ゲイブが、自分を餓えさせることによってこれらの問題を避けるのではなく、代わりにそれらに取り組むことができるようにする方法として、精神分析的治療を勧めました。

ゲイブは最初、喜んで治療に通いました。彼は決して反抗的な子どもではありませんでした。両親の求めることに対して、しかめ面をすることも文句を言うこともありませんでした。しかし、徐々にゲイブは、宿題の時間が削られることへの不満を口にするようになりました（彼は全科目で優秀な生徒のクラスに入っていたのです）。またトレーニングの計画が崩れることも不満でした。その計画には午前中二時間の水泳と午後のランニングが組み込まれていました。彼は、「セラピストのことは気に入ってるよ」と言いました。セラピストとは友だちや両親のことについて話をしましたが、食事や体重についてはあまり話しませんでした。

両親は忠実に週四日、午後にゲイブを治療に連れて行きました。しかし数カ月経っても、何の改善も見られませんでした。実際には、ますます悪くなっていっているように思われました。彼は依然として体重を減らしていましたし、食事の量もさらに減っていました。セラピストは両親に、「何を食べ、いつ運動するかをゲイブ本人に決めさせてください」と言いました。両親はこの勧めに従ったのです。しかし彼らの心配が消えることはありませんでした。そして事態は重大な局面を迎えることになりました。ゲイブが治療に行くのを拒み始めたのです。「行く理由が全然ないよ、だって僕はもう元気になったんだから」、彼はそう言いました。しかし両親の目にはとてもそうは見えませんでした。

その他、個人療法を支持する人たちのなかには、発達上の理由から親を排除する人もいます。発達理論では、思春期の自立を支援するためには、親は概して治療から外れるべきであると言われています。年齢相応の自立を支援するためには、拒食症という困難な問題に子ども自身が挑戦していく必要があると主張する臨床医もいます。多かれ少なかれ、この病気を思春期をやり直すための前置きとして考えているのです。親はこのような考えに従い、単純に思春期前の子どもを前にしたような態度をとるようになります。しかしそれは拒食症が子どもにおよぼす退行的な影響にますます拍車をかけてしまうことになるのです。

ゲイリーは高校の漕艇の選手でした。漕艇でもっとよい成績をあげるために、できるかぎり体調を整え、無駄な贅肉をそぎ落とそうするうちに、拒食症になりました。両親が彼をセラピストのところへ連れて行ったとき、セラピストは、ゲイリーがもっと自立したいという願望にもがく一方で、成長に伴って必要となってくる活動や人間関係上の責任に脅えていると言いました。また、ゲイリーにはもっと自己主張できるよう助けが必要であり、十六歳の少年にふさわしく、生活を自分で管理させてあげるべきだとも言いました。両親は、ゲイリーがもっと自立すべきであるという意見には賛成でした。しかし現時点ではあまりにもひどい状態であるため、彼が適切な判断をすることは無理だと考えていました。それに、万一彼が未熟な判断をすれば、彼の健康にどのような影響がおよぶことになるかと心配でした。「あえて危険を冒すことや探検も青春の一環ですよ。ゲイリーをもっと信頼してあげましょう。必要ならば間違いを犯してもいいではありませんか。それは必要なことなんですよ」。セラピストはそう説明しました。

ゲイリーは漕艇選手の一員として果敢に戦い、チームは優秀な成績を収めました。しかしシーズン半ばにはもはや競技に参加できなくなりました。かつて大きく盛り上がっていた筋肉は見る影もなく、短距離であってもボートを漕ぐだけの力がなくなってしまったのです。「僕は間違っていたんだね。もう一度筋肉を取り戻すためにこれからはもっと食べるようにするよ」と彼は言いました。しばらくの間はそのとおり実行していたのですが、体型が崩れるのではないかと心配するようになりました。そして再び食事量を減らし、運動量を増やし始めたのです。両親は息子を救うために何かしたいと思いました。しかし自立を求める彼の思春期の欲求を尊重し、あえて身を引いたのです。

拒食症の子どもの行動について考えれば、この病気がどれほど強力に思春期の発達を止めてしまうかがわかります。拒食症は、身体的成熟の正常な軌道から子どもを振り落としてしまいます（たとえば生理の停止）。また、互いに手を取り合って自立を達成するために必要な同年代の仲間からの孤立を促してしまい、結局は病気のために、普通の十代の子ども以上に親や家族により深く関わることになってしまいます。しかしだからといって、なぜ拒食症の子どもは、この病気と戦う困難にひとりで向き合わなくてはならないという結論に到らなくてはならないのでしょうか？　なぜ、親の介入を拒まなくてはならないのでしょうか？　結局のところ、一般的に見ても、子どもが親の存在なしで思春期の困難に向き合うことはないのです。親との間で、荒々しく、混乱に満ちた関係を経験することが、十代の子どもたちすべてにとって必要な通過儀礼であるとする仮説は、実際はあまり支持されなくなっています。現在では、非常に順調に機能している十代の子どもたちというのは、思春期の間に親を生産的な形で利用していることが明らかになっています――そのような子どもの親は、わが子の自立が急激に進むこの段階を通じて、子どもの成長を励まし、支持する技術を身につけていくのです。これは、何らかの問題を抱える子どもたちにもよく当てはまると言えるかもしれません。つまり、思春期に当然予想される困難に直面するだけでなく、身体的もしくは精神的な問題を抱える十代の子どもたちは、思春期の課題に挑戦し、確実にそれをやり遂げられるようにするために、他の子どもたちよりもずっと親の力に頼らざるを得ないのです。したがって、拒食症になった十代の子どもたちにとって、病気と戦うなかで親からの支援を得られるかどうかは、とても重要なことと言えるでしょう。

摂食障害の中核的な特徴を考えると、個々の患者が親の管理を通してではなく、個人療法のなかで、障害がもたらすジレンマに向き合うことが必要だと考える人もいます。摂食障害はよく「コントロール」の病と説明されることがあります。したがって、食事とダイエットに関して子どもたちから「コントロールすること」を奪ってしまうと、問題をますます悪化させることになると仮定されるのです。確かに、摂食障害は食べ物や体重に関して相当な不安をもたらします。実際この不安は、患者が生活のこのような面をコントロールできていると感じると、短期とはいえ比較的減少します。にもかかわらず、この不安はすぐに、しかもより強硬になって戻ってきます。そして子どもはいっそう厳しくコントロールするようになります。その結果、体重は急降下しますが、心配は逆に跳ね上がります。カロリーを計算し、レシピを読みあさります。脂肪を計算し、食べ物の量や大きさも測らずにはいられなくなります。自分専用の調理器具、お皿も調達しなくてはなりません。このようなことに没頭して、他のことは何も考えられなくなってしまう、そう報告する患者さんもいます。こうしたことはさまざまな悲劇をもたらします。しかしそれに耐えられるのも、不安から解放されるからこそです。不安は周期的に襲ってきます。それを和らげてくれるということが、ますますこれらの行動を強化することになるのです。

しかし、摂食障害がコントロールに関わる病だとしても、そのコントロール感はまったくの錯覚です。患者たちは、自分がコントロールできているとは感じていません。むしろ、コントロールできているという実感を必要としていると言ったほうがいいでしょう。この違いは重要です。痩せていること、減量、ダイエットなどを追求するのは、コントロールを求めているということであって、コントロールできているということを裏付けるものではないのです。このように考えたとき、子どもは自分の食事やダイエットに対するコントロール感を手放したくないのだという主張は、根拠がないと言えるのではないでしょうか。なぜなら、子どもが摂食障害だとしたら、そもそもはじめからその子の手にはコントロールする力がないのです。むしろ、彼らはいつかそれが手に入るだろうと自分自身を安心させるために、必死で努力を続けているのです。このような意味からも、摂食障害の子どもに対しては誰か周りの人がコントロールしてあげる必要があります。そうでなければ、少なくとも自分の手でコントロールできるよう支えてあげることが必要でしょう。彼らにとって、病気の要請に応えることは、行動的にも心理的にもますます難しくなっていきます。このような状態で彼らをひとりにしておくべきではないのです。

子ども自身に食べ物や体重のコントロールを任せるという名目で、多かれ少なかれ親の排除を掲げる治療形態もあります。しかし皮肉なことに、実際にはそのような治療法はコントロールという局面の大半を奪ってしまいます。たとえば入院プログラムでは、通常、提供される食物や水分の量は規定されていて、その分は必ず摂取するよう求められます。これに対して患者本人がコントロールすることなどできません。栄養士は患者が従うべき食事療法を厳しく指示します。再養育プログラム（体重を迅速に回復するために考案されたプログラムで、専門的に実施されるもの）のなかには、もっぱら管を通して鼻から胃へ直接栄養を送り込み、食べ物を嚙み、飲み込むという活動さえ患者から奪ってしまうものもあります。にもかかわらず退院にあたり、親は、食べ物の選択は患者自身に任せるようにと言い渡されてしまいます。しかし興味深いことに、年少の患者の多くは、このような強制的なプログラムによって、一時的にしろ不安を和らげることができるのです。結局、誰か他の人が食事や体重をコントロールするのなら、もう自分では心配しなくてもいいという気持ちになれることが多いのでしょう。このことは、拒食症に関連する深刻な体重減少や栄養不良の治療を行なっていく際に、入院による再養育プログラムが有効である理由を少なからず説明していると言えます。実際、摂食障害の患者の大半がこうした介入を受け入れようとしないのであれば、このようなプログラムが成功することもないでしょう。

ではなぜ、摂食障害の患者はこのような強制的手段に反抗しようとしないのでしょうか？ 自宅にいるときにはあれほど抵抗するにもかかわらずです。おそらく彼らは、本質的には対決姿勢で真っ向から反発するということはしないのだろう、そう主張する人もいるかもしれません。あるいは、この障害の人は、入院中に増えた体重など、退院が許可されればすぐに減らすことができるという絶大な自信（これはある程度当たっているかもしれません）をもっているのだと報告する人もいます。このいずれの考えも否定できません。少なくとも後者の見方については疑問を差し挟む余地がないことは明らかです。確かに、再養育プログラムのほとんどで、拒食症の人は病院（またはその他の集中治療環境）でなら食事をより多くとれるようになるにもかかわらず、退院して自分のやり方でやってよいとされるやいなや、患者の多くは一度増えた体重を再び減らし、制限の多い行動へ舞い戻ってしまいます。問題は、ではこれらのプログラムで得られた進歩を基盤にして、どうしたらそれをうまく活かしていくことができるのか、ということです。

リリーはおませな十歳の女の子です。サマーキャンプで体重が減り、その後拒食症になりました。そしてひどい飢餓状態になり、入院したのです。病院でのリリーは、最初、食べることに抵抗しました。大声で怒鳴り、母親を求めて泣き叫んだのです。家族に会えない、友だちにも会えないと文句を言いました。彼女は学校を休むのがとても嫌だったのです。看護スタッフのメンバーは、このような行動には慣れているベテラン揃いでした。食事の時間は一貫して付き添いました。食べなさいという、頑として譲らない無言の要請でした。スタッフは辛抱強く彼女に付き合い、必要なときには励ましました。食事をすべて食べ終えるべき制限時間も設けました。食事は規則正しく運ばれ、おやつも規定どおりに出されました。リリーは体重が増えました。食事に関する症状にもさほど煩わされなくなったようでした。そうして三週間後、退院し、自宅へ戻ったのです。

リリーは自宅へ戻ると、また食事を制限し始めました。帰宅して即と言ってもいいくらいです。両親は、以前と比べれば拒食症について少しはわかるようになっていたのですが、やはり何をすればよいのかわかりませんでした。リリーは栄養士と一緒に食事計画を立てたと言いました。当然それは、彼女が従うことを想定して立てられたものだったはずです。しかし両親は、それについて本当によく理解していたわけではありませんでした。そうこうするうちに、リリーはすぐにまた学校へ行き始めました。そして以前と変わらず精力的に勉強に打ち込み始めたのです。より熱心に勉強するにつれ、またしても彼女の頭のなかは評価でいっぱいになり、食事量も減っていきました。病院から自宅に戻り、二カ月もかかりませんでした。彼女の体重は最初の入院時をさらに下回ってしまったのです。

親が個人療法から排除されてきたもうひとつの理由は、摂食障害の子どもの親は体重を重視しすぎると考えられているからです。ある意味で妥当であるとはいえ、子どもは文化的に伝えられている痩せの理想を、親を媒介者として学び、自ら吸収していくという考えなのです。親が自分や他人、あるいはわが子の体重をひどく気にしていると、子どもは自分の身体への不満を抱きやすくなります。子どもは、親から伝えられた痩せの理想を内在化させているのです。そのため、身体イメージに対する不満や、より重要なこととして、身体イメージの歪みを修正することに焦点を当てた治療法では、親を排除することになります。子どもが自己評価を保つために痩せの理想を拠り所とするようになってしまったのも、親がそう仕向けたからだと疑われるのです。ダイエットへの関心や行動に親が何らかの影響をおよぼす可能性があることは事実でしょう。しかし親自身がこの病気に罹っていたとしても、摂食障害に関連する子どもの歪みを親が助長しているということはほとんどありません。むしろ親こそが、これらの歪みに歯止めをかけることができるのです。つまり親は、アルコールや薬物、性行為、および社会的役割の実行など、その他の社会的、文化的圧力の影響の仲介者にもなり得るということです。

しかしさらにもうひとつ、親が治療から締め出される理由として、親がこの病気の原因である、あるいは親のせいで事態が悪化していると確信しているセラピストが多いということがあります。家族自体が拒食症を引き起こし、維持させている原因だと考えられているのです。家族を拒食症の原因とする見方としては、サルバドール・ミニューチンとその同僚によって提唱された、心身症の家族プロセスに基づいた説明が最もよく知られています。彼らは心身症の家族（拒食症の子どもがいる家族も含む）を、子どもを抱え込み、過保護で、衝突を回避し、厳格であると特徴づけ、そしてこれらの特徴のせいで、子どもたちは思春期へうまく移行することができないのだと述べたのです。

1. 子どもを抱え込む家族のなかでは、個人のニーズは明確でなく、また主張しにくかった。
2. 過保護な家族は、芽生えつつある自立にとって不可欠な、社会的、心理的危険を子どもが冒すことのないようにしていた。
3. 衝突を回避しがちな家族は、自立的な考えや行動のために必要な子どもの奮闘を妨害してしまった。

4．厳格な家族は、子どもが思春期になり、幼い頃とは異なる欲求を持つようになったことに伴う役割や機能の変化にうまく対応することができなかった。

家族プロセスにおけるこれらの問題に加え、心身症の家族には構造的な問題があると言われています。たとえば、子どもが親としての役割を担っていたり、思春期の発達上の困難を前に、親が責任を放棄していたりするのです。その他、親の、拒食症の子どもとの情緒的な関わり方（愛着の仕方）に問題があるのではないかと示唆する研究者もいます。また、このような親は子どもと誠実で深い関わりをもてないことから、一種の偽りの自立を促してしまうと考える研究者もいます。子どもにこのような「偽りの自立」が見られたとしても、それでは思春期の間、もちこたえられないことがしばしばで、そのため摂食障害のような問題が後に起こるというのです。

モニカと彼女の家族は拒食症治療のため、家族療法を受けることにしました。家族の問題が、子どもの摂食障害の原因であると書いてある本を読んだからでした。両親は専門的な職業に就き、それぞれの分野で成功していました。父親は会計士でかなり出張が多く、母親は不動産業者でした。モニカの他に子どもはいませんでした。彼女は幾分、不安感の強い子どもでしたが、時が経つにつれ、徐々に自信をつけていきました。勉強でも人付き合いの面でも、外見上は難なく小学校を終了したように見えました。八年生で彼女が拒食症になったとき、両親は初めて何か問題があることに気づいたのです。

家族はセラピストの面接を受けました。セラピストは、モニカが両親と、特に母親と密接に結びつきすぎていると判断しました。それが、十代の少女としてもっと自立しようとするモニカのニーズを妨げてしまったというのです。さらに、モニカと母親があまりにも密接であったため、夫婦が一緒に行動するということがなく、代わりにモニカが父親の役割を奪っているのではないかとも示唆されました。そしてセラピストは、家族が抑圧されている怒りに取り組むことが必要だと言ったのです。家族は互いに意見の相違を認める必要があるということでした。モニカの家族は取り組んでみることに同意しました。

セラピストは、数週間にわたり家族の間でどのような衝突があったか、説明を求めました。しかしこの時点では、衝突といってもすべてモニカが食べないということに関するものでした。セラピストは、彼女が食べないことが言い争いのテーマとなっていることは認めました。しかし、食べないことは単なるひとつの症状にすぎず、その裏にはまだ何か彼らが明かしていない別の衝突があるのではないかと言いました。家族は次第に混乱し始めました。それでも彼らは懸命に、何が問題なのか明らかにしようとしたのです。両親はセラピストの指示に従い、夫婦で過ごす時間を増やすようにしました。一方モニカは、家族と離れて過ごす時間をもつようにと勧められました。彼女はたいてい、ランニングに行ったりジムに出かけたりしました。そうしてモニカの体重は減り続け、生理が来ないまま八カ月が過ぎていったのです。両親はセラピストに、いったいいつになったらモニカの回復を望めるのかと尋ねました。

拒食症の子どもの親と家族の病理に関する研究文献には、依然、問題が多く見られます。明確な結論にはまだほど遠いと言ってもよいでしょう。しかし、十代の拒食症患者に見られる問題行動のなかには、親が原因ではないものもあると主張する研究者や臨床家も多くいます。親ではなく、むしろ病気そのものと、病気をめぐる家族の経験こそがそのような行動を引き起こしているというのです。言い換えれば、家族が過保護になるのは、わが子が病気だからということです。家族が子どもを抱え込もうとするのも、わが子にいったい何が起こっているのか理解しようとしてのことであり、そのため干渉的で関わりすぎているように見えるのです。彼らが衝突を避けようとするのも、それによって事態が悪化するのを恐れてのことです。この病気が家族にもたらすストレスに反応して、ますます厳格になってしまうのです。この議論はまだ結論に至っていませんが、非がないと証明されるまでは、親と家族に問題があると推定する臨床家も少なからずいます。そう考えることによって、彼らは親の治療への関わりを制限することを正当化するのです。

このような立場の臨床家もいますが、それでもここ数年にわたり、親が治療に必要ないとする考え方に徐々に異論が唱えられるようになっています。家族療法家は、拒食症の患者の家族は治療に参加する必要があるだけでなく、回復の過程においても欠かすことができない存在であるととらえています。しかし、それでもまだ家族を排除するという結論に至る人は大勢います。そのような人が多いのは、彼らが家族を拒食症の「問題」と見なしているからです。そのことを無視するのは、病気の根本的な核心を放置してしまうことになると考えているのです。拒食症の子どもの親と家族が、病気を生み出す「問題」の原因ではなく、拒食症の回復に好ましい影響を発揮し得ると見なされるようになったのは、ごく最近のことなのです。

摂食障害と戦うために、家族はどのように力を合わせていったらよいのでしょうか

先にも言いましたが、現在の治療者の多くは、親と家族を治療から退けようとします。口先だけのよい返事をしたり、あるいは病気の原因、悪化の原因は親にあるといって非難することもあるでしょう。しかしながら、違う見方をする治療法も存在します。たとえば、ロンドンのモーズレー病院で最初にそのような治療法が開発されました。ここでの家族療法は、家族を責めたりせず、それどころか、家族のメンバーには責任をもって子どもを再養育し、積極的に子どもを支えてあげるよ

う励まします。この治療法は、従来の治療法の多くとは異なり、試験的な試みを繰り返すなかで、その有効性が実証されたものです。実証的なデータの裏付けがある拒食症の治療法は、唯一これだけだと言ってもよいでしょう（第6章参照）。

この治療法はモーズレー・アプローチと呼ばれています。その基本は次のとおりです。最初は、摂食障害がどれほど深刻な病気であるか、親が理解できるようにします。セラピストは、摂食障害が見過ごされたままにされていると、身体的、心理的にどのような深刻な問題が起こるか、また子どもが実際どれほど変わってしまうかについてわかりやすく説明します。次に、治療していくうえで家族がどれほど重要であるかについて彼らの理解を助けます。同時に、他にも家族のなかにある問題を解決するうえで、家族にはその能力があること、またこれまでうまく解決できてきたことを思い出させます。また親には、もし子どもを親元から離す準備が整っていないなら、食事や体重に関して、子どもが改善できた行動を維持できるような環境を用意する責任は、親が担うべきであることを強調します。これらは大変なことのように思われるでしょう。そのため親には、セラピストが援助することを約束します。しかしそれは、何をすべきかをセラピストが指示することによってではありません。むしろ親と一緒に、彼らが成功したことやジレンマ、問題の解決策について検討し、親やきょうだいの力を活用することで、子どもたちを助けていくのです。

これをきっかけに、セラピストは自らの専門的知識と経験を活かして、不適切な食行動を変えていこうとする親の相談に乗ることになります。セラピストと共に取り組むなかで、ほとんどの親はそのような行動を比較的迅速に、劇的に変えることができます。これらの行動が主な関心事でなくなった後は、子どもが自立して食事を管理するのを親が手助けできるように、セラピストは多少の指示を与えながら、親を励ましていきます。子どもがいったん自分の力で食事と体重を管理できるようになったら、セラピストは、思春期のより一般的な問題にどのように取り組んでいったらよいかについて、家族と一緒に対策を練り、治療を終了することにします。これは家族が治療を終え、正常な流れのなかで進んでいく準備をするのに役立ちます。

私たちのセンターでも長年にわたり、この治療法を思春期の摂食障害に用いてきました。臨床はもちろんのこと、研究に携わるなかでも、親を責めるのではなく、むしろ子どもの摂食障害の症状に対して親がよりよく援助できるようにし、また教育と支援の機会をたくさん提供するこの治療法を用いてきたのです。その結果、私たちは、摂食障害の子どもたちが劇的に回復する姿を目にしてきました。症状が和らいだというだけでなく、概して家族も、他の領域における思春期の問題についてもうまく切り抜けられるだろうという気持ちになっているのです。

たとえこの形態の家族療法をお子さんに受けさせることができなくても、以下でその原則をご紹介しますので、それを応用することで、みなさんにもお子さんの治療に関わる道が開けてくるはずですし、結局それがお子さんのためになるでしょう。

1．親はわが子の回復に重要な力を発揮します。そして子どもがどんな治療を受けていようと、親はそれに関わることができるのです。実際、本書の目的というのは、どのようにすれば、さまざまな臨床の場においてこの考えを子どものために採用していくことができるのかを示すことなのです。

2．親は摂食障害を甘く考えないことが重要です。モーズレー・アプローチが強調することのひとつに、摂食障害が深刻な身体的、精神医学的病気であると理解することの重要性があります。実際、この障害は非常に深刻です。そのため親としてみなさんは、この障害がお子さんの命を奪ってしまったり、お子さんに重大なダメージを与える恐れがあることをしっかりと自覚する必要があります。過食症と拒食症は、単にダイエットが度を越してしまったものではありません。正真正銘の病気なのです。これは第1章からお話してきたことですが、この点を強調することで、みなさんがお子さんを助けるために、より迅速で確固とした行動をとれるよう後押しすることができればと思います。

3．みなさんは何を相手に戦っているのでしょうか。それを知る必要があります。親として、みなさんは摂食障害に関して充分な情報を得て、わが子がよくなってきているのか、それともあまりよくないのか、適切に判断する方法を心得ておかなければなりません。親は、思春期の子どもたちに現われる可能性がある多くの問題について、心の準備をしていることでしょう。しかし無理もないことですが、摂食障害についてはあまりよく理解しているとは思われません。私たちのセンターだけでなくモーズレーの研究からも、摂食障害の人がどのように考え、どのように行動するか、またなぜ彼らがあのような奇妙な行動をとるのかについて教育を受けることで、親はより共感をもって支援的かつ効果的に子どもを助けていけることが示されています。

4．これはみなさんの責任ではありません。私たちの治療法には、親に対して批判的な態度をとらないということも含まれています。親が摂食障害を引き起こした責任は自分たちにあると考え、罪悪感に駆られたらどうなるでしょう。わが子が食行動を変えていけるよう手助けしようにも、その務めを前に、絶望や自らの至らなさを痛感することにもなりかねません。しかし、前にも言いましたが、私たちは親であるみなさんこそ、摂食障害との戦いにおいてお子さんが勝利するために不可欠な存在であると信じているのです。したがって、いかなる不安もしくは罪悪感であれ、お子さんの健康回復のためにみなさんが尽力するのを阻んでいるものがあるなら、それを軽減していくことが、実際の治療、そして本書における私たちの務めなのです。

5．みなさんは、親としての役割を効果的に担っていけるだけの力を身につける必要があります。摂食障害との戦いに力を尽くすなかで、親として自らの愛情と能力を発揮することが非常に重要です。これは拒食症のケースにより当てはまります。というのも拒食症の場合、子どもの側には回復への動機がないことがほとんどだからです。したがって、みなさんの力なくしては、お子さんはこの障害の言いなりになってしまいます。螺旋階段を下っていくように、体重は減り、食べ物とカロリーに対する強迫的な考えにとらわれるようになります。一方、過食症にも同じことが当てはまります。過食症の場合は、病気を恥じる気持ちがみなさんの娘さん、息子さんをとらえるのです。しかし、親が治療に加わり、子どもがこのようなジレンマを乗り越えられるよう助けていくにつれ、恥じる気持ちは実際小さくなっていくのです。

6．「力を合わせる」というのは家族全体でのことです。

お子さんを助ける力となれるのは、親だけではありません。実際には、家族全体で手助けすることができます。みなそれぞれやり方は違っても、確実に力になります。子どもが摂食障害になると、家族全員が影響を受けます。誰もが心配したり、腹立たしさを覚えます。他のお子さんたちは、親やきょうだいが受けている影響を目にしています。この障害によって自分のお兄ちゃん〔弟〕、お姉ちゃん〔妹〕がどれほど変わってしまったか、彼らは最も明確にそれを証言することができます。摂食障害のきょうだいがかつてはどのような活動をし、どのような特徴をもっていたか、今では見る影もなくなってしまったきょうだいの思い出を、彼らははっきりと覚えています。彼らは、病気の姉〔妹〕、兄〔弟〕を支えていくための近道を教えてくれるでしょう。摂食障害のお子さんが、親のみなさんが治療に出席するよう強く言いすぎたり、食べ吐きや拒食の行動を制限することに対して腹を立てるときにも、きょうだいが支えになることでしょう。また、きょうだいは気晴らしや楽しみをもたらしてくれる素晴らしい存在でもあります。これは摂食障害との戦いの最中にも必要なことなのです。

7．セラピストはみなさんの相談役です。上司ではありません。

この意味から考えても、子どもたちに関わる治療者はすべて、家族関係の重要性を理解する必要があります。確かに、セラピストはある特定分野では専門家かもしれませんが、彼らがみなさんの家に赴くことはありませんし、そこで日常的な問題に向き合う必要もありません――定期的にみなさんの家族と一緒に食事をする必要もなければ、トイレを掃除する必要もないのです。それらはすべて、親であるみなさんがすることです。セラピストは、みなさんが問題をじっくり検討できるよう力を貸すことはできますし、必要なときにはお子さんと個別に取り組むこともあるかもしれません。しかしそれはあくまでも、みなさんの賛成と支援、そして理解があってのことです。結局のところ、お子さんの親はみなさんです。セラピストは、摂食障害がみなさんやお子さん、そして家族にもたらす困難な問題を乗り越えていけるようみなさんが努力する際に、助言を与えるアドバイザーなのです。

このように、親であるみなさんや家族が、摂食障害に苦しんでいるお子さんを手助けすることは決して不可能ではありません。しかしそのためにはまず、問題の原因は自分たちにあるという考えを捨てることが必要です。このような考えは正しいと証明されているわけではありませんし、それにとらわれていたら、お子さんを救おうにも、みなさんは手も足も出なくなってしまうでしょう。そして次に必要なのは、摂食障害の人がどのように考え、行動するのか、また何が動機となって彼らがあのような行動をとるのか、知り得るかぎりすべてのことを学ぶことです。そうすれば、驚かされることも、まんまと騙されることもなく、より準備を整えたうえで対処していくことができるでしょう。どのような治療法であれ、みなさんが治療に参加するよう求めるセラピストを見つけてください。そして、みなさんはどのように治療に関わっていくことになるのか、どのような形で力になれるのか、セラピストに尋ねてください。治療法によっては、みなさんがお子さんを助けていけるよう支えることがセラピストの役目であると考えるものもあれば、みなさんにとってはより魅力的に感じられるかもしれませんが、より支持的な役割を親であるみなさんに与えるものもあります。いずれにしても、その治療法がどのようなものなのか、その目標とするところは何なのか、そしてその治療法を支持し、お子さんを助けるために、どのようなことをすることになるのかを知る必要があります。黙って身を引くのではなく、責任をもって臨んでください。摂食障害の思うがままにさせて、親としての役割を単純作業のようにしてはいけません。自分にはもうこれ以上理解できないのだと考えないでください。そうではなく、みなさんには、わが子がどのような治療を受けているのかを知る権利、お子さんを助けるための方法を探す権利があるのだと考えてください。みなさんには、お子さんが最もよい治療法を受けられるようにする責任があるのです。

本書の残りの部分では、お子さん（そしてみなさん）の摂食障害との戦いにおいて、みなさんが積極的な役割を担うことに関して、さらに自信をもてるようにしたいと思います。摂食障害とはどのようなものであり、みなさんや家族にどのように影響を与えるのか、さらに多くの情報をお伝えできればと思います。みなさんが出会うと予想される治療選択肢についても検証します。これは、みなさんがどのようにしたらそれぞれの治療に参加することができるのかを見極める助けとなるでしょう。また、みなさんが直面しそうな問題についても具体例を示し、どうしたらそのような問題をうまく切り抜けていけるのかをお伝えします。これにより、みなさんがもっと自信をもち、そしてみなさんの助けを得て、息子さんや娘さんが摂食障害と戦うなか、みなさんがよりいっそう自らの能力と責任を自覚できるようになればと思います。

第3章 「なぜ?」に時を無駄にしてはいけません

これは私のせいなのですか?

マイクは今朝もまた午前三時に目が覚めました。彼の妻、スーザンもすでに目を覚ましています。彼らは娘のアンナのことが心配なのです。アンナは拒食症でした。マイクは日頃から運動を心がけることが大切だと子どもたちに言い聞かせていたことを悔やんでいました。今、アンナは運動をやめようとしないのです。スーザンも自分を責めていました。しっかり栄養をとることに関心を払いすぎたことに対してです。今やアンナはすべての食品のカロリーと脂肪量がわかるようになっていました。スーザンはまた、自宅にファッション雑誌を置いていたことでも激しく自分を責めていました。今、アンナは莫大な時間を鏡に映った自分の姿を見ることに費やしています。そんなものなどどこにもないにもかかわらず、脂肪がついているのではないかと、お腹や太ももをつまんでいるのです。マイクとスーザンは、ともかく自分たちがアンナを病気にしてしまったのだと思い込んでいます。罪悪感に苛まれ、この先どう進んでいったからよいのかわからず、圧倒される思いです。

おそらく、どうしたらわが子を助けていくことができるのか、その方法を模索するなかでみなさんが直面する最も大きなハードルは、次のような考えではないでしょうか。すなわち、それがはっきりと、あるいは暗に示されるものであれ、みなさんこそがこの問題を引き起こしたにちがいない、という考えです。親としてみなさんがしたこと、みなさんの失敗、無意識にみなさんがお子さんに与えてしまった外傷体験、それらが結果的に摂食障害の発症につながったという考えです。しかしながら、これからお話するように、摂食障害の原因は依然定かではありませんし、みなさんがそこでどのような役割を演じたかも、はっきりとはしていないのです。親として私たちがすることのなかには、情緒的にも身体的にも、わが子にさまざまな問題を引き起こすものもあるかもしれません。しかし私たちが行なうこと――たとえば体重について気にする、菜食主義者である、不健康な食生活をするなど――のいずれも、正当な根拠をもとに、摂食障害の原因として烙印を押せるものはひとつもありません。

実際のところ、特に心理学的な病気の場合、その原因は簡単には突き止められません。天然痘や肺炎などの病気でも、バクテリアやウイルスが原因であるとわかるまでに数千年もかかったことを考えてみてください。しかも感染症の場合、このようなバクテリアやウイルスに触れると最終的に病気の発生に至るという因果関係がはっきりしているにもかかわらずです（これまでに、拒食症を連鎖状球菌に触れた結果であると説明するための試みがいくつかなされていますが、それがこの病気の通常の原因であるという証拠は何ひとつありません）。非常に明確な遺伝的根拠がある場合も含め、心理学的な病気がどのように生じるかを説明するためには、もっとずっと複雑な理論を用いて、間接的、相互的な原因の両面にわたってその因果関係を考える必要があります。環境から特定のバクテリアを除去すれば肺炎が起こらないということを証明するのは簡単です。しかし、環境から遺伝的特徴を取り除くことは不可能ですし、その逆も然りです（実際のところ、両者は共に進化し、互いに関係し合っているのです）。

心理学的な病気、特に摂食障害の原因究明には複雑な問題が伴っています。にもかかわらず、これまで理論家たちは、推測による原因に基づいた治療法を支持する傾向がありました。しかしこれでは混乱を招きますし、誤った方向へ導いてしまうこともあるでしょう。心理学的治療が、因果関係についての明確な見識に基づいていないことは明らかですし、もし仮にそうだとしても、それによって有効な介入方法が見つかるという望みはほとんどないと言っていいでしょう。つまり、みなさんの娘さん、息子さんを救うために、この病気の原因を理解する必要などないということです。実際、問題の原因にこだわっていたために、親のエネルギーが子どもを助ける方向からそれていってしまうことが多いのです。先ほどのマイクやスーザンのように、「なぜ？」という疑問にとらわれる親の多くは、結局、非難の矛先を自分以外に見つけることができず、罪悪感に陥って混乱してしまうことになるのです。

摂食障害には長い歴史があります（摂食障害の証拠が、はるか古代エジプトにまで溯って存在すると主張する人もいます）。にもかかわらず、これらの病気が近代において認められたのは、十九世紀後半、イギリスのサー・ウィリアム・ガルとフランスのチャールズ・ラセーグが拒食症について記述してからのことです。以来、拒食症の病因学をめぐる理論は、これを純粋に身体的な病気としてとらえるものから、社会的要因の結果であり病気でも何でもないとするものまで、さまざまなものが存在します。対照的に、過食症が初めて記述されたのは一九七九年のことで、最初は「拒食症の不可解な異型」と見なされました。後に過食症も別個の障害と認められるようになりましたが、原因はやはり明らかではありません。しかしたいてい、生物学的、社会的、および心理学的要因によるものと説明されています。

因果関係の個人的要因に注意を向ける

私たちの理解が進んでいる現時点においては、摂食障害は概して複数の要因によるものと考えられています――つまり、多くの要因の相互作用によって起こるということです。そこで、理論的に拒食症と過食症の要因と考えられているものについて、そのいくつかを以下で検討していきたいと思います。それにより、①摂食障害の原因については実際にはほとんどわかっていないということ、そして、②原因がわかっているという思い込みによって、いかに私たちが効果が望めそうもない治療法に向かうことになってしまうかが理解できると思います。

確かに、病気の原因について、いくつか理論的な考えを知っておくことは悪いことではありません。しかしそれらが検証されないままであり、にもかかわらず理論家たちにとって絶対的な真理となっているとしたらどうでしょう――摂食障害、特に拒食症については、実際そのようなことが起こっています。そのような考えに基づいた治療法も、やはり詳しい研究がなされていないということになるのです。しかもこれらの考えが、親を病気の一因と見なすことに終始していたらどうでしょうか。親を、回復の鍵となる重要な一員と見なすどころか、彼らに罪悪感を植えつけることで、その力を奪ってしまうことになるでしょうし、セラピストも彼らに対して、逆効果となるような偏見を抱くことになってしまうでしょう。精神保健の分野では、同様のことがこれまで統合失調症や自閉症に見られました。これらの深刻な精神障害に関しては、その生物学的原因についてより深い理解が得られるようになるまで、その発生源は概して親にあるとされてきたのです。そこで本章では、摂食障害の原因と考えられるさまざまな事柄について、実際にわかっていることを説明していきたいと思います。それにより、統合失調症や自閉症の子どもの親に決して非がないのと同様に、みなさんにも何の罪もないということを確信していただきたいと思います。自分を責めるようなことがなければ、もっと自信をもって摂食障害がお子さんにもたらしている問題に対処していくことができるでしょう。以下、摂食障害の原因であると理論上言われている事柄について読み進むときにも、これらの理論を越え、変わることの必要性を受け入れ、行動を起こしていくことこそがみなさんの目標であるということを忘れないでください。

これは生物学的なことです！

摂食障害の生物学的、遺伝学的側面については、実際、かなり興味深い重要な研究が行なわれています。たとえば、拒食症、過食症、およびＥＤＮＯＳ（特定不能の摂食障害）は、すべてある家族、特に一親等の女性の親族間で集中的に見られます。つまり、摂食障害であることが明らかになった人がいる家族の場合、この障害をもつ人がひとりもいない家族と比べ、三倍から五倍もの確率で摂食障害に罹りやすくなるのです。とはいえ、もちろん家族メンバーの大半は、男性にしろ女性にしろ、摂食障害ではありません。このように摂食障害が特定の家族に集中していることに関して、研究者たちはある方法を用いてその考えをさらに確かなものにしようとしてきました。その方法とは、別々に育てられた一卵性双生児の罹患率が同じかどうか確かめるというものです。一卵性双生児の遺伝的特徴は、まったく同じ（もしくはほとんど同じ）です。したがって、異なる家族のなかで育てられた一卵性双生児の間で摂食障害の発生に何らかの違いが見られたら、それは環境的要因が異なるためと考えられるでしょう。研究者たちによって明らかにされたことは、双子の場合には病気の発症率が著しく高くなり、それは環境的なものというより遺伝的なものに思われるということでした。したがって、摂食障害への罹りやすさは遺伝されるように思われるのです。少なくとも今のところ、遺伝子についてはまだまだ私たちの手におよばないことが多くありますから、問題の責任を完全に親、家族、または社会に求めることはできないでしょう。

摂食障害が遺伝的なものに思われるというだけでなく、ある特定の人格的特徴や、特定の行動に対する感受性も遺伝する可能性があるでしょう。完璧主義、強迫性、食行動、および抑うつ的な気分などはいずれも摂食障害に関係があるものですが、これらもまた遺伝する可能性があり、そのために摂食障害に罹りやすくなることも考えられるのです。このことは研究でもまだあまり明らかになってはいませんが、摂食障害が間接的に、少なくとも部分的にでも、このような遺伝的な特徴が原因で起こるということは考えられるでしょう。これは確かなことのように思われます。ただ問題は、この同じ特徴が非常に健全な結果をもたらすこともあるということです。私たちもそれを幾度となく目にしてきました。たとえば、拒食症のある少年の場合、母親はＣＥＯ、つまり企業の最高責任者で、父親は医師でした。彼ら親子は、完璧主義や衝動性、強迫性など、多くの人格的特徴が共通していました。しかしその結果はまったく異なっていたのです。両親の場合、これらの性質は仕事に活かされました。一方、少年の場合はダイエットと体重に関心が向かったのです。

その他、ある特定の神経伝達物質が関与して、摂食障害が発生しやすくなると示唆する研究もあります。神経伝達物質は脳内の化学物質です。眠りや食欲、気分、そして注意力など、脳のさまざまな機能に影響します。その化学物質に何か異変が起きると、これらの領域のどこかに支障が出る可能性があります。摂食障害には多くの神経伝達物質が関与しています（たとえばドーパミン、ノルエピネフリン、セロトニンなど）。現在研究されている神経伝達物質のなかで最も重要なのは、おそらくセロトニンでしょう。この脳内化学物質の調整で何らかの問題が起きることが、拒食症と過食症の両方に関係しているようです。どのような異変が起きているのか確かなことはわかりませんし、残念なことに、この問題を修正するための薬は（うつ病や不安障害に対しては効果的なのですが）、摂食障害に対しては同様の効果が認められません。（しかしながら、過食症に対しては幾分助けになることも確かです。また拒食症に対しても体重が回復している場合には有効かもしれません

――つまり、体重は正常な値まで戻ったものの、考え方や行動にはほとんど変化が見られず、増えた体重を確実に維持していけるまでにはなっていない場合です）。そのため何らかの理由（遺伝、環境的ストレス、栄養摂取）でこれらの（またはまだ明らかにされていないものも含め）ひとつないし複数の神経伝達物質に何か異変が起き、それが摂食障害を引き起こしやすくしているのではないかという主張がなされています。これもまた実際、確かなことのように思われます。それにいつの日か、現在よりも薬が有効となる日が来るかもしれません。しかし神経伝達物質に焦点を当てるだけでは不充分と言えるでしょう。なぜなら私たちの行動や考えは、習慣や時間によって強められるように、それ自体に命があるように思われるからです。そのような思考プロセスや行動に直接取り組まないかぎり、薬によって神経伝達物質だけをターゲットにしても、この障害を「治癒」させることはできそうにないのです。

すべて頭の中のことです！

ドーラが体重を減らそうとして食べ物を制限し始めたのは、彼女が十三歳のときでした。彼女は常に小柄でほっそりしており、大きくなりたくないと思っていました。ドーラは少々一匹狼のところがありました。必要なときには他の子どもたちと一緒に遊ぶこともできましたが、本を読んだり勉強したりするほうがずっと好きでした。恋愛に興味をもつこともまったくありませんでした。

友だちが男女合同パーティに夢中になっていても、彼女は一切、関心を示さなかったのです。母親とは非常に親密な関係でした。母親はドーラのことを幼い頃から恥ずかしがり屋で傷つきやすい子どもだと考えていました。社会的な課題をうまく乗り越えていくためには、自分が助けてあげなくてはならないと思ってきたのです。

ガルとラセーグによる拒食症についての初期の記述は、精神医学と心理学の分野で登場しつつあった精神分析の動きにぴったり合致していました。これはその後の半世紀にわたり、精神医学的な治療に並々ならぬ影響を与えることになったものです。精神分析は基本的にふたりの人物によって行なわれる治療法です（つまり、セラピストと患者が一対一で面接を行ないます）。この治療法では、心理学的問題は幼少期の剥奪、トラウマ、および親に関係する空想から起こるとされています。これは基本的には大人の患者に用いることが意図されている治療法で（しかし、有名な精神分析学者、ジークムント・フロイトは、これを子どもの治療に用いることもありました。その後、娘のアンナ・フロイトは、青年と子どものための治療法を考案しました）、患者の空想が自由連想と夢の解釈を通じて探求されることになります。拒食症の患者も精神分析の対象にふさわしいと考えられ、彼らの自己飢餓の症状はさまざまに解釈されました。初期の理論家は、あらゆる精神病の根源には性的抑圧があるとするフロイトの解釈に大きく依拠していたので、その結果、拒食症に対する彼らの理論も同じ考えに基づくものとなりました。こうして、初期の精神分析理論では罪悪感と口唇期幻想に焦点が当てられ、体重の減少は防衛機制と見なされたのです――つまり、「食べないこと」は性的な思考と感情を回避する手段だというのです。確かに、拒食症の患者には往々にして性的に回避する面が見られ、対人的に深い関係を築けず苦労することがあると言われてきましたが、それが病気の原因というよりむしろ結果なのかどうかは明らかではありません（たとえば、飢餓により性ホルモンの量が低下し、その結果性的欲求が低下するのかもしれないということです）。

その後、依然として精神分析の伝統を基盤としつつも、ヒルデ・ブルックは、拒食症の患者は「未熟な自己意識」に苦しんでいるのではないかと示唆しました。つまり患者は社会的に未熟であり、心理学的に未発達であるというのがブルックの考えでした。これらの子どもたちは自信がなく、はっきりと意見を主張できないために、他の方法で自分の感情、特に怒りを表現しようとするというのです。したがって、食事を制限し、それに関連して食事パターンが乱れるのは、これらの子どもたちが経験している欲求不満と自己不全感を「行動化」したものと解釈されました。これらの問題を解消するために、精神分析療法では、このような不完全な自己のための「声を見つける」（＝言語化する）手助けをすることを目標とします。自分の意志を伝える手段として、乱れた食行動を示すかわりに、心を理解し、それを表現できるようにするのです。事実、これらの子どもたちは未熟で、幼く感じられることがよくあります。同年代の子どもたちと比べて特に自己主張が強いということもないようです。実際、拒食症の子どもたちがアイデンティティを見出すための手助けを必要としているという考えは理論上とても納得のいくものです。けれども、拒食症のような深刻な病気を抱える状況において、彼らが最もよい形でそれを克服できるようにするためにどのように手を貸してあげればいいのか、それについてはあまり明らかではないのです。

すべて家族内でのことです！

サムの両親は、夫婦仲があまりよくありませんでした。父親は多忙な外科医で、母親は多くの慈善事業や社会活動に参加していました。彼らは目立った衝突をすることはありませんでしたが、共に過ごすこともほとんどなかったのです。サムの父親は朝四時半に仕事に出かけ、夕食後に帰ってきました。母親も資金集めの計画会議で夕方、家を空けることがよくありました。サムが食事をとらなくなっても、かなり長い間、誰も気づきませんでした。とうとう父親が、「体重が減ってきているようだが、健康診断を受けているのかい」とサムに尋ねました。しかしそのときにはすでに彼の体重は十キロも減っていたのです。治療に向けて、家族は話し合いの席に着きました。しかしそのように家族が揃ったのは、思い出せるかぎりでも数週間ぶりのことでした。

ティリーが十二歳のとき、母親はティリーを父親のもとに送り出し、彼女を父親と暮らさせることにしました。ティリーと母親は喧嘩ばかりしていたからです。しばらくは順調だったのですが、それもティリーの父親が再婚するまでのことでした。新しい母親とティリーはあまりうまが合いませんでした。ティリーはがみがみと叱りつけられているように感じていましたし、母親は母親で、尊敬されていないと感じていたのです。結局ティリーは生みの母親の元へ戻りました。その間にティリーはダイエットを始め、食べ吐きをするようになりました。「太ってるみたいだし、きれいじゃないし、誰も私のことなんか好きになってくれないわ」。彼女はそう言いました。彼女には友だちがほとんどいませんでした。非常に孤独だったのです。彼女の母親もまた仕事や社会生活で多忙を極めていました。

家族療法が登場したのは、一九六〇年代から一九七〇年代にかけてのことです。精神分析を基盤として発展しました。精神分析家同様、家族療法家の多くも、拒食症は根底にある病理の一症状であると考えています。しかしこの場合、概してその病理は家族のなかにあると考えます。したがって伝統的な家族療法では、家族内に認められた問題を修正しようとしますし、それがうまくいかない場合には、子どもを家族から引き離すようにします。家族療法にはもうひとつ別の形態のものもあります。いわゆる拒食症のための構造的家族療法で、サルバドール・ミニューチン（拒食症のための家族療法の先駆者）が家族について行なった臨床観察に基づいて開発されたものです。子どもは概して家族内の衝突を回避するために決定的な役割を果たしているため、家族メンバーは自覚していないものの、子どもの自己飢餓は家族によって強力に維持されていると考えられるのです。構造的家族療法では、親子間の結びつきとしては不適切と思われる関係性を明らかにし、その問題点を挙げ、またきょうだいが互いに強力に支え合っていけるよう励まし、打ち解けたコミュニケーションができるように促すことなどによって、家族構造を変えようとします。これは、親に対する子どもの情緒的関わりを少なくし、親の有効性を高めることを目的としています。したがってこのアプローチでは、家族、特に親が何らかの形で拒食症の原因になっているという考えを強く支持しているとも言えます。助けがなくては問題は永遠に続くという考えです。しかし、患者の家族が確かに「病理的」であるとする考えについてのデータは、驚くほどに矛盾しています。これらの家族が、ミニューチンが記したような独自の問題を抱えていることは確かだとする研究もありますが、その一方で、これらの家族といわゆる正常な家族との間には違いが認められないとする研究もあるのです。しかも、たとえそのような違いがあったとしても、それがはたして摂食障害の発生にどのように関係しているのかは明らかではありません。言い換えれば、(ティリーのケースのように)家族というのは多くの問題を抱えているものですが、そのような問題と摂食障害の原因とを直接結びつけては飛躍しすぎですし、そうすべきでもないのです。

そういう年齢なのです。成長すればよくなります！

ミミは常に優秀な生徒でした。しかし対人的には「人と打ち解けることが苦手」でした。一家は彼女が六学年になったとき、別の町へ引っ越しました。なかなか新しい友だちができず、彼女が苦労したのもそう驚くべきことではありませんでした。彼女は新しい学校について文句を言いました。「いつもひとりぼっちなんだもん」、そうこぼすこともありました。元の町に戻ることを夢見ていました。そこではもっと楽しく、溶け込んでいる気がしたからです。冬休みのすぐ後、ミミは初潮を迎えました。「痛いし、こんなの嫌だわ」、彼女は母親に言いました。母親は何とかミミを励まし、支えようとしたのですが、彼女は混乱するばかりでした。その後まもなく、ミミはダイエットを始めました。「おなかの調子が悪いの、気持ちが落ち着かなくて食べられないのよ」、彼女は母親にそう言いました。次第に彼女は食事の量を減らしていき、両親はますます不安を募らせました。体育の先生から、ミミの体重について彼女と話し合わせてもらえないだろうかと電話があったとき、両親は驚きはしませんでしたが、やはりどうしたらよいのかわかりませんでした。

摂食障害は思春期に始まるのが一般的です。主にそれが理由で、多くの理論家がこの障害を思春期という発達期の問題、特に自立を求める葛藤と関連があると考えてきました。拒食症の原因モデルのひとつが、ロンドンの精神科医、アーサー・クリスプによって考え出されました。一九七〇年代から八〇年代にかけ、クリスプは、拒食症というのは思春期を病的に回避しようとした結果ではないかと考えたのです。拒食症を発症する子どもは、思春期に関連する身体的変化に不安を抱いているというのがクリスプの主張です。彼らは、より社会的に自立したアイデンティティを確立し、性的に成熟した人間として社会関係に参加するのを恐れているというのです。過度のダイエットと運動の結果、体重が減少し、それにより思春期以前の体型とホルモン状態に戻ることになります。さらに身体的、心理学的な面での二次的影響が彼らを実年齢以前の、より依存的な状態に戻します。こうして子どもは、思春期の苦闘を避けるという目標を一見達成したように見えます。この理論は、拒食症と過食症のいずれの子どもにも当てはまると言われています。この考えは、思春期の子どもと家族の健全な過程の一面を示していますし、摂食障害を理解するための鍵となる発達的問題を考えるうえで、非常に有効な理論的背景を与えてくれると言ってもよいでしょう。その一方で、ある意味、この理論からは因果関係についての疑問も浮かび上がってきます。結局のところ、思春期に関連する発達的課題というのは、すべての子どもに共通するものです。ではなぜ一部の子だけがそれに反応して摂食障害になるのでしょうか。はっきりしたことは誰にもわからないのです。

ハリウッドが原因です！

トムは鏡に映る自分の姿を何時間も眺めていました。雑誌で見た男性モデルやスポーツ選手と自分を比べていたのです。「腕の筋肉がたるんでる、締まりがないよ」。彼は無駄な贅肉をそぎ落とした、締まった身体になりたかったのです。彼はまずウエイトリフティングをし、デザートとファーストフードの量を減らすことから始めました。しかしすぐにカロリー計算と食べ吐きをするようになりました。確実に体重を減らそうとしたのです。友人は、彼が筋肉隆々で均整の取れた体つきになってきていることに気づきました。数人の女の子が彼に声をかけ、気を惹こうとしました。「僕は間違っていない」。トムはそう確信していました。

摂食障害の原因に迫る第三のアプローチでは、発達期の子どもたちにおよぶ社会的、文化的影響力に着目します。これらの影響力が食行動やボディイメージへの関心、および貧困な自己評価に関する問題に拍車をかけるのではないかというのです。長い間、思春期の女子にこのような影響が見られましたが、以前に比べ、男子にも同じ影響がおよんでいることは明らかです。原因と考えられる影響力にはいくつかあります。メディアのイメージ、西欧文化の理想、および富などです。

《メディア》

メディアの力はかなり早期から子どもたちに影響をおよぼします。女の子の場合、バービー人形や類似のおもちゃにより、ボディイメージと身体サイズについて、非現実的な期待水準が非常に早いうちから設定されてしまいます。男の子の場合も、やはり非現実的な肉体や筋肉隆々の男性イメージが次第に膨らんでいきます。スターウォーズの映画をもとにしたハン・ソロのアクション・フィギュアも、一九七〇年代に登場した当初は人間らしいプロポーションでした。ところが最近では、現実離れした筋肉が加わっているのです。他にも、プレイボーイやプレイガールの見開きページに関する調査では、登場する男性、女性モデルの身体脂肪量が次第に下降線をたどっており、痩せていっている傾向が明らかになっています。ファッション雑誌やテレビ番組でも、極端に痩せて筋肉質の身体をした、非常にほっそりとした男女の姿が目に付きます。それが最新スタイルを表わすモデルなのです。問題は、このようなおもちゃ、イメージ、モデルなどが、美の不健全な水準を作り上げてしまうということです。そして影響に敏感な子どもたちや若い男女はそれに強い憧れを抱くようになるのです。

リアは、大きくなったらモデルになりたいと思っていました。手に入るファッション雑誌は片っ端から買っていました。機会あるごとに買い物をし、学校や外出用の服を買うために膨大な時間を費やしていました。リアがモデル斡旋業者を訪れたのは、高校二年生のときでした。そこで彼女は、「君は顔はいいけど、検討してもらいたいなら七キロは痩せる必要があるね」と言われたのです。リアは体重が多すぎたわけではありませんでした。しかしモデルになれるなら、それくらいの体重を減らす価値があると考えました。彼女はダイエットと運動を始め、食欲を抑えるためにダイエットピルを、さらに身体から「余計なものを取り除く」ために下剤も飲みました。彼女は体重を三キロほど減らしました。そして友人や家族からは、すごく素敵と言われました。しかし、リアはまだまだ痩せられると感じていました。そこで食事の量を制限し続けたのです。しかし実際に食べたときでも、それを吐くことがよくありました。たとえごく普通の食事だったとしてもです。

《西欧文化の美の理想》

大衆メディアは明らかに、私たちすべての生活に非常に大きな影響をおよぼしています。思春期の子どもたちの生活では特にそうです。食べ物や体重に関する社会的な価値観も、私たちの行動に長い間影響をおよぼしてきました。たとえば十六世紀には太っていることが流行でした。そのため大量に食べることが理想とされ、ひどく痩せていることは社会的に劣っていることの証、あるいは病気と見なされることさえありました。太平洋諸島のトンガでは、一九九〇年代初期にテレビが導入されるまで摂食障害の存在は知られておらず、たくさん食べ、太っていることが理想とされていました。しかしテレビの登場以後、摂食障害が現われ始め、女の子や若い女性たちが体重のことを気にかけ、ダイエットするようになったのです。

美や体型についての西欧的な考えは、世界中の他の文化、特にアジア圏において浸透しつつあります。ここ数年の間に、日本、台湾、シンガポールでは急速に摂食障害が増えつつあるようです。移民に関する研究からも、西欧以外の文化圏出身の若い女性が西欧文化へ移ってくると、摂食障害の危険性が高くなることが窺えます。

インディラの両親はふたりともエンジニアです。彼らはインディラが二歳のときにインドからアメリカ合衆国に移住しました。インディラは学校では非常に優秀な生徒でした。学業でも運動でも素晴らしく秀でていたのです。しかし高校に入って、インディラは体重を減らし始め、自分の肌の色について不満を口にするようになりました。そして両親に青い色のコンタクトレンズが欲しいと言いました。彼女が通っている私立学校では、白人の友だちが大半を占めていました。体重を減らし、青いコンタクトレンズをしたいのも、友だちの間にもっと溶け込みたいからだと彼女は説明しました。両親はインディラのアイデンティティが芽生えつつあることを心配しました。そして彼女の拒食症は、白人の大集団のなかで少数派であることについての葛藤がこのような形で現われたのだと考えたのです。

インディラが自分の経験について述べたことは、異文化間の比較研究が示すことと一致しています。つまり、移民、特に非白人系の移民のあいだで摂食障害の問題が増えつつあるということです。

これらの子どもたちの間では文化的緊張が高まっていて、白人文化の痩せの理想に関して「ぴったりと調和」し、「受け入れられたい」という思いが強いという考えです。それを達成するために、十代の子どもたちのなかにはより理想的に、より張り合えるようになるために、自分の外見、特に体型を変えようとする子もいます。そして心理的、情緒的に、痩せに関する西欧の美の基準を満たすことに没頭することで、摂食障害の発生に至るまで、不健康な体重減少を追求する子も現われるのです。

摂食障害とその発生に関するフェミニストたちの意見も、この西欧の美についての考えに内在する問題に関連しています。これは基本的に、西欧の美の考えは痩せた身体を理想としているが、それは女性や女性の身体を標的とした、女性から力を奪っておこうとする大きな文化的攻撃の一端であるという考え方です。このもくろみは、人の魅力を非現実的な基準に設定することで達成されます。女性が自分はこの基準を満たしていないと感じれば、その結果、低い自己評価と貧困な自己価値感がもたらされ、その文化のなかで行動する能力は失われていきます。さらに当然のことながら、このように感じたり認識したりすることは、摂食障害の原因にもなります——女性に対するより大きな攻撃の影響がこのような形で現われるのです。

摂食障害の発生に関するフェミニストの意見には、参考になる点がいくつかあります。第一に、この見方では、美や権力、そして性の考えが全体的に統合されています。これらはいずれも摂食障害の患者に共通するテーマです。また摂食障害の発生において、文化やメディアが果たす役割を総合的に捉えてもいます。さらに、比較的裕福な階級の女性でさえ、その影響を免れるわけではないということも、ここから理解することができます。また通常、公然と口にされることではありませんが、摂食障害が同性愛の男性の間で比較的多く見られることに対しても、フェミニストたちの意見が部分的にしろ論理的解釈を与えてくれるように思われます。しかしながら、異性愛の男性、スポーツ選手、および宗教関係者の間でも摂食障害が見られることについてはあまり言及されません。このような男性は、フェミニストの文献で言われている、メディアやその他主流の社会的影響力の犠牲になることはあまりないように思われるのです。

《経済的富》

摂食障害、特に拒食症は、長い間、比較的高い社会経済的地位と関連づけて考えられてきました。「どれほど裕福になろうと、裕福すぎるということはない。どれほど痩せていようと、痩せすぎるということはない」。この格言は、その本質を見事にとらえていると言えるでしょう。両者の関係にはいくつかの起源が考えられます。まず、かなり具体的なものですが、裕福な人たちはもはや基本的な生存について心配する必要がない、痩せていることはその表明であるというものです。次はもっと微妙なことですが、富は特別な地位――上級の地位――、食べる必要などないほど優れた地位を与えるというものです。当然ながら、富と流行が合わさることが、裕福であるとは痩せているということ、その逆も然りとする幻想にますます拍車をかけることになります。実際、拒食症は比較的裕福な家庭の間でより多く見られるように思われます。とはいえ、あまり裕福ではない人たちの間にこの障害が起こらないというわけではありません。実際には起こっているのです。

富自体が危険要因であるかどうかはそれほど明らかではありません。摂食障害の人たちのなかに、比較的裕福な家庭の人がいるのは確かです。しかしそれは先にも触れたように、気質的または人格的な性質によっては、事業に活かされるとうまく働き成功をもたらすことになるものの、ダイエットに用いられると拒食症を招きかねないものがあるということかもしれません。したがって、富自体を拒食症の原因と見なすことは「にわとりと卵」(類語反復)のようなものと言えるでしょう。一方、過食症や関連する症候群のような他の摂食障害は、同じような社会経済的地位への集中は見られないようです。その代わり、これらの障害は社会経済的にも文化的にも、また人種的にもより広く分布しています。それでもやはり、過食症の患者は比較的、文化、メディア、または地位(富)の影響を受けやすいと言えるかもしれません。このように影響に敏感であるということが、問題のある食行動の発生や維持の要因になっているとも考えられます。しかしそれがどれほどのものか、あるいはどれほど明確であるかは憶測するしかないのです。

トラウマのせいです！

精神障害全般と性的虐待、および外傷体験の間には長年にわたり関連があるとされてきました。性的虐待と摂食障害には、特に研究者の関心が寄せられてきました。なぜなら摂食障害の若い女性の多くが、この種の経験を医師やセラピストに報告しているからです。実際、性的または身体的虐待が食の問題、特に過食症の危険要因となることは多くの研究から明らかです。しかし摂食障害と虐待の間に何か明確なつながりがあるかというと、そのようなものはまだ何も認められていません。基本的な理論は、性的な外傷体験が原因で身体に対する不安が強くなり、それがますます体重や体型への過大視を助長し、結果的に、食に対する歪んだ考え方や行動をもたらすことになるというものです。確かに妥当な見解とも言えますが、この理論はすべての人に当てはまるわけではありません。摂食障害の人の大半には、虐待された経験も他の外傷体験もないからです。神経伝達物質を問題にしたときと同じですが、虐待や外傷体験だけに焦点を当てたところで、摂食障害の症状を和らげることはできないように思われます。摂食障害の症状は時を経て「それ自体の生命」を帯びるようになります。特定して取り組むことが必要となってくるのです。

セラピストにとってのジレンマは、性的虐待やその他の外傷体験だけに治療の焦点を当ててしまいがちであるということでしょう。虐待はそれほど破壊的な出来事だからですが、しかし私たちは、そのような焦点の当て方は摂食障害の治療をますます難しいものにしてしまう可能性があると思います。

「なぜ?」にこだわっていてはいけません

こうなると、摂食障害の発生理由として挙げられるものすべてが納得のいくもののようにも、あるいはどれも当たらないようにも思えてくるでしょう。いずれにしても確かにそのとおりですから、安心してくださって結構です。これは見方の問題です。一方、お子さんがなぜ摂食障害になったのか、またはなぜそれが続いているのかということに重点をおくことは、あまり有益とは言えないことも確かです。たとえば、みなさんのお子さんが拒食症や過食症ではなく、癌だったと想像してみてください。なぜその子が癌になったのか、正確にわかる人など誰もいません。提供される治療法も、癌の原因を突き止めることが目的ではなく、それがもたらす影響に焦点を当てたもののはずです——悪性腫瘍の除去、放射線治療、化学療法などによって新たな病変組織の発生を食い止めようとするのです。多くの小児癌に対し、治療は驚くほどの効果を発揮します。たとえその原因は明らかでないことが多く、治療も必ずしもそれを標的としたものではないにもかかわらずです。薬で治療する病気の多くにも、これが当てはまります。たとえば糖尿病の場合、なぜ身体が充分な量のインシュリンを分泌しなくなってしまうのか、実際のところよくわかっていないことが多いのです。

しかし薬によってこれをコントロールすることは可能です。その他、ある種の発作も例としてあげることができるでしょう。概して、脳内で電気信号が歪んでしまっている箇所を突き止めることは可能です。外科手術によってそのような部分を切除することもありますが、通常は薬によって治療し、発作をコントロールします。手術と比べると穏やかではありますが、同じような効果を期待できるのです。まだまだ同様の例はあります。要するに、たいていの病気の場合、必要なのはその症状を治療することです――そして多くの場合、その過程において、結果的に病気自体を取り除くことができるのです。しかし精神病の場合、その原因の根絶に焦点を当てた治療を期待してしまいがちです。これは、心理学的、精神医学的研究が、これまであまりにも心理学的な背景や葛藤に関心を寄せてきたことが大きな理由です。そしてこのことは特に摂食障害にも当てはまるのです。これまでお話してきたように、この障害の原因がいったい何なのか、わかることはほとんどありません。にもかかわらず、原因ではないかと憶測でしか判断できないものを除去しようと試みることで、病気を根絶できるだろうなどと、どうして期待できるのでしょうか。

なぜわが子が摂食障害になったのか、その原因を知りたい気持ちもわからないではありません。無関係に起こった不公平な出来事、それがみなさんのお子さんと家族に心配や危機、困難を引き起こしているように感じられることでしょう。また、心理学者や精神科医が原因究明に関心を抱く気持ちもわからないではありません。確かに、摂食障害がなぜ起きるのか、その原因を研究することで、最終的にこの障害の発生を食い止めることができるかもしれません。しかし残念ながら、原因というテーマは治療者たちを脇道にそらせるだけではないかと思うのです。治療においていつまでも原因にこだわっていては、セラピストも親も差し迫った問題に力を注げないままになってしまいます——何はともあれ、目の前の餓えつつある子どもの命をつなぎとめなくてはなりません。健康な状態に戻すことが先決なのです。餓えつつある、または食べた物を吐いているお子さんの姿を前にすると、不安や食の問題に対してお子さんが遺伝的にいかに脆弱か、親としてみなさんがどれほど支配的であったか、お子さんが心理学的にどれほど未熟であるか、そして美に対する社会的基準の問題などに気をとられ、少なくとも最初は脇道にそれてしまうこともあるでしょう。しかし、もはや時間を無駄にしている余裕などありません。実際、このような考えにとらわれ、周りが見えなくなってしまったために、正面から向き合うことも軌道修正を図ることもなく、摂食障害の行動や考え方がしつこく続いていくのを許してしまい、そのうちにその手の内へすっぽりと落ちていってしまうこともあるのです（この現象については、第5章でより詳しくお話したいと思います）。体重の減少、低体重、パージング、そしてムチャクチャな飲み食い、これらが長引けば長引くほど（別の言い方をすれば、病気が慢性化すればするほど）、摂食障害の治療が成功する確率は低くなることがわかっています。これは他のどの病気にも言えることです。たとえば糖尿病の場合、いつまでも治療を受けないでいると、それだけ病気のコントロールは難しくなり、長期的な影響もより治療困難なものになってしまいます。同じことは、癌についても心臓病についても、また他の衰弱をもたらす病気についても言えることです。このようなことから、あれこれと理由を考えるのではなく、むしろ迅速に、かつ断固たる態度で行動を起こすことが重要だと言えるのです。

しかし、「なぜ？」という質問をとりあえず脇に退けておくといっても、言うは易く、行なうは難しです。それでもやはり、食行動の乱れや体重の問題が依然解決しない間は、この質問は後回しにし、カッコで括っておいたほうがよいでしょう。この問題にこだわっていても、酔っ払いに対してセラピーを行なおうとするようなものです。こちらが何を言おうが、当人にはそれを検討することができないのですから、話し合えなどできません。相手の酔いが覚めるまで、あるいは少なくともいくらか正気になるまでは待つ必要があるでしょう。相手との意思疎通を期待するのはそれからです。とはいえその間も、当人が酔いから覚めるようにしなければなりません。身体からアルコールを抜き、再び飲ませないようにするのです。摂食障害の場合も、少なくとも始めのうちは同じだと思います。問題を引き起こしている行動を止めることです。そしてこの障害に関連する問題に取り組めるようになるまで、充分な期間、その再発を食い止めることが必要なのです。

おそらく「なぜ？」へのこだわりを捨てなくてはならない最も大切な理由は、お子さんがみなさんの助けを必要としているという事実があるからです。「なぜ？」という問題を脇へ退けることで、みなさんの恥ずかしく思う気持ちや罪悪感が和らいでいくことを願います。ご自分のことを、お子さんが必要としている治療や支えが得られるよう手助けすることのできる素晴らしい存在として考えていただきたいのです。そしてみなさん自身、自信と責任をもって治療に関わっていただきたいと思います。

パートⅡ

摂食障害の理解

第4章　敵を知る　——摂食障害の複雑さ——

言うまでもないことですが、自分がいったい何を相手にしようとしているのか知ることなしに、問題を解決することはできません。日頃、自宅や職場で何か特定の問題に取りかかる際、みなさんはどうしますか。まずは自分が今、目にしているものを理解するために何らかの手を打ち、実際、問題に取り組むのはその後ではないでしょうか。車を走らせようとするとき、小切手帳の収支を合わせようとするとき、助手にもっと生産的に仕事をさせようとするとき、あるいは今年度の売上高が昨年の総額を上回るようにするときなど、何でもかまいません。問題を理解したうえで、解決策を考えるのではないでしょうか。お子さんが摂食障害を克服できるよう力を貸していくときも、これと何の違いもないのです。

本書のパートIを読んですでにおわかりかと思いますが、摂食障害は不可解で特異な障害です。拒食症と過食症に対する私たちの科学的な理解の仕方にはたくさんの相違が見られます。実際、今わかっていることから考えると、摂食障害は子どもたちが罹る他の精神的な問題とは一線を画すものであるように思われます。そしてそのことがこの障害の治療をいまだ難しいものにしているのです。この障害に対する理解に不一致が見られるのは、子どもの摂食障害についての研究が相対的に不足しているという事実があるからです。たとえば本書の執筆時点で、拒食症に対して行なわれた心理学的治療研究で発表されたものはわずか五つしかありません。過食症となるとひとつもないというのが現状です。さらに摂食障害の治療をよりいっそう困難にするものとして、一般のメディアのなかに、障害に関する根拠のない偏見や誤解が溢れているということがあります。

したがって、摂食障害の子どもを助けようというのなら、まずは自分が何を相手にしようとしているのか、つまり敵を知ることが絶対に必要です。そこで本章では、拒食症と過食症に関する最新の、科学的根拠に基づいた情報をお届けしたいと思います。それを基盤とすることで、お子さんを助けようとするみなさんの試みも、うまくいく可能性がずっと高まるでしょう。

事実を知る、このことはいくら言っても言い足りないくらいです。それこそがみなさんのお子さんの命を救うことにつながります。

摂食障害は深刻な身体的結果をもたらす心理学的病気です

複雑、というのはまさにこのことです。子どもが罹る心理学的病気で、これほど深刻な短期そして長期の身体的問題をもたらす病的な考え、行動、および感情を伴うものは他にありません。個人の考え方、感じ方、そして行動の仕方に乱れが生じ、今度はそれが食べ物の摂取に劇的な変化をもたらします。このために摂食障害は、おそらく現在知られている他のどの心理学的病気よりも深刻な身体的病気を引き起こす恐れがあるのです。つまり、親や医療関係者は、この障害の心理学的作用を理解し心理学的治療を用いるだけでは充分ではないということです。子どもの身体的な健康状態にも注意する必要があります。実際、ほとんどのケースで、何よりもまず子どもの身体状態に対処すべきであると言って差し支えないでしょう。後で詳しくお話しますが、飢餓状態はいくつかの危険を伴います。さらに、お子さんの姿を見てすでにお気づきの方もいるかもしれませんが、心理学的症状のなかには、このような身体的な問題の直接の結果として生じるものも多いのです。したがって、外来や入院、もしくは滞在型のものであれ、お子さんが治療を始めることが最も重要です。それによりお子さんの身体状態に注意を払い、支援的な環境を提供することができます。そしてそのような環境のなかではじめて、障害の心理学的作用を明らかにしていくことができるのです。

摂食障害はどのように定義されるのでしょうか？

摂食障害には、第1章で説明したように主に三つのタイプがあります。拒食症、過食症、そして特定不能の摂食障害（ＥＤＮＯＳ）です。これらの間には違いがある一方、多くの共通する特徴もあります。「摂食障害とは何か？」という質問に答える際には、この類似点と違いの両方について考える必要があります。症状が現われ始めた時点では、これら三つの摂食障害のうち、どれが最も正確な診断であるのかを見極めるのは困難です。というのも、時を経るうちに患者の三分の一から半数ほどの人が、摂食障害の異なるタイプの診断を二つまたはそれ以上受けることがあるからです。子どもたちの摂食障害に正確な診断を下すことが難しいということに関しては、第1章でお話しました。しかしそれぞれの障害について、みなさんが独自の特徴を認識すると共に重複する点について理解できるように、再度この問題を振り返ることが重要だと思います。

アンネットは現在十六歳ですが、十二歳のときから摂食障害が続いています。この四年間というもの、その大半を病院に出たり入ったりして過ごしてきました。その結果、なかなか両親やきょうだいと一緒に家で有意義な時間を過ごすことができませんでした。学校で友だちをつくり交流を続けていくことも、家族以外の重要な関係を築き、そこから学んでいくことも、彼女にとっては非常に困難なことになってしまったのです。加えて、勉強にもかなり遅れてしまいました。病棟では通常、子どもたちのための入院プログラムの一環として学校教育を提供することが認められていま す。それでもやはり彼女の遅れは深刻なものでした。

入院するときのアンネットは、毎回、非常にやつれています。そのため医師はベッドでの絶対安静と、看護師や病院スタッフによる頻繁な介護下に彼女をおくよう指示する必要があります。結果的に彼女の体重は健康なレベルに近づき、退院して両親の介護に任せてもよいほどになります。しかしこの時、両親はいつも「干渉しないように」と言われます。アンネットには今、自分で食事を管理できるようになることが必要だからと言うのです。彼女も何とか自分で食べようとするのですが、残念ながらそのたびにトイレへ駆け込み、食べた物を吐いてしまいます。「お腹がいっぱい」という感覚に「耐えられない」のです。

病院では、看護師はアンネットが吐かないように注意していました。しかし自宅では、医師の指示に従い、両親は口出ししなかったのです。結局アンネットの体重は、毎週外来で小児科医に量ってもらうたびに下降線を辿ることになります。小児科医は、アンネットが退院したとたん、いつもあまりにも速いスピードで体重を減らしてしまうことが気がかりでした。また、彼女が毎回食事の後に日常的に嘔吐を繰り返していることから、電解質濃度が危険域内にまで落ちてしまっていることも心配でした。結局、二週間ごとにアンネットは入院し、電解質を正常濃度まで戻すことになります。これは生命を救うためには必要なことです。しかしそのためにまたもやアンネットは家庭環境や友人、学校から引き離されてしまうのです。このサイクル――摂食障害の入院治療を受け、その後自宅に戻り、そしてまたそれを繰り返す――に加え、多くの異なる薬を飲むことが、これまで長年にわたり、アンネットと家族にとっての悲しい習慣となってきたのです。

『精神疾患の診断と分類の手引』（ＤＳＭ）によると、拒食症は、同程度の身長で想定される体重の八十五パーセントを維持することを拒否することから生じるとされます（成長期の場合、この体重に達することを拒否）。これには、体重の増加に対する重大な恐怖と、栄養不良が原因で起こる身体的変化に対する認識不足が伴います。加えて、身体イメージの歪みも見られます（実際には痩せているにもかかわらず、太っていると考える）。あるいは、飢餓の結果がどれほど深刻であるのか認めようとしないこともあります（たとえば、心拍数が一分間に四十回しかないのは命に関わることだと言っても信じない）。女性や思春期の少女の場合、このような行動や考えに伴い、生理が三カ月間来ないということが起こります。

拒食症の人のなかには、食事の摂取量を制限して極端なダイエット法のみを用いる人もいます（このような人は、制限型と呼ばれます）。一方、ムチャクチャに食べてパージングをする（嘔吐や下剤、その他の薬物を用いる）人もいます（このような人はムチャ食い／排出型と呼ばれます）。第１章でお話しましたが、これらの基準は拒食症の成人には非常に適切であると言ってよいでしょう。

しかし、子どもの場合は、子ども時代ならではの出来事として成長不良が考えられます。そのため拒食症の診断基準によっては、これが一般的な低体重と同一視されてしまうことも考えられるのです。また、三カ月間生理が来ないという基準も、その少女がまだ初潮を迎えていない場合には必要ありません。

過食症も、行動的な要素と心理学的要素の両方をもつものとして定義されます。行動的要素としては、断続的に厳しいダイエット法を繰り返し、体重の変動が見られるものの、概して正常域内の体重を維持していることが認められます。このようなダイエットの最中には、大食いをし、その埋め合わせとしてパージングをする（食べた物を吐く、運動、下剤の使用など）といった行動が断続的に現われます。過食症の定義を満たすためには、このような行動が平均して三カ月間、集中的に現われ、その間に少なくとも週に二回ムチャクチャに食べるか、パージングするといった行動が見られる必要があります。加えて、過食症と診断された人の場合、これらの行動に極端な考え方や態度が伴うことが予想されます。自己価値感と自己評価を維持するための唯一の、または主な方法として、体型や体重のコントロールを過剰に重視するのです。これもおそらく大人の場合には非常に適切と言えるでしょう。しかし過食症の子どもたちが必ずしもこの頻度（一週間あたりのムチャ食いとパージングの回数）を満たすとは限りません。それは子どもの過食症について確立された基準がないからです。

一方、特定不能の摂食障害（ＥＤＮＯＳ）の場合、何らかの異常な食事形態やダイエットの結果として起こる症状や考え方を、かなりの範囲で包含しています。また先に概要を示した拒食症や過食症のいずれの基準をも完全には満たしていない子どもたちもここに含まれます。ＥＤＮＯＳの診断基準は、問題が食事に関係しており、そしてそれが行動的な要素と心理学的な要素の両方を含み、数々の困難を引き起こすほど深刻なものであることです。現在のＤＳＭでは、深刻な摂食障害の早期発生については把握されていません。その結果、子どもたちの場合、拒食症や過食症の厳格な定義を用いると、ＥＤＮＯＳの範疇に含めるのが最もふさわしいことが多いのです。

これらすべてをすぐに理解できず、少々混乱している方もいるでしょうが、それはみなさんだけではありません。この分野の専門家でさえ、いまだにこれら三つの摂食障害が実際のところどのように異なっているのか、またはどの程度共通点をもつのか、明らかにしようと格闘している最中なのです。第１章でもお伝えしましたが、まずは摂食障害をより広い視点からとらえ、拒食症、過食症、ＥＤＮＯＳがそれぞれどのように異なっているかに焦点を当てるのではなく、むしろそれらに共通するものは何かを探していくことが役立つように思われます。

拒食症の身体的合併症

第２章ではみなさんに、ご自分をお子さんの摂食障害を解決するための一員として考えてくださいとお伝えしました――しかし、みなさんの娘さん、息子さんが、みなさんのことを正気でないとか、最悪の場合には敵と見なしている場合、このような助言は難しいことかもしれません。実際のところ、拒食症の子どもと一緒に生活をしていると、自分のほうが正気ではないかのように感じることもあるでしょう。この病気に罹っていることは、傍目にはかなり明らかです――（みなさんが指摘しようにも、お子さんが大きな服でそのガリガリの骨格を覆い隠さなかったりすると）子どもが痩せ衰えているという事実は誰の目にも明らかなのです。しかしお子さん自身は、別に悪いところなんかないと突っぱねてしまうことでしょう。患者が病気を、何の問題もない、「完璧に正常である」ととらえることから、この病気は自我親和的障害と呼ばれます。拒食症の子どもは、自分の病気にプライドや達成感を感じています。ですから、病気を否定することでそれを守ろうとしても、何ら驚くべきことではありません。拒食症でない子どもなら、胃痛や頭痛など、何か具体的に身体の調子が悪ければそれに気づくでしょうし、そのように気づいたり自覚したことを親に伝える可能性も高いでしょう。しかし拒食症の場合では明らかに、自分の症状についても、その深刻さについても、一切正しく認識されていません。その結果、何か問題があっても、親、つまりみなさんの前でそのことを口にすることはまずないでしょう。さらに、もしみなさんがお子さんの健康で気になる点があったとしても、何か深刻な問題があるかもしれないから、かかりつけの小児科医に診てもらいなさいと説得しようものなら、厄介で絶望的な戦いになってしまうことを身をもって知ることになるだけでしょう。

仮に、みなさんがリンダという少女の母親であると考えてみましょう。リンダは十七歳で、これまで常にすらりとした体型でした。このことについてみなさんは、これといって心配していませんでした。何といっても彼女は幸せそうですし、学校での成績も優秀です。友だちとの関係もうまくいっているようです。みなさんの家系では、女性は全員、初潮に関しては「おくて」でしたから、十七歳になってもまだリンダが初潮を迎えないことも、みなさんはさほど心配していなかったのです。みなさんの懸念は、一年前、リンダをかかりつけの小児科医に診察に連れて行ったとき、医師から心配する必要はないと言われ、ホルモン剤が処方されたことによっても払い除けられていました。医師がこのような処置をとった背景には、薬によって生理が始まり、それで「問題は片付く」だろうという考えがあったからです。しかしこの一年というもの、リンダがだんだんと引きこもりがちになっていることにみなさんは気がついてきました。ときどきふさぎ込んだ様子さえ見られます。食事についてはあいかわらず好き嫌いがうるさく、量も、みなさんとしては彼女にはもっと必要だと思うのですが、それほど食べようとしません。さらに彼女が頻繁にランニングをしていることも、ひょっとしたら状況を悪化させている原因ではないかと思えます。そこでみなさんは、小児科医の慰めの言葉をあえて無視し、リンダを摂食障害の専門家のもとへ連れて行くことにしました。

みなさんとみなさんの夫もしくは妻、そしてリンダが専門家チームに話をして、ようやく全員が、リンダの健康状態がこれまで誰も想像していなかったほど遥かに危険な状態であることを知ります。結局、彼女が拒食症の基準を満たしていることが明らかになります。みなさんは彼女の気分についても心配ですし、彼女が孤立してしまっていることや、自分たちが十七歳だった頃と比べても自信があるようには見えないことが気がかりです。しかしそれだけではありません。リンダの身体的な症状は専門チームでさえ強い警戒を示すほどのものなのです。低体重はここ数年ずっと続いていたのですが、医学的検査からは、それに加え、リンダが骨粗しょう症に罹っていることも明らかになります（骨粗しょう症というのは、骨が脆く、簡単に砕けてしまうような状態です。閉経後の女性には極めて多く見られますが、健康な、リンダと同年代の人にはとても稀です）。さらに悪いことに、リンダは身体測定をするといつも身長が一七〇センチあったのですが、いまではそんなにないことがわかります。二・五センチ低くなっていたのです（身長が低くなるというのも、骨粗しょう症の年配の女性にかなり多く見られることです。しかしリンダのような若い人にはごく稀にしか起こりません）。また心理チームからみなさんへは、リンダの治療はかなり難しいものになると伝えられます。彼女自身がひどく心配していたのは体重の減少なのですが、治療では彼女の体重だけではなく、気分や社会的孤立の改善にも取り組むことになるからです。同時に、医療面の治療チームとしては月経が来ないことに取り組む必要があるでしょう。また、骨密度がさらに低下することにないようにするにはどうしたらよいのか、最善の方法を見つけることも必要なのです。

これらの健康上の問題がすべて厄介なものであることは否定できません。特に子ども自身が悪いところなど何もないと言って否定している場合はなおさらです。しかし親は、食べる食べないの戦いにとらわれすぎてしまい、生命を脅かす飢餓が始まっているにもかかわらず、その初期の徴候を見逃してしまうことがあります。子どもがいったん痩せ衰えた状態になってしまったとき、飢餓が深刻な程度なのかどうかは、どのようにしたらわかるのでしょうか。初潮後の少女や女性の場合、最初の徴候は体脂肪の低下による生理の停止です。しかし厄介なことに、人によって比較的わずかな体重の減少で無月経となる人もいれば、かなり体重が減少してからでないと生理がなくならない人もいるのです。生理が止まる過程はそれぞれかなり違うようです。そのため無月経は、拒食症の診断に必要ないのではないかと主張する人もいます。先にもお話ししましたが、これはまだしっかりと生理周期が確立していない少女たちに特に当てはまることかもしれません。また、言うまでもありませんが、これは摂食障害の少年たちの場合にも混乱を招く事柄です。というのも少年の場合、生理の停止に相当する明らかなものは何もないからです。摂食障害が疑われる息子さんについて心配している方は、他の身体的合併症の徴候に警戒する必要があるでしょう。

深刻な栄養不良は生理の停止を引き起こすだけではありません。他にも通常、さまざまな深刻な身体的合併症をもたらします。自己飢餓によっていくつもの組織が衝撃を受けます。中枢神経系および心臓の血管や腎臓、血液、新陳代謝、そして内分泌の組織です。最も重大で深刻な症状は、徐脈、低体温、脱水症状です。これらの合併症は、すべて生命の危険をもたらす恐れがあります。拒食症の子どもにとって最も重要な慢性の身体的問題は、成長に深刻な遅れが出る恐れがあるということです（拒食症の子どものなかには、まだ成長しきっておらず、その結果、身長が伸びきらないままになってしまう子もいます）。思春期の遅れ、または中断、これは生理や受精能力という点で深刻な問題をもたらす可能性があります。さらに最大骨量の低下も見られます。これは骨粗しょう症や骨軟化症（たびたび骨折することにも関連する、骨の多孔性が増した状態）に至る場合がありま す。この他にも、しばしば栄養不良による他の多くの合併症が見られます。

1．**低体温**：正常な体温を下回った状態。気温が暖かくても、子どもは何枚も余分に重ね着をして寒さを凌ごうとするかもしれません。

2．**低血圧**：血圧が低下した状態（収縮血圧が、成人の場合、血圧計で九十ミリメートルを下回っている）。低血圧は臨床的な症状が何もないのが一般的です。そのため、子どもに何か具合の悪いところがあるとは気づかないかもしれません。しかし、それが組織の還流の低下に関係すると（たとえば血液の循環が悪くなり、手足が冷たくなったり切り傷の治りが遅くなるなど）、心拍数の上昇、発汗、軽い頭痛、および顔色が悪くなるなどの症状が現われます。これはショック症状と呼ばれ、命にかかわります。

3．**徐脈**：心拍数が低下したり（成人の場合、一分間に六十回を下回る）、脈拍が遅くなった状態。拒食症の場合、これは病気の深刻さと関係がありますが、脈拍を測るか、もしくは心電図を撮らないかぎりわかりません。

4．**皮膚や髪の感触の変化**：皮膚は乾燥し、粉を吹いたように剥がれてきます。髪は切れやすくなり、かなり劇的に薄くなってしまうこともあります。これは、おそらく親としてみなさんがまず最初に気づく、数少ない飢餓の結果のひとつと言えます。

5．**うぶ毛**：しばしば、細く柔らかい毛が全身に生えてきます。最も目につくのは、顔と首の後ろです。これも、身体が新陳代謝の低下に適応するためであり、本質的には、身体の中心部の体温を維持しようとしてのことです。皮膚や髪の他の変化と同様、実際に子どもの顔や首に細い毛が生えてきていることに気がつくかもしれません。

6．**成長ホルモンの変化**：成長ホルモンの分泌が高まることがよくあります。ただし、これは検査によってしかわかりません。

7．**視床下部による性機能不全**：これは性ホルモンの低下を示しています。生理がなくなる原因となり、不妊を招きます。この状態は血液検査によって明らかにすることができます。

8. **骨髄の形成不全**：血液細胞の生産が低下し、赤血球、白血球、血小板数が低下します。これは貧血を招きます。貧血によって、子どもが普段よりも疲れやすくなっていることに気づくかもしれません。白血球数の低下が、拒食症における免疫機能の低下に関係しているのかどうかはまだわかっていません。

9. **脳の構造的異常、脳の全般的な萎縮または部分的な萎縮**：これは脳が全体的に、もしくは部分的に小さくなることを示しています。臨床的には、子どもにこのようなことが起きていることを示す明確な症状は何もありません。神経心理学的評価を求めないかぎり、明らかにすることはできません。

10. **脳の電気的活動の変化**：拒食症の子どもの脳波（脳に電極を取り付けて脳の活動を明らかにする）には多くの場合、異常が見られます。ただし、子どもの様子を見ただけではこの異常に気づくことはできないでしょう。

11. **心臓の機能不全**：これには手足の浮腫、心臓の直径の縮小、左心室の壁が狭くなる、運動の負担に応じる能力の低下、心のう滲出液、および上腸間膜動脈症候群などが含まれます。子どもが疲労感や、力が出ない、脚が腫れるといった症状を訴えることもあるかもしれません。心臓に関する合併症は致命的となることが多いのですが、確かめるには心電図によるしかありません。

12. **胃腸障害**：たとえば、胃がなかなか空にならない、胃拡張、または腸のリパーゼやラクターゼの減少などが起こり、腹部の不快感として現われることが考えられます。ほんのわずかしか食べていないのに、満腹感を訴えるかもしれません。これもまた、正しく確認するには、精密検査によるしかありません。

これらはいずれも拒食症の制限型に最も典型的な合併症です。他にも、特にムチャ食いとパージングに関連する合併症について考慮する必要があります。それらの合併症については、過食症に関連する身体的問題点について説明すればよりわかりやすくなるでしょう。

過食症の身体的合併症

現在十七歳のノラは、十五歳のときからずっとムチャ食いとパージングを続けています。この数カ月間、高校卒業を間近に控え、彼女は勉強で人より秀でていなくてはというプレッシャーをますます強く感じるようになりました。不幸にも、プレッシャーはそれだけでなく、ボーイフレンドから性的な関係を迫られてもいました。しかし彼女はそれを恐れていました。というのも自分の「大砲のような太もも」と「太鼓腹」を恥ずかしく思っていたからです。彼女はますます頻繁に嘔吐するようになり、その結果、吐いた物に血が混じるようになりました。そのうち、立ち上がろうとするとめまいがしたり、心臓がどきどきするようにもなりました。ある日の午後、学校から帰ろうとして車のところまで行った彼女は、そこで気を失い、倒れてしまいました。友だちが救急車を呼び、救命救急室へ運ばれたのです。そこで脱水症と貧血であること、また血液中のカリウム濃度が低下していることが明らかになりました。

過食症は、拒食症と比べて表に現われにくい病気ですから、子どもが症状を隠すこともより簡単です。身体的合併症も、拒食症ほど見た目に明らかではありません。というのも、過食症の子どもたちのほとんどは、たいてい、一見したところ健康そうに見えるからです。拒食症とは対照的に、過食症は「自我異和的な」病と言われています。ここには、この病気の患者が自分の症状を恥ずかしく思い、そのため治療を受けることをためらうという意味が含まれています。

過食症の子どもたちが、拒食症が疑われるほどの低体重にまで近づくことは滅多にありません。確かに、過食症の患者のなかには、体重がかなり標準を下回っている人もいれば、逆にかなりオーバーしている人もいますが、実際には、ほとんどが標準体重域内に収まっているのです。残念ながら、過食症の十代の子どもについては充分な資料がないというのが現状です。それでもこのような子どもを診察している医師は、彼らにも過食症の大人に典型的な徴候や症状が見られることに気づいていています。このことから、過食症の身体的合併症については、十代の少年少女の場合も、大人の患者とそれほど大きな違いはないと考えてかまわないでしょう。大人にしろ子どもにしろ、実際、過食症の致命率について正確な報告はありません。しかし、ときには入院も必要となる身体的合併症――低カリウム血症、食道裂孔、胃障害、脱水症、および起立性血圧変化――が原因で死に至ることもあります。実際、過食症の成人で、食道裂孔による激しい内出血を起こし、亡くなったケースもあります。過食症の子どもたちのなかにも、拒食症の子どもと同様の飢餓期間を経ている人がたくさんいるので、過食症の身体的合併症には、拒食症のそれと重なるものが多くあります。しかし過食症の場合、ほとんどのケースでムチャ食いとパージングが特徴的に見られることから、過食症のほうにより多く見られる独自の身体的合併症があります。たとえば次のようなものです。

1．**低カリウム血症アルカローシスまたはアシドーシス**：カリウム濃度の低下（成人で一リットルあたりミリグラム等量が三・五を下回る）と酸／塩基の不均衡が密接に関係しながら進行します。カリウム濃度の低下に伴い、全般的な虚弱や身体の不調が目につくようになるかもしれません。しかし、カリウム濃度の低下による影響で最も破壊的なのは、心臓の電気状態に異常が現われることです。これは死を招く恐れもあります。

2．**低クロール血症**：これは血清クロール濃度の低下を示しています。酸／塩基の不均衡のなか、身体が電気的中立を維持しようとして起こるものです。塩化物が不足すると重炭酸塩濃度が上昇し、これが新陳代謝のアルカローシスを導くのです。つまり、身体がアルカリ性物質（たとえば重炭酸塩など）を大量に蓄積しすぎて、それをうまく中和できるだけの酸がなくなってしまった状態です。これは血液検査によって確かめるしかありません。

3．**脱水症**：体液が減少したことが原因で、子どもの皮膚に乾燥が見られるかもしれません。また疲労感や、立ち上がった際に軽い頭痛を訴えることもあります。

4．**腎臓障害**：これには前腎性尿毒症、急性および慢性の腎不全が含まれます。尿毒症というのは、血液中の窒素廃棄物（尿素とクレアチニン）が増加した状態で、腎不全の徴候です。尿毒症は、全身疲労、顔色の悪さ、拒食（食欲の喪失）およびむくみと関連していることがあります。前腎性というのは、この原因が腎臓の中にではなく、その前に位置することを示しています。たとえば摂食障害による脱水症に関連し、水分量が低下するなどの原因が考えられます。急性および慢性の腎不全というのは、腎臓の機能が悪化、もしくは不全となった状態です。

5．**けいれん**：けいれんは、脳の神経単位が異常に、突然、過剰な放出を行なうことを言います。全般性けいれんが起こると、その間子どもは意識を失い、筋肉がけいれんし、舌を噛む、あるいは尿失禁することもあります。

6．**心臓の不整脈**：心臓の鼓動が不規則になることを言います。不整脈があっても何の臨床的な徴候も症状も見られない子どもは大勢います。しかし、なかには動悸（最も一般的）、息切れ、胸痛、軽い頭痛、および意識の喪失に気づく子もいるかもしれません。不整脈も致命的となる恐れがあります。

７．**メチンによる心筋の毒性（吐根シロップの使用が原因）**：吐根によって心臓の筋肉が侵されると、心筋症が起こるかもしれません。これは意識の喪失、疲労、および不整脈という形で子どもに現われると考えられます。これもまた致命的となる恐れがあります。

８．**歯のエナメル質の喪失とむし歯**：多くの場合、過食症によって歯に損傷が起こり、その結果、子どもが頻繁に歯の痛みを訴えることがあります。また、傍から見ても歯の全般的な健康状態（および見た目の様子）が悪化していることに気づくかもしれません。頻繁に嘔吐を繰り返した結果、歯をすべて失ってしまう患者もいます。

９．**耳下腺の腫れ、血清アミラーゼ濃度の上昇、胃の膨張**：耳下腺が腫れると、子どもの頬がまるで「シマリスの頬」のように見えることがあります。

10．**筋肉のけいれんとテタニー**：テタニーは、発作性の筋肉のけいれんが断続的に起きることを言います。テタニーは手足の緊張、感覚の麻痺、およびチクチクとした痛みを伴うこともあります。

摂食障害の患者の治療では、その身体的合併症を予測しておくことが、非常に重要なポイントとなります。患者と臨床医の両方が、これらの病気の深刻さを軽く考えてしまうことがあまりにも多いのです。子どもの身体的状態について包括的な評価をすべて行ない、それへの対応がなされないことには、精神科医も心理士も、摂食障害の症状や同時に発生する心理社会的問題に取り組むための適切な治療に的を絞ることができません。したがって親としては、必ずわが子に摂食障害に理解ある小児科医の徹底した身体的精密検査を受けさせるようにしてください。加えて、これらの検査の多くにはみなさんも立ち会うようにしてください。そうすれば、お子さんの身体的状態を完全に理解するために医師が必要とする情報を、みなさんのほうからも提供することができます。拒食症であろうと過食症であろうと、子どもが医師に重要な事実をすべて伝えないことがあまりにも多いのです。

摂食障害に伴うことが多い、その他の心理学的病気

摂食障害に他の精神的な問題が伴うことは、少なくとも大人の場合、珍しいことではありません。十代の子どもについては、この点に関する情報はあまり多くありませんが、その可能性は自覚しておく必要があると思います。摂食障害と同時に他の障害――コモビディティと呼ばれる状態――が見られると、治療は難しくなります。付随する病気を充分に管理しないと、治療が成功する可能性も低くなるでしょう。

ミランダが初めて治療に連れて来られたのは、彼女がまだ十二歳のときでした。治療に訪れる前、彼女は数カ月間、両親と一緒に旅行に出かけていました。彼女のあまりのひ弱さに両親が気づいたのは、この旅行中のことでした。両親は、彼女がだんだん食事に「うるさく」なってきていることや、毎日必ず一回は運動しようとすることが気がかりでした。両親がミランダを初めて治療に連れて来たとき、この思春期前の幼い少女には、早くも、非常に意志が強く、頑張り屋で、気難しく、そして過剰なほどきちんとしている様子が窺われました。家族全員が直面している危機を考え合わせると、家族メンバーに対する支援と理解も必要でした。そのうえでミランダの体重が元に戻るように、両親が手助けできるよう導いていくことが、最初の治療目標のひとつとなりました。初潮が近づいてくるにつれ、通常、急激な成長期を迎えることが予想されますが、もしミランダの体重が増えないままだと、彼女にはこの成長期が訪れなくなってしまうかもしれません。さらに体重が元に戻らなければ（しかも彼女はまだ十二歳ですから、思春期の間、ずっと体重が増加していかなければ）充分な健康を取り戻し、初潮を迎えるきっかけを失ってしまうことも予想されました。

体重は順調に増えていきましたが、また別の問題が迫っていることが明らかになりました。このままではミランダの生理学的発達と心理学的発達を本来の軌道に戻すことに専念することがかなり難しくなることも予想されました。というのは、ミランダが行動面のほとんどすべてにわたり、次第に儀式的な振る舞いをするようになっていたからです。彼女の日々の生活という点から考えると、これは、単に学校へ歩いていくというそれだけの行動が、とてつもない苦難になってしまったということです。彼女は歩道の割れ目を踏むことができなくなりました。学校では、一部の子どもにしか顔を向けられなくなりました。また自宅では、「ちょうどいい」と思えるまで、一日に何度も自分の部屋を整頓せずにいられなくなってしまいました。これらの儀式のほとんどは、「『正しい』ことを考えなくてはならない」という反復的思考と相俟って、彼女の体重の増加を阻止しました。少なくともミランダはそれが正しいと確信していたのです。

当然のことながら、これらの活動はすべて、家族全員の日常を非常に困難なものにしました。そしてミランダには、両親やきょうだいと一緒に過ごしたり、友だちの家を訪ねたりして楽しむ時間も、宿題をする時間もほとんどなくなってしまったのです。適切な治療を開始するためには、この時点で、これらの思考と儀式についての理解を深めておくことが必要でした。ただでさえストレスの多い体重回復と身体面での継続的な治療に、この問題が加わることになったのです。

数回の面接が全員の忙しいスケジュールのなかに加えられました。それには小児科医による診察、栄養士との相談も含まれていました。次第に悪化していく強迫性症状を理解しようとするなかで、何ひとつ見落としがないようにするために、脳スキャンも行なわれました。強力な薬をさまざまに組み合わせて使うようになりました。深刻な副作用が出る恐れがありましたが、それもすべて、侵入的な思考と数多くの儀式をミランダがいくらかでもコントロールできるようにするためでした。あらゆるものが組み合わされ、治療はまさしく複雑を極めました。ミランダにとっても、両親にとっても、そして治療チームにとってさえも、さまざまな要因のすべてに対処するのは困難なことでした。

強迫性障害は、ミランダのケースもそうですが、摂食障害に共通して見られるように思われます。拒食症においては特にそうで、ある報告によると、慢性的な拒食症の患者のまさに三分の一以上に起こるとされています。このような、人を消耗させる症状に取り組むためには、治療チームが相当な注意を払い、付加的な介入——認知行動療法を行なうこともあれば、数種類の薬を処方することもよくあります——を行なっていく必要があります。ミランダの自己飢餓から、このような関心がどのように引き出されたかを理解することはさほど難しくはありません。むしろここでの困難は、並存する症状に取り組みながらも、かつ主たる目的である摂食障害の治療という路線から外れないようにしていくということです。

もうひとつ、子どもの摂食障害に併発する可能性が極めて高いのが、**うつ病**です。ある調査によると、摂食障害の患者の実に六十三パーセントもの人が、それまでの人生でうつ病になった経歴があるそうです。しかし、同時発生的なうつ病が(独立した別の)病気か、それとも自己飢餓の結果(二次的な状態)であるかを見定めることが重要です——この点については、お子さんの精神科医または心理士に確かめてもらうほうがよいでしょう。この二つを区別することは医師にとって必ずしも容易ではありませんが、お子さんに対する適切な治療は、お子さんの気分を注意深く、正確に評価することにかかっています。

慢性的なうつ病と、摂食障害による気分の落ち込みは、非常によく似ているように見えるかもしれませんが、同じではありません。摂食障害に加えて、お子さんが慢性的なうつ病に罹っている場合は、うつ病に対して薬が効くかもしれませんし、摂食障害に治療が効果を発揮しても、うつ病は依然として続いていくということも考えられます。ただし、心に留めておいていただきたいのは、摂食障害の子どものなかには、落ち込んでやる気を失ったように見える子もいるということです。このような形の「うつ状態」は、確かに摂食障害の結果かもしれませんが、あくまでそれは飢餓の副作用として気分がすぐれないということが往々にしてあるからです。同じことは、子どもがムチャ食いとパージングをしている場合にも当てはまります。これらの症状のせいで子どもは、「憂うつな」気分になる、罪悪感を抱く、嫌気がさす、やる気が失せる、悲しい、などの気持ちになることがとても多いのです。

臨床的なうつ病の場合、お子さんの精神科医には必ず、うつ病のための心理療法を特別に考慮してもらうようにしなければなりません。場合によっては、心理療法に加え、初期治療として抗うつ薬の処方も考えているのかどうか確認してみてください。みなさんと医師が、お子さんの気分の落ち込みは摂食障害の症状の二次的なものであると確信したならば、摂食障害がよくなっていくにつれて気分も改善するかどうか、お子さんの気分を注意深く見守っていくことが必要となるでしょう。もし改善しないようであれば、うつ状態に対して付加的な治療が有効となるかもしれません。

この分野の研究者のなかには、強迫性障害やうつ病に加え、**人格障害**と摂食障害が同時に起こる可能性が予想以上に高いと主張する人もいます。たとえば、回避性人格（対人関係において過剰に用心深い人、友だちを作ることが極めて困難で、非常に恥ずかしがりな人などに特徴的な人格）と拒食症はしばしば同時に現われます。また過食症の人の相当数が境界性人格です（この人格をもつ人は非常に衝動的に行動します。また対人関係において極めて不安定なだけでなく、気分も変わりやすい傾向が見られます）。これはあくまで摂食障害の成人の場合に言えることで、人格障害と摂食障害との間で見られることが子どもたちにも当てはまるかどうかは明らかではありません。このように明確でないのは、子どもが少なくとも十八歳になるまで、通常、医師は人格障害の診断を下さないからです――人格は大人にならないとしっかりと確立しないものだからです。

それでもなお、いろいろな理論を背景にもつ多数の研究者からは、摂食障害の子どもの間に見られる人格的特徴の違いが報告されています。それらの多くから明らかなことは、拒食症の子どもが往々にして非常に不安感が強く、自己抑制的であるのに対し、過食症の子どもにもこれらすべての性質が見られるものの、なかにはより情緒的に不安定で、衝動的、あるいは抑制されにくい傾向が見られる者がいるということです。

しかしながら、わが子が——もしくはわが子に限らずどの子であれ——摂食障害に伴って他の精神的問題を抱えている可能性がどれほどあるかを考える際には、次の二つの点を心に留めておいてください。一つは、拒食症と過食症を厳密に二つのカテゴリーに分けようとすると、摂食障害を過剰に簡略化しすぎるかもしれないということです。二つ目は、現在の研究は摂食障害の個人に併発する病気を過剰に見積もっている可能性があるということです。研究プロジェクトの対象となる患者の多くは、摂食障害専門のクリニックから集められています。したがって障害がより深刻な個人が、誇張されたかたちで調査対象者を代表していることも考えられます。実際には、摂食障害の子どもたちは極めて多様なのです。他の病気を併発することが多いのは確かですが、そうでない子も多いのです。親であるみなさんにとって重要なことは、その可能性を自覚していること、そして子どもの精神的問題に関わる治療チームの注意が必要なことを示す徴候が他にないかどうか、警戒を怠らないことです。

最後に、**アルコールと薬物の乱用**についてもお話したいと思います。これは過食症の成人には一般的に見られるものですが、年少の患者にこれを立証する研究はひとつもありません。しかしながら十代の子どものなかには、アルコールや薬物をやり始めている子が多数います。みなさんも、うつの子は違うとは言い切れないでしょう。お子さんに過食症と物質乱用の両方が見られる場合には、治療はかなり困難なものになることが予想されます。過食症が極めて内密の病であり、それだけでもお子さんを助けようとするみなさんの取り組みを難しいものにするということはすでにお話しました。この上さらに、摂食障害に薬物摂取のような他の内密の問題が存在することになったら、お子さんはこれらの行動の何に対してであれ、みなさんが「余計なおせっかい」をすることには決してよい顔をしないでしょう。このような状況では、かなり慎重にお子さんに近づく必要があります。というのも、これからみなさんはきわどい一線をたどっていかなくてはならないからです。助けたいというみなさんの気持ちをお子さんに納得させなくてはなりません。しかしそれは、みなさんの助けを余計なおせっかいととらえている彼らを敵に回すことにもなりかねないのです。

摂食障害の子どもに併発する精神医学的問題については、限られた情報しかありません。しかし私たち自身の臨床経験、また成人に関しての研究文献も紐解いてみれば、摂食障害には実際にさまざまな異質の要素が入り混じっていることが明らかであるように思われます。つまり、「典型的な」摂食障害の子どもなど、存在しないということです。この病気は、他の精神医学的問題と共に現れることが多いのです。確かに、このように考えると、摂食障害についての理解はますます複雑なものになってきます。しかも先ほどひとつの例をご紹介したように、それにより治療がいっそう困難になることは避けられません。この点をよくわかっていただくために、最後にもうひとつの例をご紹介したいと思います。

ティナは十三歳のときに過食症になり、それ以来次々とさまざまな精神医学的問題が姿を現わしました。最初、彼女はだんだんと両親に対して反抗的になり、気難しい態度をとるようになりました。その後、学校をさぼって公園で男の子たちと会うようになりました。そこでマリファナを吸ったり、お酒を飲んだりしたのです。はじめのうちは、これらの行動も過食症と同様、家族にばれないよう隠れて行なわれていました。しかしそのうち両親も気づくようになりました。けれどもそのときにはすでに、ティナは深酒をしたり、クラックコカイン［訳注：コカインを精製した純度の高い麻薬］を試すようになっていました。もちろん、過食症に注意を払うことも充分必要なことでしたが、彼女にはまずその前に物質乱用に対する治療が必要でした。

ここまでで、摂食障害が充分な注意を必要とする深刻な病気であることを確実に理解していただけたのではないかと思います。みなさんの行動を呼びかけた第1章のタイトルについて考えてみてください。本書の三十四～三十五頁でご紹介した危険信号と迅速な行動が必要な信号と症状をもう一度見直してみてください。お子さんがこれらの記述に当てはまるようであれば、摂食障害がお子さんの健康にこれ以上のダメージを与える前に、行動を起こしてください。お子さんが摂食障害以外に何か別の問題を抱えていることが懸念される場合には、治療を受け、それらの問題がさらに害を加えることのないよう食い止めることが必要です。

これは簡単なことではないでしょう。おそらくすでにおわかりだと思いますが、摂食障害は、みなさんとお子さんと戦わせようとします。そもそもそれが摂食障害の性質です。そうすることで、コントロールを維持しようとするのです。一刻も早くお子さんが回復への軌道に乗れるように、できるかぎり最善のチャンスをとらえようと思うなら、お子さんの頭のなかを覗いてみることが必要です。みなさんの息子さん、娘さんにとって、実際、摂食障害はどのように経験されているのでしょうか。彼らの頭のなかに入り、それを理解しなければなりません。摂食障害がどのようにしてお子さんの考え方、態度、そして行動を変えてしまうのかを知ることは、お子さんの命を守る戦いの助けとなることでしょう。

第5章 子どもの頭のなかを覗いてみましょう
――子どもの行動の裏にある歪んだ考え方――

「お母さんもお父さんも、私のことをわかってない！」、実際には「誰も、私のことをわかってない」――摂食障害の、もしくは摂食障害になりつつある娘さん、息子さんをおもちの方なら、おそらくこれらの言葉をすでに何度も聞かされてきたのではないでしょうか。この気持ちは、摂食障害に苦しむ人にとってはうそ偽りのないものです。しかしその一方でみなさんは、娘さんや息子さんのことを何とか理解しようにも、それができずにひどく絶望的な気持ちに陥っているのではないでしょうか。かといって、困難に陥っているお子さんにみなさんの立場を伝えようとしても、それはますます難しいことでしょう。

実際、みなさんは、お子さんが今いったいどのようなことを経験しているのか、おそらく理解できていないのではないでしょうか。摂食障害の子どもたちは、自分の行動を傍から見たのとはまったく違う目でとらえています――食べ物、食事、体重、運動、そして健康に関する行動については特にそうです。摂食障害は、食べ物や身体的イメージについての論理的な考え方を変えてしまいます。みなさんの息子さん、娘さんが鏡のなかに見ているのは、摂食障害によって歪められた自分の姿なのです。食べる食べない、運動するしないの結果に関して、摂食障害は理不尽な予測をお子さんの頭に植えつけてしまうのです。

まずは、お子さんの考え方が摂食障害からどのような影響を受けているのかを理解できなければ、いくらみなさんが病気に苦しむお子さんの力になろうとしても不利になるばかりでしょう。みなさんの目にはお子さんの行動は無意味に、もしくは反抗的に映っているかもしれません。一方、お子さん自身にとっては完璧に理にかなったことなのです。彼らはみなさんを嫌な気分にさせようとしているのではありません。ただ、自分の気分をよくしようとしているのです。お子さんが痩せ衰え、危険な病気に罹っていることは、みなさんにとっては紛れもない事実に思えるかもしれません。しかし彼らの目には、依然として鏡のなかの自分自身は太っていて、「ダイエット」を貫いている自分に誇りを感じているのです。このような事実を理解することなく、彼らに態度を改めるよう望むことなどできるでしょうか？

お子さんは、摂食障害によってはめられたレンズを通して、自分自身や食べ物に関するあらゆるものを見ています。このようなレンズを通して現われる考え方は、認知的歪曲と呼ばれています。この章では、お子さんの行動を衝き動かしているこの認知的歪曲を詳しく探っていきたいと思います。そうすれば、彼らがなぜあのような行動をとるのかが理解できますし、建設的に対処するためにはどうすればよいのかということもより理解できるでしょう。

態度を変え、新しい方法を用いる

みなさんはこれまで、お子さんの歪んだ食生活をなんとかしようとして、どのような方法を駆使してきたでしょうか。みなさんが日々対処しようとしている特定の認知的歪曲について調べる前に、まずは少し、これまでの方法について考えみてください。「道理を説いて」お子さんの態度を改めさせようとしてきたのではありませんか？　あるいは一般常識や道理がわかれば、お子さんもみなさんや他の人と同じように考えると想定しているのではありませんか？　しかし今こそ、お子さんが摂食障害から立ち直れるよう助けていくためにまず必要なのは、これまでのものとは異なる新しい仮定、新しい方法を用いることであると理解するときなのです。

しかし、摂食障害の子どもたちがどのように考えているのかを正確に理解することは、ひとつの大きな課題です。実際、食事や体重、ダイエットといった点に関して、拒食症や過食症の子どもの心がどのように働いているのか、完全に理解することは医師にとっても極めて難しいことなのです。確かに、みなさんにもお子さんの行動を引き起こしている考え方について、理解を深める努力をしていただきたいと思います。しかし、いったい何が彼らにあのような行動をとらせているのか、いったいどうして彼らはあのように感じるのか、必ずしも充分に理解できるとは限りません。したがって、まずは体重や体型という点に関して、お子さんはほとんど必ずと言っていいほど歪んだ考え方をしていると仮定してみてはいかがでしょうか。これはみなさんにとっては難しいことかもしれませんが、これこそ親がとるべき最も確実な方法であると思うのです。特に拒食症の場合にこれが当てはまります。

お子さんの病気に対処していくうえで、これらの歪曲がどれほどしっかりと根を張っているのか、軽く考えないことも重要です。その頑固さについてはつい軽く考えてしまい、落ち着いて話をすればこどももきっとわかってくれる、そう思いたくなることも多いでしょう。何といっても、みなさんにしてみれば、すべてがあまりにもわかりきったことに感じられるからです。「さっさと食べちゃったらどう？　簡単じゃない」。どう考えても適切な一人前の食べ物を前に悪戦苦闘しているお子さんの姿を見たら、きっとみなさんはそう思うのではないでしょうか。拒食症の子どもをもつ親も同じように、サラダにドレッシングをかけても大丈夫なのよと子どもを納得させようとして、長々と無意味な議論を繰り返し、結局疲れ果ててしまうようなことがあるでしょう。過食症の子どもがいるなら、彼らがトイレで嘔吐している姿を見て、つい「そんなことはやめなさい」と言いたくなっても不思議ではありません。さらに「簡単でしょ。自分をちゃんとコントロールすればいいのよ」とまで言ってしまうかもしれません。しかし、もちろんまったく簡単ではないのです――みなさんにとっても、お子さんにとってもです。拒食症も過食症も、お子さんの頭をがっちりとつかんでいます。どれほど頼んでも、どれほど言い争っても、無駄になってしまうほどしっかりとです。

このような言い争いを「拒食症の論争」または「過食症の論争」と呼びたいと思います――みなさんは、「食べることは身体にいいのよ」と理詰めでわが子を説得しようとしたり、「サラダも食べなきゃダメよ。ママがこんなに心をこめてつくったんですもの、身体に悪いはずがないじゃない」、そう言って説得しようとしていることでしょう。しかし、この論争に負けるのはたいていみなさんです。摂食障害の人の考えは、認知的歪曲のなかに頑固に根を下ろしています。どれほどみなさんが徹底的に論じても、お子さんを摂食障害から抜け出させることができないほどにがっちりとです。どうしてこの食べ物を食べなくてはならないのか、どうしてあの食べ物が必要なのか、みなさんの完璧に論理的な話も、拒食症の人には理解できません。豆、お米、または鶏肉、どれもお子さんの栄養になると、みなさんにはわかっています。しかしそれらはお子さんを恐怖で包み込んでしまうだけなのです。なぜなら、それらは「悪い食べ物」だからです。「太るもの」「正しい食べ物のグループには入らないもの」、もしくは受け入れられないものと見なされているのです。

このような話し合いのなかでお子さんを説得しようとする気持ちに駆られるときにも、次の事実を心に留めておくと役に立つかもしれません。認知的歪曲は、たいてい飢餓の副作用によるものであり、理性的な話し合いを通してそのような考えを追い払おうとしても無駄に終わるだけだということです。飢餓がもたらす身体的な影響については第4章で詳しく説明しました。それを読み、ショックを受けられたに違いありません。認知的歪曲もこのような深刻な影響のひとつです。ひょっとしたら何にもまして厄介なものかもしれません。なぜなら、これが摂食障害を長引かせている張本人だからです。この件に関しては、体重を回復させることが確かに有効でしょう。実際にどうしたらそうできるのかということについては、後でお話したいと思います。

食べ物が「自分に対していったい何をするのか」ということについては、過食症の子どもも、拒食症の子どもと同様、多くの心配を抱えています。「禁断の食べ物」には微妙な違いがあるかもしれません。といっても、拒食症の人にはいくつもの「禁断の食べ物」があるということではありません――まったくその逆で、食べてはいけないものがあるのは、過食症の人の場合です。彼らの場合、「禁断の食べ物」と確信する食べ物がかなり明確に決まっています。それを食べてしまうと一気に過食に走ってしまう、そしてその後パージングすることになってしまうとわかっているものです。過食、そしてパージングへの連鎖は、過食症の子どもに嫌というほど染みついています。だからこそ、これらの特定の食べ物は何としても避けなければならないのです！

認知的歪曲：みなさんと比べ、お子さんの目には状況がどのように映っているのでしょうか

お子さんに現実を認識できないようにさせたり、食べ物に関して筋の通った考え方をできなくさせているのは、摂食障害そのものであるということを理解してください。それができれば、重要な次の二点においてみなさんは有利になるのです。

1．このことを理解することで、病気とお子さんを区別して考えられるようになります。それにより、お子さんを回復へと導いていく際にも、できるかぎり深い愛情と共感をもち続けることができるでしょう。お子さんが食べることを拒否したり、鏡に映った姿を見てもこれは自分ではないと否定することもあるでしょうが、それを防衛あるいはわがままで否定的な態度と解釈してしまっては逆効果です。それではみなさんとお子さんとの間の敵対関係がいっそう強まり、摂食障害がはびこる土壌をつくってしまうだけです。この点については、後ほど本章で詳しくご説明しますし、第7章でも触れたいと思います。

２．摂食障害とお子さんとを分けて考えることで、みなさんの関心を別の方向へ向けていくことができます。お子さんがみなさんとはどのように違って考えているのか、その独自の考え方に目を向けられるようになるのです。それによって今度は、日常のなかで摂食障害と戦っていくためのよいアイデアが浮かぶかもしれません。以下、本章では摂食障害に伴って現われる認知的歪曲についてお話ししていきたいと思います。さらに本書のパートⅢでは、この理解を個々の状況へ応用していくことについて、より詳しい説明へと入っていきます。

食べることを拒むことで、お子さんの命が危機に瀕しています。しかし当人はそれをよいことと感じているのです。なぜなら、それこそ本人がうまくやり遂げられることだからです

たいてい、摂食障害、特に拒食症の子どもは生来、「ほんの軽い」拒食症などにはなれない、なるなら「完璧な」拒食症にならなければいけない、というような考え方をするものです。そして実際、どの子よりも優れた拒食症患者にならなければいけないと考えます。拒食症の女の子が、入院が必要だと言われ、診察室でわっと泣き出してしまう姿をよく目にします。「嫌よ。だってそんなことになったら、病棟で私がいちばん『太った』拒食症患者になっちゃう」あるいは「入院なんて無理に決まってるわ――だって私は他の患者さんたちみたいに『お利口』になんてしていられないもの」そう言って泣き出すのです。

拒食症の子どもたちは、これまで褒められて育ってきた子がほとんどです。「しっかりしている」「集中力がある」「実にエネルギッシュ」などと言われ、その能力を買われてきたのです。もちろんこれは拒食症に対して言っているのではありません。数学、クロスカントリー、何であろうと、彼らが専念しているものに対してのことです。拒食症の子どもについて、多くの親からよくこんな言葉を耳にします。「うちの娘は、いったんすると決めたら、もう何と言おうと聞かないんですよ」「うちの息子は何か欲しいと思うと、もうまっしぐらなんです。それを手に入れるためならすべてを投げ打ってしまうほどなんですよ」。このような性質は、通常なら学校での勉強、スポーツ、その他の課外活動などで数々の健全な成果をもたらすことでしょう。問題が生じるのは、このような成果をお子さん以外——親であるみなさん、学校の先生、同級生——の誰もが認めているにもかかわらず、当のお子さん自身が認めていないときです。拒食症の人にとって、自分の成果などたちまち頭のなかから消えてしまいます。一方、ちょっとした失敗は（現実にしろ、単に彼らがそうとらえているだけにしろ）、何度も思い出されます。その前に成し遂げたどんな素晴らしいことも、一瞬のうちに揉み消されてしまうのです。

このような全か無かの考え方は、破壊的なものになることがあります。たとえばスーザンは、完璧な学生であろうとして必死に努力していました。毎日几帳面に勉強に励み、晩にも日曜日にも、出かける時間がなかったほどです。そうして「非の打ち所のない」成績表を手にしました。それこそ、彼女が「素晴らしい」人間であることを彼女自身に強く思い起こさせてくれるものでした。他の人もきっと私のことを好きになってくれる、そう思わせてくれるものだったのです。それがなければ、彼女は「大した人間ではない」「価値がない」「完全な敗北者」ということになってしまいます。そのため先日、微積分でBの成績をとってしまったときのショックは相当なものでした。彼女にとってそれは生まれてはじめてのBだったのです。彼女は泣きながら帰宅しました。そして両親にこう言ったのです。「もう絶対に取り返しがつかないわ」「誰ももう私に話しかけてくれない」「私は惨めな敗北者」「うすのろまぬけよ」「役立たずだわ！」

拒食症の子どもが、当初自分が目指したほどの成果を得られなかったときに、本気で自分を真の「敗北者」であると思ってしまうことは往々にしてあることです。「何をやってもうまくいかない」「魅力のかけらもない」、本当にそう思い込んでしまうのです。目標は常に高く設定されています。そしてそれはどんどん高くなり続けるのです。すべて、自分には本当に価値があるのだと納得しようとしてのことです。有名な精神科医であるヒルデ・ブルックは、拒食症の人における自己評価などの問題について広範囲に記述しています（第3章参照）。彼女は、彼らが自分の失敗に焦点を当てることについて、それを「圧倒されんばかりの無能感」と述べています。

結局、さまざまな理由から、私たちにはダイエットが子どもにとってなぜそれほど魅力的な解決策のように感じられるのか、完全には理解することはできません——彼らはダイエットを「自分自身についてもっとよく思えるように本当によく助けてくれる」ものと考えているのです。特にこれが子どもにとって魅力的な手段となるのは、彼らが、自分には他に何もできないと考えるときや、自分は太っていると考えるときかもしれません。体重のことで、学校で誰かに軽蔑的なことを言われたときということもあるでしょう。あるいは他の多くの子どもたちがダイエットしているのを見て、これはいいと思ったのかもしれません。みなさんのお子さんには、何をするにしても上手にやってのけたり、徹底的に最後までやり遂げる力があります。そのためダイエットあるいは運動、もしくはその両方かもしれませんが、お子さんはやはりうまくやり遂げようと決意するでしょう。残念なことに、お子さんのダイエット、運動、もしくはその両方は、順調な滑り出しを見せます。体重は減り始めるでしょう。そのときお子さんは、自分の姿に励まされるのかもしれません。同級生の友だち、家族から肯定的な後押しを受ける、もしくはクロスカントリーの競技で成績が向上するなどして、よりいっそう拍車がかかることもあるでしょう。これを達成できたことは、その後、ごく簡単に他のほとんどのものに取って代わってしまうようです。そしてたちまちお子さんにとって、自分が上手にできると思える唯一のことになってしまうのです。

実際、拒食症には計り知れないほど大きなプライドが関係していることがよくあります。「私はね、食べないって言ったら絶対に食べないの。みんながそんなに強い意志をもっていないときだって、私はちゃんと嫌なら嫌って言えるんだから」「私ならうまく体重を減らしてみせるわ。あなたたちが一キロ落とすのに四苦八苦しているときでもね」「私ならもうあと二キロは走れるわ。たとえ丸一日満足に食べていなくてもよ――あなたたちにはそんな真似はできないでしょうけど」といった具合です。「人より優れている」というこの感覚は、些細なものかもしれません。しかし、もしこれが唯一、お子さんが得意だと思えることだとしたら、それを守るために、彼らはそれこそ何だってするでしょう。そうしてたちまち、このように食べ物なしでやっていけるということが、お子さんにとって唯一達成できることと見なされるようになります。お子さんに体重を増やすよう説得しようものなら、誰であろうと、何にもわかっていないといった目で見られるのが落ちでしょう。ひどいときには、残酷で冷酷非情な人間と見られかねません。したがって、十代の子どもたちがこれほど見事にダイエットに成功したことに対し、その彼らに向かって批判することは適切とは思われません（同級生や親たちの多くがしてしまうことです）。また、足踏みを二百回、腕立て伏せを二百回、さらに腹筋運動も二百回といった彼らの日課を何とか「やめさせよう」とすることも、やはり適切ではないでしょう。

繰り返しますが、ほとんどの親にとって困難なのは、わが子から、彼らが心から大切に思っているものを奪おうとしているような気持ちに駆られることなく、このような摂食障害に特徴的な、強烈な執拗さと戦っていくことなのです。実際、拒食症の子どもたちのほとんどは、体重を増やそうとする親を、まるで非情な人間であるかのように思わせます。しかし、親は何とかわが子が「素晴らしい拒食者」となるのではなく、もっと別の、実りある健康的な活動へと自らの能力を向けていけるよう手助けするために、根気強く努力していかなければならないのです。

お子さんの行動は、彼らがコントロールを逸していることを証明しているように見えます。しかし当人にとってそれは責任を担い、自立を表現する手段なのです

通常、自立しようとする際に、思春期の子どもたちはさまざまな方法で自分の生活をコントロールしていこうとします。友だちを自分で選ぶ、行くべき所へは自分で運転していく、何かの出来栄えに対して自分自身の基準を設定する、などです。しかしながら、子どもが選んだことが、彼らがコントロールを逸していることを示しているとき——ムチャクチャに酒を飲む、ひどく危険な行動をする、そして拒食症や過食症など、すぐに二、三の例を挙げることができます——親にとっての問題は、自立とコントロールに関して、どのように適切な境界を設定したらよいのかということです。ダイエットが拒食症を招いているとしたら、その子どもには、正常な思春期の自立の過程と試みを立て直すための手助けが必要です。そこには食事を制限してもよいという選択肢は含まれません。同じことは、過食症のように、食事制限が発作的なムチャ食いとパージングにつながる場合にも当てはまります。この場合、親は食事を正常にとれるよう（一日健康的な食事を三回）、子どもを支える必要があるでしょう。これは、食事をコントロールできないために、思春期の他の試みまでもが被害を受けないようにするためです。

子どもの行動は、彼らがコントロールを失っていることの具体的な表われなのですが、彼ら自身は、自らの食行動をむしろ自分の生活に責任をもち、自立を表現するための唯一の方法と見なしています。実は、これこそみなさんにとって最も厄介な問題です。というのも、みなさんが何とか助けようと試みても、彼らは頑なにそれをかわそうとするからです。「お母さんは、いつもああしなさいこうしなさいって命令ばかりしてるじゃない」「お父さんは、僕の行動をすべてコントロールしたいんだ」。みなさんが何をしようと、彼らにはたいていこのように受け止められてしまうのです。

拒食症は、この点で過食症とは幾分異なっているように見えます。拒食症の子どもというと、おそらく自分の生活を極めて「秩序立てている」または「よくコントロールしている」姿が思い浮かぶのではないでしょうか。実際、この病気は、見事なまでに秩序立っている、整然としている、規律正しい、などという意識と関係があります。彼らは、学校の成績でも常にトップクラスを維持していることでしょう。しかしこれらすべてが、ほとんどの親にとっては混乱の種となるのです。わが子が物事をきちんと把握していないかもしれないという事実を考えたとき、いったい何が本当なのかわからなくなってしまいます。「うちの娘は十七歳で、体重は三十七キロです。でも成績は素晴らしく優秀なんですよ。本当に一生懸命勉強するんです。とてもよくやっています」。そういう親の声をよく耳にします。「私は元気よ、ちゃんと自分でコントロールできているもの、理性的に自分で決断しているのよ」、拒食症のわが子が繰り返しそう断言するのを前に、親はますますジレンマに陥ります。お子さんの主張は実に説得力があり、思わずその言葉を信じずにはいられないほどではないでしょうか。皮肉なことにこの病気には、お子さんに、食事や体重の管理に関しては自分が責任者であると思い込ませる力があるのです。好きなときにいつでもダイエットをやめ、体重の減少を止めることができる――「今すぐにだってできる!」と確信させてしまうのです。

「これについては自分で何とかできるから」。この言葉もほとんどの親にとって非常に説得力があります。親は、わが子にいったい何が起こっているのかと考え、不安を感じています。しかし、子どもが何度も主張する言葉どおりに、あの子ならきっと自分の力で元気になってくれると、必死に思い込もうとしているのです。しかしながら、ある時点で、通常いったん体重が明らかに減り始めた時点ということが多いのですが、子どもたちはもはや事の成り行きを自分ではどうすることもできなくなります。ダイエットをやめることも、たとえそうしたいと思っても、一般的な量の食事を食べることができなくなってしまうのです。飢餓は、生理学的、心理学的にこのように作用します。お子さんの考え方や行動が、拒食症の手にしっかりと握られてしまうのです。

お子さんの体重がいったんかなり減少してしまったら、もはや本人の力で回復することはできません。たとえ本人ができると宣言してもです。これは忘れてはならない重要なポイントです。だからといって、お子さんがよくなりたいと思っていないということではありません。親として、それを理解することが重要です。お子さんだけの努力でこの病気に打ち勝とうとしても、拒食症は病気として、それ以上の力をもっているということです。うちの子は強情なだけで、あの子がもう一度普通に食べるようになるためには、私たちがよく言い聞かせればそれでいいんじゃないか、ついそういった考えに舞い戻ってしまいたくなることもあるでしょう。そんなときには、もう一度、新しい一連の考えを思い出すようにしてください。

繰り返しますが、このジレンマからお子さんを救い出す唯一の方法は、みなさんとお子さんの治療チームが、お子さんが体重を回復できるよう手助けすることです。体重が回復してはじめて、彼らは健康的に、理性的に考えられるようになります。そうしてはじめて、思春期の発達の正常な軌道に戻り、ひとりの人間として、今まさに芽生えつつある自立を健康的に、そして適切にコントロールしていくチャンスをつかむことができるのです。

一方、過食症ではまったく状況が異なります。しかしこの病気の場合、親のみなさんにとっては、思春期のわが子が明らかにコントロールを逸していることには比較的気づきやすいと言えるかもしれません。おそらく、戸棚からクッキーの箱が消えてしまっているのに気づいたことが何度もあるでしょう。確かに朝ここにあったはずなのに、今はどこにも見当たりません。冷蔵庫に昨夜の残りのチキンを入れておいたのに、それがなくなっています。そして娘のマギーの部屋を見たみなさんは気づきます。毎日彼女の部屋のごみ箱にキャンディの包みが捨ててあるのです。そして毎週のように、彼女がトイレでパージングした後の汚物にも気づいているのではないでしょうか。

過食症の子どもたちの多くは、自分の体重、食事、さらにはパージングについても、自らコントロールしようとしているときに誰かがそれを邪魔しようとすると、相反する気持ちに駆られるでしょう。しかし、この食べてパージングをするという、彼らにとって恥ずかしいパターンを親の助けでうまく断ち切ることができたとき、実際のところ、彼らは心底ほっとするのです。過食症がもうひとつ、拒食症と比較して異なっているのは、過食症の十代の子どもは、それほどうるさく自分で食事をコントロールしているとは主張しないことです。実際には、彼らはムチャ食いをし、その後パージングをしてしまうたびに、ますます自分がコントロールを失っていくのを実感しています。自分で吐くにしろ、下剤や便通剤を使うにしろ、どのような形でパージングをした場合でもです。「毎回こんなことをするたびに、自分が嫌になる。かといって、どうやってやめたらいいのかわからない。自分で吐き気を催してでも吐かないと、体重が増えてしまうかもしれない。それを思うと怖くてたまらない。だからやめられないのよ」。一方、コントロールを逸しているという気持ちを否定しようとする子どもも多数います。ムチャクチャに食べてパージングをした後に、おそらくもう一度食事をコントロールしなおそうとあらゆる努力をするようなとき、特にそう言えるでしょう。しかし、拒食症の子どもの場合と違い、このようなコントロールが二日以上もつことは滅多にありません。結局、また過食とパージングのサイクルへ戻っていくことになるのです。それでもやはり、過食症の子どもは、本当は自分の行動をコントロールできていると主張しようとするでしょう。「自分の問題は自分でけりをつけるわ、お母さんやお父さんにあれこれ言われる筋合いはないはずよ」、そう言って突っぱねてしまうかもしれません。そう言われると、親としてみなさんは混乱してしまうのではないでしょうか。なぜなら思春期の他の分野では、お子さんは非常に自立して行動しているからです。こうなると、わが子の過食症を救うことは、直感に反することのようにも思われます！

拒食症、過食症にかかわらず、お子さんが自分はコントロールを失ってはいないと思い込んでいる可能性はかなり高いと言えるでしょう。みなさんが何とか彼らの力になろうとしても、おそらく腹を立てるに違いありません。お子さんのジレンマを理解し、自立を求める思春期の欲求をわかってあげることが必要です。と同時に、親の「干渉」に対して彼らが腹を立てたときには、彼らが自分の生活に対して健全な形でコントロールを主張していけるよう助けていくことも必要です。どのようにこの微妙なバランスをとっていくかということが、みなさんにとっての課題となります。しかしながら、実際にはみなさんに選択肢などないことは明らかです。摂食障害がお子さんの判断を曇らせ続けているかぎり、みなさんが彼らを支えていかなくてはならないのです。

みなさんから見れば、これは致命的な病です。しかしお子さんにとって、これは「まさしく完璧に健康的なダイエット」なのです

摂食障害がどれほど破壊的なものであるか、みなさんにはもう充分おわかりだと思います。しかし心拍数が落ち、貧血で、吐いた物には血が混じっているうえに、耳下腺が腫れ上がっているにもかかわらず、お子さんがそれを軽く考えているとしたら、それこそみなさんは、拒食症や過食症の極めて危険な警告サインを目の当たりにしていると言えるでしょう——摂食障害の人は、これらの病気が実際どれほど致命的なものか、正確には判断することができなくなっているのです。拒食症の人の場合には深刻な栄養不良が予想されますが、当人はその深刻さを否定します。これが病気の核心的症状です。過食症の子どもも、必ずしも自分の症状の深刻さを理解しているとは限りません。特に、パージングが深刻な結果をもたらす恐れがあることについてはそう言えるでしょう。拒食症の人のなかには、自分の衰弱ぶりがどれほど致命的な状態であるか正確に把握していない人がいますし、また過食症の人のなかにも、頻繁に嘔吐することなどが原因で、カリウム濃度が低下し、それが死を招く恐れさえあることを理解していない人がいます。とはいえ、おそらくこのような否認は、拒食症の人のほうにより顕著であると言えるでしょう。

第4章で、拒食症が自我親和的な病であるとお伝えしました。これは、他の多くの精神障害と異なり、拒食症の患者が自分の病気を「気に入っている」、「大切に慈しんでいる」、あるいは病気に

「快適さを見出している」ということです。拒食症の人は、病気の危険性を理解しておらず、みなさんが「病気を取り除こう」としても、そうはさせまいと、それこそ何でもすると言っていいでしょう。親にとっても医師にとっても、拒食症のこのような面は非常に理解し難いことですが、他の精神障害と比較して拒食症を考えてみると助けになるように思います。たとえば、うつ病の患者は気分がよくなりたいと思っています。拒食症の患者も気分をよくしたいと思っていることは確かですが、それでも彼らは依然として痩せていたいのです。患者の否認は、実際には、休むことなくダイエットに励み、ますます体重が減ってくると、よりいっそう揺るぎないものとなります。しかもこれら（ダイエットと体重）に対する集中は、その他の物事に対する健康的な見方を排除するまでに強くなってしまうのです。こうしてダイエットはお子さんにとっては正常なことになってしまいます。他の誰もがその正体を見抜いていたとしてもです。したがって、拒食症の人が死にかけているにもかかわらず、それに誇りを感じていたとしても不思議ではありません。「わあ、私のカリウム濃度は一・八まで下がっているわ、やったわね」といった具合です（カリウム濃度が極めて危機的なまでに低下して救急治療病棟に現われ、回復する人はほとんどいません）。

「あなたは死んでしまっていたかもしれないのよ。病院で命を取り留めることができて、本当に運がよかったわ。お父さんもお母さんも、それはもう恐ろしかったのよ。これであなたも今の状態がどれほど深刻か理解してくれたわね？」。なぜこの病気はこれほど危険なものになってしまうのでしょうか。みなさんがどれほど拒食症の子どもに対し、まさにこの点について議論したとしても、お子さんはたいていほとんど聞く耳をもたないでしょう。実際、それこそがこの病気をこれほどまで危険なものにしている原因なのです。お子さんにとってこの「危険」は、理想の体重を追求していくなかで手に入れたもうひとつの成果なのです。

拒食症を自我親和的とするなら、過食症は自我異和的と言えるでしょう。確かに、過食症の子どもも自分の病気を否定するという点では、拒食症と共通する面が多くあります。しかし、自らの症状に対して拒食症の患者ほど誇りを感じてはいません。むしろ、ムチャクチャに食べてパージングをすることをとても不快に、恥ずかしく感じています。だからといって、息子さん、娘さんがみなさんの言葉に素直に耳を傾け、うつ病や不安障害の子どものように助けを求めるかというと、そうではありません。まったく逆です。痩せているということは、彼らにとって非常に価値があることですし、彼らは病気の深刻さをよく理解していません。そのうえ、過食症の症状には罪悪感と恥ずかしさが伴うのです。そのため、子どもたちのほとんどは、わけもわからぬままにムチャ食いに走り、「シャワーの音でかき消しながら」嘔吐します。「あんなに食べちゃったんだもの、一晩で二キロは増えてしまうわ」、そう考えると不安で押し潰されそうになるのです。だから絶対に食べたものを吐き出してしまわなくてはなりません。ムチャクチャに食べてしまったら、必ずその後、何らかの形でパージングをする、何としてもそれだけは「譲れない」のです。この子どもたちは、友だちから映画や食事に誘われたとき、何を基準にするでしょうか。おそらく、どんな映画を観ようか、どんな食べ物を食べようか（アジア料理かイタリア料理かなど）ではないでしょう。「そのレストランではちゃんと嘔吐できるかしら？」「その映画館ではこっそり抜け出してトイレで吐くことができるかしら？」。彼らの頭にまず思い浮かぶのは、このことです。そしてその答えがどう出るかによって、誘いに応じるかどうかを決めるということも珍しくはないでしょう。

おそらくもうみなさんもおわかりかと思いますが、摂食障害のせいで、お子さんは体重、体型、食事などに関して、非常に固定的な考え方や行動をするようになります。このことについてさらに理解を深めることが必要です。そうすることで、お子さんがこの苦しみを克服できるよう、どうしたら適切に支援していけるのか、その方法を見つけることができるのです。とはいえ、理解さえすれば、それで自動的に即効力のある対策が見つかるわけではありません。ただ、このことを理解しなければ、みなさんの努力がなぜ報われないのかということさえわからないままでしょう。第7章、第8章では、これらの認知的歪曲についての理解に基づき、お子さんを救うためのさまざまなアイデアをご紹介していきます。

みなさんは敵です。たとえみなさんがお子さんの命を救おうとしていてもです。なぜならみなさんは、お子さんが避けようとしているひとつのことを「強制」しているからです。そう、食べることをです

摂食障害によって生じる認知的歪曲は、その性質上、みなさんとお子さんの間に敵対的な関係をつくり出します。みなさんはお子さんにきちんと食べて、健康を取り戻してほしいと願っています。一方、お子さんは断固として減量を続ける気持ちを変えようとはしません。あるいはムチャ食いとパージングをしている事実をあくまでも隠し通そうとするでしょう。「理詰めでお子さんを説得する」ことなど不可能です。これは、お子さんの誤った確信と、その結果生じる否認にいくら立ち向かおうとしても、お子さんの目にはみなさんがますます巨大な敵のように映るだけだということです。

食べ物と体重をめぐる理不尽な考え方についてお子さんと対立するとき、みなさんとお子さんの間に横たわる溝は、みなさんの目にはさらに大きく広がったように見えるかもしれません。みなさんが論理的に話し合い、生活をよい方向へ発展させていくためにわが子と共に決断していきたいと思ったとしても当然です。実際、今でもみなさんは、家のなかでのわが子はほとんどの時間は完璧なまでに理性的だと感じているかもしれません――「私たちはあの子の宿題のことや、家族の休暇の計画、あの子が好きで聞いている音楽のことなどに関しては一緒に話すことができるんですよ」。しかし食べ物と体重のことになると、状況は一転します。「まるでパチンとスイッチが入れ替わってしまうかのようなんです。まったくわけがわからなくなってしまうんです。もっと悪いことに、あの子自身はその違いに気づいていないんです」。理性を求めようとするみなさんの期待に、もはやお子さんは応えようとはしていません。この事実を前にみなさんは、まるでわが子自身が敵対的な状況を作りだそうとしているかのように感じられるかもしれません。このようなにっちもさっちもいかない状況で、いったい誰が勝者となるのでしょうか？

それは摂食障害です。

なぜなら本当の――そして唯一の――敵は、拒食症もしくは過食症だからです。この点を認識することが、このように特殊な認知的歪曲に建設的に対応していくための鍵となります。

摂食障害に関連する思考の歪曲が非常に深刻なものとなり、もはや理性的に話し合うことも、健康の問題に関してわが子と共に決断していくことも不可能になる場合があります。親は、食べ物、食事、そして体重の面で、もはや自分が相手にしているのは理性的なわが子ではないということを受け入れる必要があります。親が対処しようとしているのは、病気なのです。

いつもは優しいはずのわが子が、病気のことで親が干渉しようとしたとたんに態度を一転させ、罵声を浴びせるようになります。「そんなもの食べたくないんだってば！　お母さんは私を殺そうとしているのよ。私をこんなにまで不幸にしているのがわかんないの？」「お父さんなんか大っ嫌いだ。お父さんとはもう何も一緒にする気はないよ。僕に話しかけるのもやめてくれよ！」「ほっといてよ！　お父さんもお母さんも、私をすごく惨めな気持ちにさせるのよ」。そう言って怒鳴り散らす子どもの姿に心を痛めている親を、これまでどれほど目にしてきたことでしょう。何であれ、このようなひどい言葉をわが子から浴びせられたら、親なら誰でも絶望的な気持ちになります。拒食症や過食症の子どもが望んでいることは、みなさんが手を引くこと、彼らを助けようとしてあれこれ努力するのをやめることです。ただ黙認していてよいならどれほど楽だろう、多くの親がそうした誘惑に駆られるでしょうが、しかしそれではみすみす病気を勝者にしてしまうことになるのです。

ではいったい何ができるのでしょうか？　このような状況でお子さんと話し合うことは非常に困難です。みなさんにとっては極めて勝算が低いと言えるでしょう。病気を盾に、お子さんはみなさんの敗北を確実にしようとします。彼らにもっと食べさせようとしても、いったん口にした食べ物を嘔吐するのを阻止しようとしても、決して勝ちを譲ろうとはしないでしょう。いくら理性的に論じ、じっくり話し合い、病気の危険性についてお子さんを納得させようとしても、みなさんにできることはたかが知れています。お子さんに今現われている態度は「みなさんのお子さん」のものとはまったく対照的な、病気に関連するものなのです（病気をお子さん自身とは切り離して考えることが大切です）。お子さんを支えていくうえで、これらのことを理解することが助けになるでしょう。「摂食障害論争」に夢中になったところで無駄に終わるでしょうし、おそらくその議論においてみなさんに勝ち目はありません。それどころか、飢餓状態にある子どもにクリームソースのパスタよりもリンゴのほうがよいということを納得させられてしまうのです。それがわかっているのなら、議論など最初からしないほうがよいのです。その代わり、お子さんのジレンマをよく理解しているということを知らせるための方法を見つけてください。今はただ、病気のせいでお子さんが食べ物や体重について理性的ではいられないということ、しばらくの間、お子さんはみなさんを敵と見なしている、このことはわかっているということを伝えてあげてください。そして、だからといってみなさんがお子さんの命を救うためにすること——お子さんにとって食べる必要のある物を食べさせようとすること、ムチャ食いと嘔吐をさせないようにすること——をとめることはできない、このことをお子さんにわからせてあげてほしいのです。

病気をお子さん自身と切り離して考えるということについては先にお話しました。これは摂食障害の子どもに対処するうえでの重要な原則です。しかもこれは、年齢にかかわらず、どの精神障害の人を支援する場合にも当てはまることです。では、どのようにして病気をお子さんと「切り離して」考えたらよいのでしょうか。それを理解することが、お子さんの問題のある行動を理解し、この病気に効果的に対処していくうえで重要な鍵となるでしょう。この原則については第７章でより詳しくお話したいと思います。

お子さんの生活において、「食べない」ことは最も重要なだけでなく、それこそが「唯一のこと」なのです

食べるか食べないか、体重が減ったかどうか、または身体のサイズが「正しい」と感じられるかどうかということは、お子さんにとってどれほど重要なことなのでしょうか。みなさんにとって、これこそどうにも理解し難いことです。実際、拒食症の人にとって、次に減らすべき〇・五キロに集中することほど重要なことはありません。来週は毎日午後五時まで絶対に何も食べないようにする、これほど重要なことは他にないのです。過食症の人にとって何より重要なのは、ちょうど今口に入れてしまったばかりの物をいかにして身体から除去するかということです。食べた物をそのままにすれば太ってしまうと信じているのです。事実、このような食べる食べないをめぐる「規則」や「規制」のすべてを固守しようとするあまり、学校や家族、友人の大切さは薄れてしまいます。少なくとも傍目にはそう見えます。摂食障害の行動が気づかれないままに続いているような場合は特にそうです。優しいわが子が食に没頭し、他の家族の危機も一切目に入らないような姿を目撃することは、親にとって特につらいことでしょう――深刻な病気ですと宣告されたばかりの親、にもかかわらず、拒食症の子どもがそのことに少しも関心を払わないということは珍しいことではありません。痩せを追い求めることに夢中だからです。だからといって、その子が無慈悲ということではありません。拒食症や過食症にいつも圧倒されてしまっているために、他のことを考える余裕が

ないだけなのです。

矛盾しているように思われますが、拒食症の人は飢餓状態を続ければ続けるほど、実際には食べないでいることがますます容易になってきます。確かに、病気の始まりの時点では、拒食症の子どもも必死の思いで自分の食欲に「目を光らせて」いなければなりません。食べたいという「恐ろしい衝動」に「屈しない」ようにするため、一瞬たりとも気を緩めることはできないと常に意識しているのです。ところが体重の減少が進むにつれ、このような突き上げる衝動にさほど苦労しなくても打ち勝てるような気持ちになってきます。そして時と共に、もはや空腹を感じなくなるのです。しかしながら子どもの頭のなかは、飢餓が進むつれ、ますます食べ物と体重のことでいっぱいになってきます。実際、なかには、「今朝食べたあの半分のベーグルパンは体重にどう響くかしら？」「夕食はドレッシングなしのサラダだけにして、それ以外は一切食べないようにするにはどうしたらいいんだろう」といったこと以外、ほとんど何も考えられなくなってしまう子もいるのです。想像し難いことですが、一日の大半、「どうしたら友だちと一緒にランチを食べなくてもすむかしら？」そして毎日このようなことで頭のなかがいっぱいになっています。「体重のこと以外何も考えられないの。本当に一切考えられないんです！」。拒食症の子どものなかにはよくそう言う子がいます。

ダイエットをしている子どもに起こること、特に飢餓状態が始まった時点で起こることの多くは、さまざまな身体的病気が原因でかなりの体重が減ってしまった人にも同様に見られるものです。実際、飢餓が人間の精神や行動に与える影響について現在わかっていることというのは、摂食障害ではない個人から得られた情報を元にしたものが多いのです。アンセル・キーズとその同僚は、一九五〇年代始め、米国ミネソタ州で画期的な研究を行ないました。そして第二次世界大戦の良心的兵役拒否者について、その半飢餓状態を調査した結果を報告しました。数カ月間飢餓状態に置かれた結果、これらの健康な男性に、摂食障害の患者に典型的に見られるものと同じ身体的、心理的変化が起きたのです――いったんかなりの量の体重が失われてしまうと、彼らは次第に体重と食べ物のことで頭のなかがいっぱいになったのです。それはまるで、飢餓状態に置かれたときに人間にとって最も必要なもの――食べ物！――のことが頭から離れないように、空腹と満腹をつかさどる脳の部分がコントロールしているかのようです。しかし嬉しいことに、この飢餓研究の参加者は再び正常に食べることを許されると、体重も回復し、飢餓の症状も消えました。この観察結果は、拒食症の患者の多くが健康な体重に戻ったときに見せる様子を如実に表わしています。

「今日はすごくたくさん食べちゃった」とお子さんは言います。でも実際、彼らが口にした食べ物はほんのわずかにすぎません。しかし当人は本当のことを言っていると考えているのです

サンドイッチをほんの二、三口かじっただけにもかかわらず、「山ほど食べちゃった」「多すぎた」「ものすごい量だった」とお子さんが断言することがあるでしょう。そのようなときに少なくとも二つ、彼ら自身の目から見て、その言葉が正しいと言える点があります。第一に、彼らは何であろうとにかく何か一口でも口にしたら、それを失敗、弱さの印と考えるということです。そのためたとえわずかな量でも、心理的には当人にとって膨大な量と同じことなのです。ベーグルパンを半分食べただけでも、サンドイッチを丸々一皿平らげてしまったかのような不安感と罪悪感に駆られるのです。第二に、これは実際にそうなのですが、拒食症の人の胃はたいてい容量が少なくなっているということがあります。その結果、胃が空になるまでに時間がかかるのです。したがって、比較的わずかな量の食べ物であっても、食べた後満腹になったら、普通よりも長くその感覚が続いているということがあり得ます。そのうえ、長く飢餓状態が続いているために、お子さんの空腹の合図は声を潜めてしまっています。当人が空腹でないと断言しているようなときに、食べることはよりいっそう難しいのです。この両方の点から、実際お子さんが食べたときには、たとえ現実にはほんの少量にすぎないとしても、当人は食べすぎてしまったと感じていることが予想されます。「あのベーグルパン［リンゴ半分／ニンジン三切など］を食べたら、私は太ってしまう」「あんなにたくさんの量は本当に食べられないわ。だってもうおなかいっぱいなんだもの」。ドレッシングなしの小皿一杯分のサラダを半分食べただけで、お子さんがそう言うこともあるでしょう。しかし実際、お子さんは本当に、食べすぎてしまった、サラダを「全部」食べることは難しいと思っているのです。

よりいっそう複雑になるのは、子どもの食事中に親がそばについていなかったときに、あれを食べた、これを食べたという言葉を親が信じたいと思うときです。規則的に「食事を全部」食べていると本人は主張しているにもかかわらず、体重が一向に増えないとき、みなさんの落胆は徐々に大きくなっていくでしょう。しかし、絶対に何も食べないと自ら誓っていたお子さんが、学校の昼食でたとえ半分でもリンゴを食べたとしたら、本人のなかでそれは耐え難い食事規則違反としてとらえられています。そしてその半分のリンゴはとてつもない量――「膨大な量」なのです。なぜならそれは、「本来食べるべきではなかったもの」だからです。この点を忘れないことが重要です。お子さんに、今日学校で何を食べたの？　話してくれない？　と聞いてみる場合も同様です。「ヨーグルトとポテトチップス、それにミルクシェイクを飲んだわ」といった返事が返ってくることでしょう。これを聞いたかぎりでは、申し分ないように思われるかもしれません。しかしよくよく尋ねてみれば、食べたといっても実際にはヨーグルトをスプーン一杯、リンゴを一口、ミルクシェイクはちょっとすすっただけ、ということもあります。もうおわかりでしょうが、たとえお子さんが「多すぎる」「もうこれ以上絶対に食べられない」と言っていたとしても、まともな量の食事をとり、これらの点に関してお子さんの考え方が正常に戻らないかぎり、そしてもちろん内臓機能も正常に戻らないかぎり、拒食症が克服されることはないのです。

同じことは過食症の子どもにも当てはまるかもしれません。しかし若干違う形をとることになるでしょう。過食症の子どもも食事の摂取量を制限しようとします。ほんのわずかの食べ物を「たくさん」と考えることも同じです。しかし過食症の場合、自分の食事規則で許されるよりも「一口でも多く」食べようものなら、もはや止められなくなってしまいます。「どんどん食べて、ケーキを丸ごとひとつ平らげてしまう」でしょう。悲しいことに、これは過食症の多くの子どもたちに起こることです。だからこそ彼らは、これだけと決めたら、断固としてそれを守り通そうとするのです。

どれほど衰弱していようと、お子さんの目に映る鏡のなかの自分は太っているのです

これは身体イメージの歪曲と呼ばれます。体重や体型に集中しすぎた結果起こるもので、誤った現実理解を招きます。拒食症の子どもたちの多くは、自分の身体のサイズを過剰に大きくとらえています。極めて矛盾しているのですが、痩せれば痩せるほど、自分のことを太っていると考えるようになるのです。身体イメージの歪曲は、過食症の人たちにはさほど一般的には見られません。なかには、家中の鏡を覆い隠し、自分の姿を目にすることがないようにする子もいます。身体イメージの歪曲については、精密な方法で評価することができます。しかし、自分のことを太っていると言うお子さんの言葉を聞くだけでもわかります。もしくは鏡に映った自分の姿を見てどう思うか、お子さんに話してもらうだけでもいいでしょう。そうすれば実際にお子さんの目には、実際よりも随分と大きくとらえられた姿が映っていることが明らかになります。

残念ながら、このようなジレンマから抜け出すためにお子さんが考えられる「解決策」はただひ

とつ、さらに体重を減らすことだけです。しかしそれは、ますます体重が減り、現実の歪みが大きくなるというサイクルを確立させることになります。洞察力に優れたある十代の患者は、自分の経験を次のように説明しています。「私はこのズボンを履いたとき、自分が太っていると思いました。今では体重が増えたのですが、それでも私には何も違いがないように見えます（今でも太っているように見えます）。でも、ズボンは前と同じなんです。たぶん、私には物事をありのままにとらえることができないんでしょうね。太ることを恐れる気持ちが、私に、何であろうと太っているように見せているんだと思います」

自分が痩せていて、実際には太っていないと考えている子どもも大勢います。しかしながら、それでもやはり「太っているという気持ち」から抜け出せないでいるのです。「太っていないことはわかっています。でも毎朝起きると、太っているような気がするんです。それに自分の問題を解決するにはひとつしか方法がないこともわかっています。もっと体重を減らすことです。そうしたらたぶん、太っていると感じなくなるんじゃないでしょうか」そう言う子もいるでしょう。摂食障害を発症しやすい傾向にある子どもにここで起こっているのは、朝起きて、「学校での問題」や「ボーイフレンドとの別れ」よりも、とにかく自分の体重に関心が集中し「やすい」ということです。摂食障害の子どもの多くは、自分を落ち込ませる問題にどのように取り組んでいったらよいのか、どのようにそれを解決したらよいのか、わかっていないかもしれません。しかしダイエットや体重を減らすことは、それと比べると多少「やさしい」のです。そのため、朝起きてどうも「気分がパッとしない」とき、何とかその気持ちに対処する方法を見つけようとする代わりに、その鬱々とした気持ちを「自分は太っている」ということで「置き換えてしまう」のです。そのほうが多少とも対処しやすいのでしょう。そうして「自分は太っている」、だから少なくとも「食事の摂取量をもっと減らす計画を立てなくてはならない。そしてもう◯・五キロ減らさなくては。そうすればたぶん大丈夫だわ」と考えるのです。言うまでもなく、さらに余分に体重を減らしたからといって、太っているという気持ちが解消されるわけではありません。しかしお子さんの前に明白な証拠——余分に体重を◯・五キロ落としたからといって、太っているという気持ちが消えてはいないこと——が存在していても、お子さんに太っていないんだと確信させることは、不可能ではないにしても、簡単ではないでしょう。このように自分を太っていると感じる「気持ち」が続いているかぎり、体重を減らそうとするサイクルは続いていきます。食べていないのですから、身体的イメージの歪曲も消えることはありません。それが、おまえは太っている、太っているんだと大きな声ではっきりと言い続けるのです。

皮肉なことに、身体的イメージの歪曲は通常、必ずというわけではないにしても、体重が回復すると改善もしくは正常に戻ることさえあるのです（標準的な体重になっても、食べ物や体重に対する考え方が依然として歪んでいる人もいます。その場合、驚くべきことではありませんが、体重に伴って思考過程も改善した人と比べ、予後はよくありません）。

体重が明らかに増加していても、子どもの食べ吐きは続きます

過食症にとって皮肉なことのひとつに、パージングという体重のコントロール方法が極めて効果がないということがあります。一時間かけてムチャクチャに食べ、その間に身体に取り込んだものをすべて吐き出すことは不可能です——すでにあまりにも多くの食べ物が腸に移動してしまっているからです。そのためこれらの高カロリーの食べ物は、かなりの割合で身体に残ることになり、体重の増加を招きます。体重は減るどころか、じわじわと増えていきます。そして何とか体重をコントロールしようとする彼らの努力はさらに切実さを増し、ますます自己飢餓、ムチャ食い、パージングへとつながっていくのです。それでも彼らはやめません。なぜなのでしょうか？

それはある部分、時が経つにつれ、ムチャ食いとパージングが、人生の他の問題に対処する方法として受け止められるようになるからです。次第に子どもたちは、パージング後のとてつもなく大きな安堵感を報告するようになります。体重が減るかどうかにかかわらず、これがパージングをよりいっそう強固なものにしていきます。病気を長く患っている子どもの多くは、吐いたところで体重のコントロールにはほとんど役立たないことはわかっていると簡単に認めます。「ただ、そうせずにはいられないというだけなんです。パージングすると、その後随分と気分がよくなるんです。

その感情があまり長くは続かなくてもです」。みなさんの息子さんのなかには、レスリングの試合であまりよい成績がとれなかったときなどに、ムチャ食いをしてその後パージングするお子さんもいるでしょうが、それもこれが原因です。女の子の場合も同様に、ボーイフレンドと別れてしまったとき、学校の勉強でうまくいかなかったりしたときなどに、やはり大食いとパージングに走るでしょう。言い換えれば、ムチャクチャに食べてパージングするというのは、単に体重をコントロールするためだけのものではないということです。もっと一般的に、思春期の他の問題に対処しようとして利用されるようになるのです。ムチャ食いやパージングのような行動が、あらゆる問題に対処するために利用されている場合、それを手放すのはますます難しくなります。そんなことをしても体重をコントロールすることはできないという「論理」はもはや関係がなくなるからです。

お子さんは自らの飢餓状態を得意がっているように見えるかもしれません。しかし同時に惨めなようにも見えるのではないでしょうか

お子さんは、どんどん減っていく体重を前にいかにも達成感に浮かれているかのように見えるかもしれません。その一方で、彼らは極めて惨めな気持ちも感じています。これは、深刻なダイエットを正しく理解するうえで最も難しいことのひとつです。拒食症は本当に大変つらい病気です。お子さんはほんのわずかな量を食べただけでも、いつもひどい苦しみに襲われます。失敗してしまった、自分はなんて無力なんだろうと、批判的な考えにしつこく悩まされるのです。このような考えは手厳しく、情け容赦ないものです。加えて、頭のなかは食に関することでいっぱいです。どれほど食べてしまったか、どれほどのカロリーか、体重はどれくらい増えただろうなどといったことが、強迫的なまでに頭から離れず、繰り返し蘇ってきます。そのため普通に考えるということができず、学校や社会的な集まりの席で集中することが難しくなることもあります。お子さんは、どれほど固く決意し、強い覚悟でいるように見えても、本当は苦しんでいます。自分を叱りつけるような過酷な考え方に取りつかれてしまったために、その結果、身体的にも心理的にも苦しんでいるのです。

過食症の子どもは、たいてい恥ずかしさで胸がいっぱいです。ほとほと嫌気がさすものであるにもかかわらず、食べることに、そしてパージングに「屈してしまった」ために、失敗したという思いを溢れんばかりに抱えているのです。これらの子どもたちは、罪悪感や恥ずかしさ、自己非難、それに体重が増えてしまうのではないかという不安に駆られています。子どもたちは苦しんでいるのです。そんなときに親として、みなさんがその苦しみを和らげてあげたいと思うのなら、彼らのこのような思いを同情的な目で見てあげることが助けになります。たとえ病気の行動がそれ自体は絶望的で、みなさんに怒りをもたらすものであってもです。

お子さんは一日に十回も体重を量り、しょっちゅう身体をつまんでみては、脂肪がついていないかどうか確かめています。かなりの体重が減ったことは明らかであるにもかかわらずです

身体をチェックし、何度も何度も体重を量るのは、傍から見ればばかげています。体重など一日の間にそう大して変わるものではありませんし、鏡に映った自分の姿を繰り返しチェックしたからといって、新しい情報を得られるわけではないことを私たちは知っているからです。しかし体重が増えるのではないかという不安と、それに付随する体脂肪への過剰なまでの集中は、拒食症や過食症の子どもたちには広く浸透しているように思われます。感覚的に体重が増えたように感じること、すなわち想像上の体重増加と戦うため、摂食障害の人たちはこのように絶えず「チェック」行動をすることで安心を得ようとするのです。おなかや太ももを一日に百回もつまむにしろ、一回に何時間も鏡の前に立ち続けるにしろ、または少しでも体重が増えていないかどうか確かめるため何度も体重計に乗り降りするにしろ、そうすることで安心しようとしているのです。残念ながら、そのような安心は（たとえ得られたとしても）ほんのつかの間にすぎません。すぐにまた確認が必要になります。これらの行動も、体型や体重への過剰な集中に拍車をかけるということを覚えておいてください。そうすれば、お子さんがこのような方法にこれほどまでに依存しなくてもすむようにする方法を見つけることがなぜ必要なのかがわかるでしょうし、体型や体重をめぐる彼らの不安を和らげてあげることができるでしょう。たとえば、お風呂場の体重計を取り除いてみてはどうでしょうか。そうすれば、お子さんにとってこの戦いをかなり楽にしてあげることができると思います。そうして体重は定期的に病院の診察室で量るようにしましょうと言って、お子さんを安心させてあげてください。こういったことは普段は気にせず、病院で考えればいいことなのです。

親はいったい何をしたらよいのでしょうか

以上のような問題に関するお子さんの考え方を理解できれば、お子さんの摂食障害との戦いを助けるために、みなさんが実際に行なっていく援助の基盤がすでにできたと言ってもいいでしょう。お子さんから病気を引き離す（病気の外在化とも呼ばれます）ことによって、お子さんに摂食障害と戦うよう強く求めていく一方で、発達しつつある思春期の子どもとして彼らを支えていくのです。

すでにお話したように、摂食障害が非常に複雑な病気であることは明らかです。飢餓が心身におよぼす影響と、併存する他の精神医学的問題のためにいっそう事態が複雑化するという両方の点においてです。加えて、本章のなかでお話したように、お子さんがこの病気をどのように経験しているのかという問題もあります。それが彼らの考え方や行動をいかにも不合理で、混乱を招くものにしているのです。とはいえ、私たちがもっと彼らのことをよく理解すれば、そこには彼らなりの一種の論理が存在していることがわかります。

摂食障害の治療に際しては、このような複雑な考え方や行動に対応していかなければなりません。同時に、身体的問題への対応も必要となってきます。つまり、これらの病気のあらゆる側面――心理学的な面、精神医学的な面、身体的な面、そして栄養的な面――にくまなく注意を払うような治療こそが、よい治療だということです。またそれは、子どもたちがケアを受けられるよう、親が積極的な役割を果たし、積極的に参加していく治療でもあります。この病気の場合、親の治療への関わりは特に有効です。なぜなら、認知的歪曲は相当にしつこく、またかなり強力ですから、誰かがそばについて戦いを支援する必要があるからです。そしてそれをできる立場にあるのは、通常、明らかに、親（と家族の他のメンバー）だけなのです。

次章では、摂食障害のための最もよく研究された治療の効果について、現在までの調査で明らかになっていることを簡潔にご説明したいと思います。もし、モーズレー・アプローチの方針に沿った家族療法をお子さんに受けさせようと決めた方がいるなら（第7章参照）、摂食障害にうまく対応していくために、お子さんの考え方についてこれまでにわかったことのすべてを活かしていくことが役に立つでしょう。また、他のタイプの治療法を選ぶ場合でも、本章でお話した認知的歪曲についての知識を活かして治療チームの努力を助けていくことができます。それについては第8章で説明していますので、ご参照ください。

第6章 どのような治療選択肢があるのでしょうか
――拒食症、過食症に最適な治療法について研究から明らかになっていること――

自己評価、体重、体型および食事習慣をめぐるお子さんの問題について理解を深めることができれば、みなさんは次のステップに移ることができます。それは、どのようにしてお子さんを助けていったらよいのか、その方法を探すことです。しかし、お子さんにとっての最適な治療法を見極めることは、難しい課題ともなるでしょう。というのも、研究者や臨床の世界でもいまだにわからないことが多く、悪戦苦闘している状態だからです。幸いにも、現在では自己飢餓、もしくはムチャ食いとパージングを改善する治療法について、以前よりも多くのことが明らかになっています。問題の心理学的性質をみなさんやお子さん自身が理解できるようにすると共に、彼らが思春期の正常な発達過程へ戻っていけるよう支援する治療法について、より多くの知識が得られるようになったのです。

本章では、摂食障害のさまざまな治療法について、現在わかっていることをお伝えしていきたいと思います。しかしその詳細に入る前に、まず理解しておいていただきたいことがあります。それは、これらの治療法の効果を証明する調査がほとんど、もっぱら拒食症か過食症の基準を完全に満たしている人たちだけに焦点を当てているということです。といっても、みなさんのお子さんが拒食症、過食症ではなく、特定不能の摂食障害（ＥＤＮＯＳ）の範疇に入る場合には治療法が一切ないということではありません。臨床経験から、ほとんどの状況で、拒食症や過食症に似た症状をもつ子どもにも、これらの障害の基準を完全に満たす子どもと同じ方法で治療を受けさせるべきだということがわかっています。しかも、病気になってからまだ数カ月か一年ほどで、拒食症や過食症の基準を完全には満たしていないお子さんの場合、いくつかの点でその結果はより好ましいものとなるでしょう。早期に適切な治療を受けることが通常、お子さんの摂食障害からの回復にとってよい出発点となります。どのような治療選択肢が有効かを考えていく際には、このことを心に留めておくことが大切です。

まずは外来患者用の治療法を評価した研究について論じたいと思います。そのあと、入院による治療法やデイ・ホスピタルおよび滞在型の治療法といった、より集中的な治療法についてお話していきます。

外来治療

この節では、摂食障害の主な心理学的治療（家族療法、精神力動的個人療法、認知行動療法、対人関係精神療法、および栄養カウンセリング）と身体的治療法の効果について、最新の研究から明らかになっていることを説明します。

心理学的治療

摂食障害の患者さんのほとんどすべてに、明らかな精神的ストレスとその対応の必要性が認められます。そのため心理学的治療は、これらの問題に対するほとんどの治療法において不可欠な要素となります。しかし摂食障害の子どもを対象とした心理療法については、本書の執筆時点でまだ五つの対照試験しか発表されていません。（対照試験というのは科学的に系統立てられた調査です。この場合、患者は少なくとも二つの治療法のいずれかひとつに無作為に割り当てられます。治療は極めて具体的で、期間も限定されます。それぞれの治療群については精密な観察が行なわれ、結果が組織的に比較されます）。これらの五つの研究はそれぞれ対象となった患者数が少ないうえに、どれも過食症よりも拒食症に集中しています。拒食症が初めて認められたのは少なくとも百三十年前、過食症の場合は約二十五年前ですが、これらの研究はいずれもここ二十年の間に行なわれたものです。しかも残念なことに、研究からは解釈し難い点もいくつか見つかっています。結局、これらの問題に最適な治療法について、全貌を明らかにするためにはこれからまだまだ多くの研究が必要だということです。これはまた、お子さんにとって「最適な」治療法とはこれこれですと確信をもって言う人がいたら、警戒したほうがよいということでもあります。

《家族療法》

摂食障害は多くの場合、思春期の子どもに起こるので、家族への取り組みも可能性のある治療法のひとつとして考えられています。家族療法では一般的に、子どもの摂食障害のジレンマを解決する可能性があるものとして、家族システムを強調します。摂食障害の子どもの治療に親を参加させた初期の試みと、最近のものとの間にはいくつか重要な違いがありますが、いずれも基本は、親をかなり直接的に治療過程へ参加させることにあります。親は思春期の子どもの摂食障害を解決するうえで、最も有力な存在と考えられるからです。したがって摂食障害のための家族療法は、一九七〇年代半ばから有効な治療法と見なされてきました。

一般的な家族療法では、家族メンバーがどのようにコミュニケーションをし、どのように関係し、どのように問題を解決しているかに焦点を当てます。摂食障害の人を抱える家族には、何かそれを予測できるような特定の問題領域が存在するのではないかという考えです。たとえば、子どもが家族のなかで権威的存在として機能するのを親が許してしまっているのではないか、家族内に波風を立てまいとして問題への取り組みを避けているのではないか、思春期の子どもの自立を認めることに親が不安を抱えているのではないか、といった問題を考えます。このような家族療法では、モーズレー・アプローチのように、子どもの症状や症状管理には焦点を当てません。その代わり、より一般的な家族プロセスの問題に光を当てるのです。

家族療法のいくつかの非対照試験（この場合、比較治療は一切行なわず、患者はすべて同じ治療を受けます）からは、治療に家族を含めることで、少なくとも低年齢の拒食症の患者に対しては効果があることが窺えます。そのなかで最も重要な研究を行なったのが、児童精神科医のサルバドール・ミニューチンです。彼はフィラデルフィアのチャイルド・ガイダンス・クリニックで職業人生の大半を過ごしました。彼とそのチームは、拒食症の五十三人の症例で、患者の八十五パーセント以上に素晴らしい結果（回復）が見られたと報告しました。また別の拒食症に関する症例で、スティーリンとウェーバーは、患者のおよそ三分の二が追跡調査の時点で体重の増加と生理に関して回復が認められたと報告しています。

しかし、摂食障害の心理学的治療に関する系統的な研究でこれまで最も影響力が大きかったのは、ロンドンのモーズレー病院で行なわれた、拒食症に焦点を当てた、家族を基盤とする治療法についてのものです。モーズレー・アプローチについてはすでに第２章でご紹介しました。米国のさまざまな治療センターでも、モーズレーの医師たちに匹敵する素晴らしい治療が、これまでも、また現在も行なわれています。これらの英米両国における研究のほとんどからは、家族を基盤とする治療が拒食症の子どもに非常に効果があることが明らかになっており、特に病気になって二年未満の患者に有効なようです。ただし、忘れてはならない重要な違いがあります。それは家族を基盤とするモーズレー・アプローチは、摂食障害に対する他の多くの治療法とは異なり、家族に何か「問題」があるとは考えていないということです。みなさん、もしくは家族に「何かよくない問題」があるから、お子さんの治療にみなさんも関わるべきだという考えではないのです。それとは逆に、この形態の家族を基盤とする治療法では、家族を治療の最も有力な手段と考えています。家族を治療に参加させることにより、セラピストが摂食障害の症状（飢餓）を解消しやすいようにし、そして子どもが正常な思春期の発達の軌道に戻っていけるようにすることで、子どもの回復を促すのです。

モーズレー・グループから無作為に抽出された臨床試験で、個人療法と家族療法が比較されました。この研究では、拒食症の十代の少女二十一人に対し、家族療法もしくは支持的個人療法のいずれかの治療が行なわれました。外来治療で一年が経過した時点で、家族療法を受けた子どもの九十パーセントがよい結果を示しました。一方、個人療法を受けた子どもはわずか十八パーセントしか改善が見られなかったのです。しかも長期的な追跡調査からは、家族療法で良好な結果を示した子どもは、五年後もその改善を維持していました。拒食症の他の治療法で、長期にわたりこれほどの効果を示しているものは他にありません。モーズレー・モデルを基盤とした家族療法を用いた他の対照試験でも、六十パーセントから八十五パーセントが良好な結果を示しています。

拒食症と過食症はそれぞれ異なる病気です。しかしいずれの摂食障害であろうと、子どもたちの多くは極めてよく似ているように思われます。したがって、過食症の子どもについての治療研究が存在していない現時点では、拒食症の子どもに有効であることがわかっているような家族を基盤とする治療法なら、過食症の子どもにも効果があるだろうと考えられるでしょう。また、思春期の子どもや成人に対する過食症の治療に家族を参加させることに、極めて積極的に取り組んだ症例報告もあります。拒食症の場合と同様、家族を基盤とする治療法が過食症の子どもにも有効である可能性を示す証拠は、今のところはまだモーズレー・アプローチを用いた予備報告がいくつかあるだけです。とはいえこれらの調査では、治療を奨励する結果となっています。この治療法には、過食症が表に現われにくい深刻な病である点を指導していくことも、その一環として含まれています。そして親の力も借りながら、子どもがムチャ食いやパージングのサイクルを断ち切れるように助けていくのです。ほとんどの報告で、過食症の若い患者に好ましい反応が見られたことが示されています。治療の始めから終わりにかけ、過食症の症状に著しい変化が見られたのです。さらに過食症に対する家族アプローチの利用については、ムチャ食い／排出型の拒食症に関する研究からも、これを支持する結果が得られています。このような研究のうち、深刻な飢餓問題に加え、過食症の問題に対しても家族が子どもの支えとなっていることが窺える研究がふたつあります。この結果について考える際には、若干注意すべき点がありますが、それでも過食症の子どもに対する家族療法はかなり有効と考えてよいでしょう。みなさんが治療を考える際にも、選択肢のひとつに加えてみてはいかがでしょうか。

《精神力動的個人療法》

第2章でもお話したように、個人療法にはさまざまな種類があります。しかし今の時点でお子さんが受ける可能性が最も高いのは、精神力動療法でしょう。つまり、体重や体型への関心や、健康的な体重をいかに取り戻していくかということよりも、「その根底にある問題」に重点をおく治療になるということです。この治療法では、摂食障害の原因と考えられる心理学的問題に取り組んでいきます。具体的には、摂食障害の子どもは未熟で、責任ある大人としての自立した役割を担っていくことも含め、思春期のさまざまな問題に対して大きな不安を抱いていると見なされます。このようなモデルを用いた治療法でも摂食障害の症状に焦点を当てることがありますが、それはあくまで症状が無益で危険な対処法を意味しており、そのせいで子どもが自分の本当の心配事や重要な問題に取り組むことができなくなっている場合においてです。摂食障害に対する精神力動療法は本来、比較的、構造化されていない場合が多いと言えます。期間を限定することはなく、治療目標も必ずしも具体的とは限りません。それでも、この治療法の効果を裏付ける証拠が存在します。二つの対照試験において、アーサー・クリスプとロンドンのセント・ジョージ・ホスピタルの彼の同僚は、個人療法を用いた結果、身体的／栄養的な回復と心理学的改善の両方において、治療グループに実質的な改善が見られたことを報告しています（このグループには思春期の子どもと成人の両方が含まれています）。しかしこの治療法を用いる人たちの多くは、治療初期には集中的な心理療法を行なうことが困難な場合があると指摘しています。というのも、治療初期には飢餓が非常に深刻な状態であるため、結果的に、その事実に対処するために治療に変更を加えなければならないからです。

精神力動的個人療法は、一般的にはこのように特徴づけられますが、アーサー・ロビンとデトロイトのウェイン州立大学の同僚によって開発された方法は例外と言えるかもしれません。これは自我志向的個人療法（ＥＯＩＴ）と呼ばれ、拒食症を対象とした治療法です。ＥＯＩＴは精神力動学の伝統から生まれたもので、思春期および青年期に関連する成熟の問題に焦点を当てています。思春期の子どものために考案されたＥＯＩＴでは、拒食症の個人は未熟で、自らの感情、特に怒りや失望などの強い感情を自覚していないのではないかと仮定します。彼らはそのような問題に向き合いたくないので、自らの感情や葛藤が表面化しないように、食べ物や体重をコントロールする方法に訴えるのだと考えるのです。したがってこの理論では、摂食障害は思春期における正常な心理学的、身体的成熟を妨げるものと考えられています。思春期の問題に対処するための能力をより発達させていくために、彼らはまず自らの感情を認め、定義し、そしてそれに耐えていけるようにならなくてはなりません。さらにＥＯＩＴでは、思春期の子どもが家族から離れ、個人として自立していけるよう促すことを主な目標としています。

ロビンと彼の同僚は、無作為臨床試験でＥＯＩＴを用い、家族療法と比較しました。そして、治療の終了時点においては家族療法のほうがより大きな改善が見られるものの、一年後の追跡調査では、二つのアプローチの間で、患者の行動に著しい違いは認められないことが明らかになりました。子どもたちの約三分の二が、全体的に見て行動が改善していたのです。この研究からは、家族療法より成果を出すまでに時間がかかるとはいえ、ＥＯＩＴが効果的であることが窺えます。ではＥＯＩＴを他の精神力動療法と区別するものは何かというと、親が治療に関わる程度の違いだと言えるでしょう。とはいえこの治療法では、親が食事や、ムチャ食いやパージングといった他の代償行動を直接管理するわけではありません。

先にも言いましたが、過食症の子どもに対する無作為臨床試験は、今のところまだひとつも発表されていません。しかしながら、過食症の成人向けの個人療法についての研究のなかには、思春期の子どもにも関連のあるものが数多くあります。研究者の関心を集めてきたのは、特に認知行動療法（ＣＢＴ）と対人関係精神療法（ＩＰＴ）のふたつです。

過食症の認知行動療法モデルは、最初、英国オックスフォードの精神科医、クリストファー・フェアバーンによって開発されました。このモデルでは、過食症の維持に関わる主要因は、体型と体重に対する問題のある考え方であると想定しています。このような考え方が痩せに対する過剰な評価、身体に対する不満、さらに過度のダイエットによる体型と体重のコントロールを招くとされるのです。この制限的な食事パターンは、その後、心理的、生理的両面の欠乏をもたらし、それが多くの場合、抑うつ的な気分につながります。食事を制限した結果、空腹感が強まり、気分が落ち込んでいるときには特に、ムチャ食いに走る可能性が高まることになります。しかし、ムチャ食いは体重の増加に対する不安を強めることになりますから、結果的にパージングがその後に続くことになります。パージングをすることで、ムチャ食いの間に摂取してしまったカロリーを相殺しようとするのです。このようなモデルを用いてＣＢＴによる過食症の治療を行なう場合には、まず摂食パターンに焦点を当て、それをより正常なものに変えていけるよう支援します（たとえば三度の食事と間食をとり、絶食の期間が長くならないようにします）。そうすることで、ムチャ食い（とそれに続くパージング）への衝動を抑えようというのです。治療では次に、体型と体重に対する過剰評価が自己評価に与える影響に焦点を当てていきます。また、このような事柄への過度の没頭を促し、食行動の乱れをもたらす他の関連する考え方についても、どのような影響があるかを考えていきます。最後に、将来、食事に関する問題の再発につながると予想される事柄に焦点を当て、それを防ぐためにはどうすればよいかを明らかにします。

数カ国のさまざまな研究者グループが、過食症に対するＣＢＴの無作為対照試験を多数行なってきました。これらの研究のほぼすべてが、ＣＢＴが過食症の成人の治療選択肢となり得ることを例証しています。具体的にはこれらの研究から、ＣＢＴが平均しておよそ七十パーセントものムチャ食いとパージングの減少をもたらし、同じく平均して五十パーセント近くの確率でこれらの症状が抑制されたことが明らかになったのです。食事の制限が著しく減少し、体重や体型についての歪んだ考え方も大幅に改善されています。またこれらの変化が、半年から六年後にかけての追跡調査でも良好に保たれていることがいくつかの調査によって明らかになっています。

対人関係精神療法（ＩＰＴ）は当初、成人のうつ病や不安の問題に対する短期的な治療法として開発されました。情緒的な問題は、対人関係の問題の結果としてとらえるのが最もよいという考え方で、特に現時点での対人問題が原因と見なされます。ＩＰＴを用いた過食症の治療でも、対人環境に焦点を当てます。摂食障害が発生し、維持されている環境に着目することで、問題が認められる対人分野を患者が具体的に変えていけるよう支援することがねらいです。したがってＣＢＴと大きく異なり、ＩＰＴは、過食症に直接関係する行動や認識を変えることには焦点を当てていません。実際ＩＰＴでは、食行動や体重、体型に対する考え方にはほとんど関心を払いません。現在では、過食症の治療にＩＰＴを用いることに関して、いくつかの研究でその効果が実証されています。とはいえＩＰＴがＣＢＴよりも優れていることを示す研究は、今のところひとつもありません。

おそらくＣＢＴとＩＰＴは、いずれも過食症の子どもに有効と言えるでしょう。しかし私たちは、これらの治療においてもやはり、親を含めることが大切だと考えています。親が治療に参加すれば、過食症の行動や考え方を変えていくうえで直接手助けできることはもちろん、子どもを支持し、励ましていくこともできるのです。

《栄養カウンセリング》

一般的に用いられているアプローチとして、もうひとつ、栄養カウンセリングがあります。栄養士は、摂食障害の治療において長く一定の役割を果たしてきました。患者がより適切な指導のもと自分の食べ物の選択を見直していけるようにするうえで、食事療法や健康面での栄養士の経験が役立つのではないかという考えがあるからです。栄養カウンセリングでは、通常、食事計画を提示し、カロリー面でのアドバイスをします。さらに栄養的な必要を満たすために、代わりとなる食事の選択肢についても話し合い、より健康的な食事を選択していけるよう促します。現在まで、この点について研究したものは、成人患者に対するものがわずかにあるだけですが、それらは栄養カウンセリングよりも他の心理学的治療(家族療法や個人療法)のほうが優れていることを示しています。しかしながら、栄養士に相談し、栄養上必要なことや問題点についてアドバイスを求めることが役に立つこともあるでしょう。

要約すると、研究文献から考えるかぎり、外来用の心理療法として拒食症に効果があると考えられるものには二つの形態があるということになります。モーズレー・アプローチに基づく家族療法と、ロビンとその同僚によって開発されたＥＯＩＴです。これまでのところ、どちらかというと家族療法のほうが注目されてきましたし、その効果を支持する証拠もより多くあがっています。しかしながら、ＥＯＩＴには力動的精神療法の伝統による信頼性もあります。過食症の場合、思春期の子どもを対象とした治療研究は、現在に至るまでひとつも行なわれていません。しかし証拠が出揃えば、ＣＢＴが治療選択肢になるのではないかと思います。先にもお話ししましたが、ＣＢＴの場合、思春期の子どもに用いるためには、発達上の要因を考慮した修正が必要です。より年少のグループに対しては特にそうですし、また家族的な要素も含めて考えていかなければなりません。ＩＰＴも過食症に有効な治療法と言えるでしょう。ＩＰＴはうつ病の十代の子どもたちに有効であることがわかっていますから、過食症に対しても妥当な治療選択肢と考えられるでしょう。しかし、繰り返しになりますが、ＩＰＴにおいても思春期の子どもへの取り組みにおいては、通常、家族の参加が非常に大切です。栄養カウンセリングの役割については、研究的な面からはいまだはっきりとしたことは言えませんが、この治療法単独では、患者にとってはあまり充分ではないようです。それでも、他の心理療法に融合させる形でなら、栄養カウンセリングもそれなりの役割があると言えるでしょう。

薬物療法

外来の心理学的な治療に加えて、摂食障害に対する有効性を確かめるために、さまざまな薬剤の研究が行なわれてきました。向精神薬――精神疾患の治療のために開発された薬剤――が有効な場合もあります。しかしながら、摂食障害の治療における薬剤の効能についてはほとんどわかっていないということを正しく認識しておくことが大切です。

抗うつ薬や抗不安薬については拒食症の成人において検討されてきましたが、患者が身体的にひどく危険な状態にある時期には、限定的な効果しかありません。精神薬理学的な治療で患者に著しい改善が見られることがほとんどないということは、初期の小規模な研究の多くが実証しています。拒食症の子どもに対する薬剤の役割については、ほとんどまったくといっていいほど関心が払われてきませんでした。最も頻繁に処方されてきた薬剤としては、抗うつ薬があります。これは、患者の気分的な問題を改善することを目的としています。また低用量の抗精神病薬もよく用いられます。これは深刻な強迫的思考、精神病的な考え方、および不安を改善するためです。このような薬剤で実際、拒食症の人にどれほど効果があったかについては、それを裏付ける研究証拠はほとんどありません。しかもこれらの薬剤については、服用している間も患者によってはムチャ食いをする人がいるという報告もあることから、問題点も明らかにされています。

ここ数十年にわたり、拒食症の治療における選択的セロトニン再取り込み阻害薬（ＳＳＲＩ、たとえばフルオキセチンなど）の効果に関する研究が行なわれてきました。フルオキセチンは、治療で進展があった患者の再発を防ぐ手段として、入院、外来の両方で試用されています。これまでのところ、結論を出せるほどの発見はほとんどありませんし、系統的な研究も行なわれてはいません。まだ限られたものとはいえ、これらの研究から考えると、拒食症の治療における薬剤の効果は極めて不確かなままであるというのが、全体的な結論と言えそうです。拒食症にとって一日三回の食事と三回の間食にまさる薬はありません！　ほとんどの臨床医がこの意見に賛成するのではないでしょうか。

それでもやはり、第４章でもお話したように、他のいくつかの精神病、たとえばうつ病や不安などが拒食症と同時に起こる可能性があるということは、ぜひ心に留めておいていただきたいと思います。お子さんにこのような障害が併存しているような場合、あくまでうつ病や不安を改善するために処方されるかぎりにおいては、一連の抗うつ薬もしくは抗不安薬が非常によい効果を示すかもしれません。その他にも、先に詳しくお話したとおり、拒食症に伴う身体的合併症は数多くあります。そのため多くの患者にとっては一般的な薬剤が役に立ちますし、これらの薬については、腹部のちょっとした不調や、お子さんの病気に関連がある他の身体的合併症などに対処するため、小児科医に処方してもらうことが可能です。

このように、拒食症に対する薬剤の効果については、あまりぱっとしない結果しか示されていません。しかしそれとは対照的に、過食症の成人に対する抗うつ薬の効果を裏付ける有力な証拠が、ほとんどの研究から明らかになっています。そもそも過食症の患者の非常に多くが、うつ病にも苦しんでいることを医師との面接で明らかにするので、研究者たちはこれらの薬剤を使ってみようという気になったのでしょう。抗うつ薬はうつ病に有効なのですから、過食症にも効果が期待できるのかもしれません。こうした見解から、過食症の成人患者における抗うつ薬の効果について、一連の二重盲検偽薬対照試験が行なわれるようになりました。このような試験では、研究者も研究参加者のどちらも、調査中の薬を服用しているのか、それとも偽楽（糖薬）を服用しているのかを知らされません。三環系抗うつ薬、モノアミン酸化酵素阻害薬（ＭＡＯ阻害薬）、ＳＳＲＩ、およびブプロピオンやトラゾドンなどの非定型抗うつ薬なども含め、抗うつ薬のほとんどがこうした研究によって調査されてきました。これらの研究のほぼすべてで、三環系抗うつ薬とフルオキセチンが共に、ムチャ食いの回数を減らすという点で偽薬よりも効果があることが明らかになっています。概して、うつ病と体型および体重への没頭も、偽薬と比較した場合、薬剤の使用で大きな改善が見られることがわかっています。しかし全体的に見て、過食症に対し、薬剤だけを用いた治療は、心理学的な治療だけの場合よりも効果は薄いと言えます。

現在明らかになっていることでおそらく最も重要なのは、精神薬理学的治療の長期的な効果について、それを裏付ける証拠がほとんどないということでしょう。デシプラミンという抗うつ薬を用いた六カ月間の治療で、服用をやめた後でも持続的な改善が見られたことを証明した研究グループがわずかにひとつあるだけです。

成人の過食症に対する薬剤と心理療法の両方を用いた治療に着目した対照研究もいくつかあります。これらの研究では、ＣＢＴと抗うつ薬を用いた治療について、ふたつを組み合わせた効果（薬剤＋心理療法）だけではなく、相対的な効果（薬剤 vs. 心理療法）についても評価しています。それによってわかるのは、①ＣＢＴと薬剤をそれぞれ単独で用いた場合、ＣＢＴのほうが薬剤よりも効果がある、②ＣＢＴと薬剤を組み合わせると、薬剤だけの場合よりも著しくその効果が高まる、③ＣＢＴと薬剤を組み合わせた場合、ＣＢＴだけの場合よりも若干ではあるが効果が高まる、ということです。結果的に、薬剤よりもＣＢＴによる治療を受けた患者のほうが、治療から脱落する可能性が低いということになります。成人の過食症に対する心理社会的治療研究と薬理学的治療研究について行なわれた最近のメタ分析（いくつかの研究のデータを組み合わせて統計的意味を高めること）からは、治療選択肢としてＣＢＴの有効性が立証されています。これらの結果を考え合わせると、抗うつ薬だけを単独で用いても、ほとんど効果がないということがわかります。ですから薬剤を用いる際には、他の心理学的治療（ＣＢＴなど）を必ず加える必要があると言えるでしょう。ＣＢＴを支持するもうひとつの知見としては、薬剤と比較して心理療法のほうがたいてい患者にとって受け入れやすいということがあります。

要約すると、過食症の成人に対する治療についての最近の研究からは、ＣＢＴと抗うつ薬（特にフルオキセチンなどのＳＳＲＩ）による治療に効果が期待できることは明らかであると言えるでしょう。しかしながら、もっぱら過食症の子どもだけに的を絞った治療研究は今のところひとつも発表されていません。子どもたちについての調査が行なわれないかぎり、成人に有効であることが証明された治療法がはたして子どもにも適用できるかどうかは、あくまで推測の域を出ないでしょう。それでも、成人に試されてきたものと同じ治療法で多くの子どもたちに効果が出ていることは確かです。親として、みなさんは、医師がこの事実を正しく理解し、薬剤の処方にあたっては必要な注意を払っているかどうかを確認しなくてはなりません。これらの治療法が子どもに用いられたとしても、大人と同様の効果が期待できるかどうかは定かではありません。したがって、過食症の成人から得られた研究結果をどのように子どもに適用していくつもりなのか、医師によく尋ねてみたほうがよいでしょう。

集中治療

不幸にも病状がかなり深刻となり、一定期間の入院治療が必要となる場合もあります。過食症ではそのような人は少数ですが、拒食症ではかなりの数にのぼります。形態としては、入院治療、日中だけの病院での治療、および滞在型の治療があります。すべてに共通する点は、丸一日、もしくは一日のかなりの時間、施設でお子さんが治療を受けることになるということです。この場合、みなさんは通常、お子さんの食の問題への日常的な管理には関わることができなくなります。とはいえ、その施設が用いる治療アプローチによっては、程度の差はあるでしょうが、みなさんも治療チームと共に治療に参加できる場合があるかもしれません。本節では、入院プログラムなどの集中治療が摂食障害に有効であることを示唆する科学的証拠について、いくつかご紹介していきたいと思います。

しかし、私たちがこれまで相談を受けてきた親からは、入院治療、日中だけの病院治療、および滞在型の治療がどう違うのかわからないという声がよく聞かれました。入院治療は、通常、緊急に体重を回復させる必要がある場合、もしくは摂食障害に関係する重大な身体的問題が他にある場合に行なわれます。いったんこれらの問題に取り組んだら、その後多くの患者は、日中だけの治療プログラムへ移行します。ここでは、体重を増やすと共に、その他の乱れた食行動についても取り除いていけるよう、それまで以上に強く患者を励ましていくことになります。しかし患者は毎晩自宅に帰ることができますし、週末は治療も休みとなります。最後に、滞在型の治療ですが、これは入院プログラムに非常によく似ています。ただし、通常は他の治療法に「失敗」し、しかも正常な軌道に戻るまでにはかなり長期の（数カ月におよぶ）滞在が必要な患者に対処するために行なわれるようです。とはいえ、これら三つの集中的な治療法は、本来、違いよりも類似点のほうが多いと言えるでしょう。

これらの集中的な治療形態はいずれも、体重やムチャ食いおよびパージングの問題が懸念される場合、まず体重の回復と、ムチャ食い、パージングをやめさせる、もしくはその大幅な減少を試みることから始めていきます。そして次に、患者が自分の力で健康を維持していけるようにすることを目標にします。なぜ摂食障害となってしまったのか、なぜそれを続けているのか、患者自身がよりよく理解できるよう、さまざまな形態の心理療法を通して患者を支えていきます。この間、患者は、グループ形式による心理療法ミーティングや、多くの場合、家族療法を通して支援や励ましを受けることになります。

しかしながら、このようなプログラムでは、洞察志向型の心理療法に加え、行動的アプローチを行なっていくことが多いと言えるでしょう。つまり（繰り返しになりますが、入院、日中だけの病院治療、もしくは滞在型治療のいずれにおいても）、日々の活動の主な焦点が、食べることと乱れた食行動に当てられるということです。実際には、標準体重をひどく下回っているような人の場合、エネルギーを蓄えるために、最初は自立が制限されることになるでしょう。しかし、その後体重が増えてくれば、そのような人たちもベッドでの安静状態から解放されるでしょうし、運動プログラムについても制限つきとはいえ監督下で参加できるようになるでしょう。ムチャ食い、パージング、もしくは運動を絶え間なく繰り返しているような人の場合、このような行動を阻止するために専門スタッフが注意深く観察することになります。こうした慢性的な行動を行なうことができないようにすれば、それを減らすことができるという考え方です。全体的に見て、専門スタッフによるこのような禁止命令や観察は、患者に具体的な改善が見られるようになるにつれ、減っていきます。これは、体重や食行動が正常に戻るにつれて、自立と食べ物の決断の両面において、より大きな自由を手にすることができるという考え方です。滞在期間と一日に治療環境で過ごす時間数や、自立がどれほどの程度、またどれほどの早さで促進、許容されるかについては、当然違いはありますが、こうした活動は、先ほどの三つの治療環境すべてで行なわれます。

拒食症の治療における入院の効果については何人かの研究者が報告していますが、過食症についてはそれに相当するような研究はありません。ほとんどのケースで、専門チームが患者の再養育と健康的な体重の回復に素晴らしい成果をあげています。たとえば、ある研究では、十六人の患者に行動的アプローチを用いた平均三カ月間の入院治療を行なったところ、全体的に臨床的な改善が見られました。行動的アプローチでは、体重の増加にしたがって、患者はより多くの自由や報酬を手にすることになります。また、やはり行動的アプローチを用いて六カ月間の入院治療を行なった結果、患者の七十パーセントに、三年後の追跡調査でも改善が維持されていたことを明らかにした研究者もいます。これらの研究を考え合わせると、入院治療が結果的に臨床的な改善をもたらす可能性があることが窺えます。ただし心に留めておくべきことは、研究でそうなったからといって、現実にもそうなるとは限らないということです。たとえば、研究プログラムでは比較的長期の治療滞在が認められます。それに対し、実際には保険会社が支払ってくれる治療期間がわずか数週間にすぎないという場合もあるのです。

入院治療の残念な面のひとつに、退院後数週間という短期間で、多くの患者が、あれほどつらい思いをして増やした体重を瞬く間に減らしてしまうということがあります。集中治療を数カ月間にわたって受けた場合でさえです。たとえば、入院治療を再検討したある研究者の報告によると、入院した患者の少なくとも四十パーセントが最低でも一回は再入院をしているということです。さらにこの報告を見ると、摂食障害の患者は、臓器とは関係のない他の病気に罹った患者よりも、二回目以降の各入院期間が長いことが示されています。言い換えれば、多くの患者、特に拒食症の患者の場合、若い時代の非常に長い時間を病院で過ごしていると言えそうです。私たちは、多くの患者にとって入院は、残念ながらも必要なことだと指摘してきました。しかし特に思春期の子どもたちに対しては、このように家族や友人から引き離されてしまう期間をできるかぎり少なくしようと心がけています。

摂食障害に有効な治療法について、結論としてはどのようなことが言えるのでしょうか

本章で検討したすべての治療法について、現在利用できる実証的なデータからは、あくまで控えめな結果しかお伝えすることができません。なにしろ治療研究があまりにも少ないからです。それでも、私たちが患者さんに携わってきた経験も含め、これらの研究からは、いくつか明らかな指針が浮かび上がってきます。

第一に、お子さんに摂食障害の徴候が見られたら、一刻も早く行動を起こすことが何にもまして重要です。躊躇してはいけません。大げさに反応しすぎている、干渉しすぎていると思われるのではないかと心配しないでください。どのような病気にしろ、症状が出始め、治療が難しくなるのを待つのではなく、早い段階で発見し、治療したほうがよいに決まっています。

第二に、みなさんの治療への関わりについてですが、特に外来治療の場合、治療への親の参加は、例外的なことではなく、原則的なものとして考えてください。摂食障害ほどの深刻な病気に取り組

むには、自分では力不足だと感じるかもしれません。しかしそのような心配は、通常根拠のないものです。摂食障害は難しい病気です。治療を成功させるためには、専門家（心理士、精神科医、小児科医、栄養士）がチームを組み、献身的に努力する必要があります。これらの専門家はそれぞれお子さんの治療プログラムで力を発揮し、それぞれが問題の重要な部分に取り組むことでしょう。彼らの専門的知識は頼りになるはずです。しかし彼らもまた、みなさんにはみなさんなりの重要な貢献ができることを認めてくれるはずです。どういった理由でお子さんが摂食障害になってしまったにせよ、親として、みなさんはお子さんのことを最もよく知っており、治療チームの専門家の誰よりも長くお子さんと一緒に過ごしているのです。みなさんにはお子さんのためにしてあげられることがたくさんあるというだけではありません。みなさんが治療に参加することが不可欠なのです。なぜならお子さんは、他の誰よりもみなさんの目に見守られていくことになるからです。

第三に、摂食障害に関係がある身体的な問題に早い段階から注意を払うことです。これは非常に重要です。病気の原因を突き止めようと精力的に取り組むことばかりが優先され、摂食障害の致命的な症状への対処が後まわしになってしまうことがあまりにも多いのです。親としての直感から、お子さんが困難な状況に陥っていると感じたら、とにかく今は差し迫った緊急の問題、つまりお子さんの健康を取り戻すことに注意を払ってくれるよう、強く求めてください。たとえみなさんの相談している専門家が、お子さんはなぜ食べようとしないのか、なぜ毎晩夕食を吐いてしまうのか、原因を明らかにすることを優先したがったとしてもです。このような活動方針についてみなさんと臨床家の意見が食い違うこともあるでしょう。そのような場合は、別の専門家を探す必要があります（第10章参照）。もちろん、ほとんどの臨床家はお子さんのことを心底心配しています。お子さんがもう一度健康になれるように、快くみなさんと協力していってくれるはずです。では実際どうすれば、みなさんはお子さんの治療に有効に関わっていくことができるのでしょうか。次の第7章、第8章では、具体的にどの治療方法を受けるかに関係なく、みなさんが確実に治療に参加していくための方法についてお話していきたいと思います。

パートⅢ

治療活動の開始：

子どもの回復を助けるために、どのように日々の問題を解決していけばよいのでしょうか

第7章 変化の責任を担っていく
――摂食障害の治療に家族アプローチをどのように生かしていったらよいのでしょうか――

「あらゆることを試してきました。娘に判断を任せようとしたこともあります。無理やり食べさせようとしたこともありました。脅したことさえあるんです。でも、何もかもうまくいかないんです」

これは、「子どもが正常な食事パターンに戻れるようにする責任を直接担っていくのは、親であるみなさんです」、そう言われた親の人たちから典型的に聞かれる言葉です。モーズレー・グループによって考案されたような家族療法では、子どもの食行動を正常なものに戻していく責任を親に求めます。このような治療法に参加する親は、最初は戸惑いを覚えるかもしれません。疑いを抱き、このような要求に不満を感じることもあるでしょう。「いったいどうしたら食べてくれるのでしょうか——充分な量とか定期的にとか——、どうしたら食べてくれるのかわかりません」、親はそう訴えます。激しい怒りや不満が込み上げてきても当然です。また、子どもが食べたがらない、またはパージングをしようとする場合、このような状況が親と子の間に深い溝を作っているようにも感じられることでしょう。そうして多くの親は、結局、まるで自分が病気だけを相手に戦っているのではないような気持ちになってしまいます。これほど必死で助けようとしているわが子までが、戦いの相手に思えてくるのです。

本章と次の章では、摂食障害に関するさまざまな問題にお子さんが対処するのを助けていくうえで、みなさんが特にどのような形で関わっていけるのか、そのためのさまざまな方法についてお話していきます。まず本章では、家族に焦点を当てた治療法を中心に見ていきます。この治療法は本書が基本的な前提としているもので、この場合、みなさんはお子さんの自宅での食行動を変える、直接の責任を担うように求められます。責任を親に求めないような治療法もありますが——それどころかそれに反対する治療法さえあります——、娘さん、息子さんがどのような治療を受けていたとしても、みなさんがお子さんの健康回復に関わっていくことは可能ですし、そうすべきです。このように親の参加を求めないような治療法のなかで（これについては第6章でお話した通りです）、親がどのように関わっていったらよいのかについては、第8章でいくつか提案をしていますので参考にしてください。

異常な食事パターンが拒食症に関するものか、それとも過食症に関するものかにかかわらず、みなさんは、脅したり、罰したり、ガミガミと怒ったりすることもなく、実に効果的にお子さんを助けていくことができます。こう言われると驚かれるかもしれませんが、しかしみなさんには親として、他の誰にもない力があります。それはお子さんに対するみなさんの愛情と献身です。これこそ強い影響力をもっているのです。

当然、お子さんの健康や彼らが幸せに生きていけるかどうかといったことに関して、みなさんは不安に駆られることでしょう。そのせいで、何をしたらよいのかわからなくなってしまうかもしれません。ある程度の不安は悪いことではありません――みなさんを行動へと駆り立てる原動力となります。しかし心配しすぎれば、それに圧倒され、身動きできなくなってしまいます。お子さんが普通に食べられるようにする方法を見つけていくことが困難な挑戦であることは、否定できませんし、やってはみたもののうまくいかないこともあるでしょう。たとえば、わが子の食事にバターや他の脂肪を「こっそり」加えようとした人もいます。栄養的な面から見ればこれは妙案に思えるかもしれません。しかしたいていは子どもの親に対する不信感をもたらすだけです。彼らに話をする際にはコソコソと隠し立てせず、直接言ってあげてください。そして何か期待することがあるのなら、はっきりと、具体的に伝えることです。そのほうが結局、よい結果になると思います。これはお子さんがもう一度健康的な食事ができるよう、みなさんが独自の方法を見つけていくうえで、私たちにアドバイスできる原則のひとつです。みなさんはこれまで親として、実に多くのジレンマを乗り越えてきたのです。この問題に対しても同様に、自分の能力に自信をもって対処できるようになってください。そうして不安を和らげてください。それが本章全体を通じての目標です。

過剰に不安になったところで、ためらいが増すばかりです。それはさらに別の問題を招いてしまいます。みなさんが自信をもてず、不安を抱えているようでは、解決策がないかのように受け止められてしまうことでしょう。それでは、摂食障害ががっちりとお子さんをつかまえている以上、みなさんに対するお子さんの反発にますます拍車がかかってしまいます。第1章でもお話しましたが、ためらっていてはいけません。今です。今、行動を起こしてください。

基本原則

多くの行動上の問題については、いくつかの基本的な指針がここでも当てはまるでしょう。第一に、お子さんが普通に食べられるようにするために、みなさんに実行できる方法を見つけてください。一日中仕事で忙しく、食事の際に常にお子さんのそばについていられない場合もあります。そのような人に、食事はすべてお子さんと一緒に食べてくださいと言っても無理なことでしょう。みなさんなりの方法を考えてみてください。第二に、行動を変えていくためにみなさんとお子さんの両方にとって、無理のない期待をするようにしてください。行動を変えるにはかなり時間がかかると思います。辛抱強く待つ覚悟が必要です。第三に、その方法については、お子さんの気持ちを尊重し、かつプレッシャーに負けて妥協することがないようにしてください。つまり、お子さんは今、病気なのであり、自分の考えや行動を完全にはコントロールできないということを忘れないでほしいのです。またこれは、批判的に罰するのではなく、共感をもっていたわるということでもあります。第四として、みなさん自身、他の家族メンバーや友人、専門家からの支援を得られるようにしてください。なぜなら、実際、これが難しいことがあるからです。そもそも何の苦もなく周りから援助を受けられるというのであれば、はじめからその必要はないでしょう。最後になりますが、あまりにも早く手を引いてしまうことのないようにしてください。早い段階でうまくいったため尚早に警戒を緩めてしまい、問題が再び登場してくることがあるからです。

モーズレー・タイプの治療に関わることになった場合には、特に次の原則が当てはまるでしょう。

1. みなさんをどのように支援していったらよいかを心得ている専門家と共に取り組むようにしてください。
2. 家族として共に取り組んでください。
3. 今、みなさんが抱えている問題について、お子さんを責めてはいけません。みなさん自身が責任を感じる必要もありません。責めるなら病気を責めてください。

4．目の前にある問題に専念しましょう。

5．食事や体重に関することでお子さんと言い争うことのないようにしてください。

6．みなさん自身をいたわってください。みなさんは、お子さんにとって最大の希望なのです。

本章ではこの後、以上の原則について順番に詳しく検討していきます。具体的にお話するために、以下のシンディの例に加え、他にも私たちが治療のお手伝いをしてきた多くの家族の経験をご紹介したいと思います。シンディは十五歳です。彼女と両親は一丸となって拒食症との戦いに臨んできました。本章全体を通じてその模様を紹介していきます。

シンディは、内向的な十代の女の子です。父親のビルは公認会計士、母親のスーザンは不動産管理人をしていました。シンディには十七歳になる兄のトッドがいます。彼はシンディと同じ高校に通っていました。シンディは常に優秀な学生でしたが、対人的にはやや恥ずかしがり屋な面も見られました。彼女がダイエットを始めたのは高校一年生のときです。体重が減って、もっと元気で健康になれば、自分を「高めることができる」と思ったからでした。体重が減ったとき、友だちからは「本当にきれいになったわね」と言われました。この言葉を聞き、シンディは自分が今までよりも周りに受け入れられ、好かれているように感じました。しかしそれから数カ月後、両親はシンディの体重のあまりの減少ぶりに危機感を覚えるようになりました。体重はこのときすでに三十六キロになっていました。身長が一五二センチあったにもかかわらずです。両親はシンディを小児科医のもとへ連れて行き、そこで家族療法を紹介されました。それはビルとスーザンにシンディの再養育の第一責任者となるよう求めるものでした。

みなさんをどのように支えていけばよいかを心得ている専門家と共に取り組んでください

専門家による評価と治療の大切さについては、第1章で説明したとおりです。これは、お子さんの乱れた食行動を、みなさんが家庭で直接変えていく責任を担うことになった場合、特に重要となります。もうおわかりだと思いますが、摂食障害を理解することは決して容易ではありません。したがって、みなさんが相談する専門家が、このような問題に関して家族を支えてきた経験が豊富であればあるほど、障害の複雑さについてもよく理解していると言えます。専門家の理解が深いほど、みなさんもより多くの助けを得ることができますし、わが子の食行動を変えていくのになぜこんなにも苦労するのか、みなさんが理解を深めていけるよう手を貸してくれることでしょう。

私たちは、みなさんには摂食障害のお子さんを助けるだけの力があると強く信じています。しかしその技量を存分に活かすためには、たいてい支援が必要です。みなさんがどのようなことをすることになるのか、専門家が相談に乗ってくれるでしょう。何が有効で何が有効でないのかを見極められるよう、アドバイスしてくれると思います。非常に経験豊富な専門家なら、みなさんの現在の努力をより効果的にするにはどうしたらよいのか、みなさんが壁にぶつかったときにはどうすればよいのかについて、きっと相談に乗ってくれるはずです。

また専門家は、お子さんが何を考えているのかをみなさんがよりよく理解できるよう助けてもくれるはずです。これは重要なことです。なぜなら最初、お子さんの目には、セラピストは「みなさん側」の存在として映るだろうからです。彼らにとってセラピストは、目の前に立ちはだかる敵なのです。みなさんが病気をよりよく理解できるように助けていくことで、セラピストは自分が彼らの経験をよく理解していることを、お子さんに対して具体的な形で示します。そうして彼らの信頼を得て、徐々に治療への協力を促していくのです。

専門のセラピストなら、家族がみなそれぞれ違っていることも理解しているでしょう。個々の家族にはその家族なりの自主管理と問題解決のスタイルがあるということをわかってくれるはずです。また、熟練のセラピストなら、十把一からげにするような忠告を押しつけるのではなく、摂食障害に苦しむすべての家族を結びつける共通の糸を見つけることができるでしょう。彼らが以前にどのような患者を扱ってきたのか、その詳細を調べてみても、また本章で数々の例を紹介したとしても、それをそのままみなさんの家庭に当てはめられるわけではありません。そこにこそ、彼らの出番があると言っていいでしょう。セラピストは、これらの原則をみなさんがご自分の家庭に、独自に、適切に当てはめられるよう手助けするために存在するのです。

家族として一丸となって取り組んでください

私たちの経験から言って、確かに親の人たちも、わが子が拒食症や過食症の自己破壊的な食事パターンを変えていけるよう、さまざまなことを試みています。しかしながら、たいていそのどれをとっても、一貫して、自信をもってやってこなかったのではないでしょうか。両親が共に献身的に力を尽くしてきたと、本当に言えるでしょうか（第９章参照）。

シンディの両親、ビルとスーザンは、家族療法の最初の面接で圧倒され、困惑してしまいました。「シンディに食べさせるための方法を、ご両親が見つけてください」とセラピストに言われてしまったからでした。ビルはシンディと共に腰をおろし、「おまえは何なら食べるんだい」と尋ねました。「ご飯と蒸した野菜なら食べる」と彼女は答えました。「チキンも一本食べてはどう?」。

スーザンが言いました。しかしシンディは首を縦に振りませんでした。「食べなきゃダメ」。スーザンが言いました。これが怒鳴り合いの喧嘩へと発展し、結局シンディは何も口にすることなく席を立ち、それで幕切れとなってしまいました。

セラピストは、次の面接の際、いったいどのようなことがあったのか、詳しく尋ねました。「ご両親はおふたりとも、シンディがご飯と野菜だけでなく、チキンも食べる必要があるということでは同じ意見なのですか？」。セラピストはまず両親に聞きました。「ええ、そうです」。彼らは答えました。しかしビルは、「怒鳴り合いが続くことにはもう耐えられません。何でもいいから、シンディが食べる姿を見ることができればそれで嬉しいのです」と言いました。セラピストには、ビルとスーザンが何をしたらよいかということでは意見が一致していても、その程度がふたりの間で食い違っているように思われました。そこでセラピストは、これこそがまさに治療計画における一種の「溝」であり、それが摂食障害の侵入を許し、両親の力を殺いでしまっていると説明しました。セラピストは、スーザンとビルに共に力を合わせ、自分たちの計画をもう一度よく練り直すよう勧めました。そしてどれだけ食べたら充分と言えるのか、許容範囲を明らかにし、それを実現させるためには何をしたらよいかも含めて考えるよう促したのです。

その翌日、ビルとスーザンはコーヒーを飲みに出かけました。シンディがご飯と野菜に加えて、チキンも食べる必要があることにはふたりとも賛成でした。鶏の胸肉をひとつ食べなければいけない、この考えも同じでした。しかし、それをどう調理するかは、シンディの選択に任せることにしました。ただし、あくまでその準備をするのは両親であり、彼女には任せないことにしました。

ビルとスーザンがしたことは、シンディをがっちりつかんできた摂食障害を断ち切るための解決策を見つけようとして、最初に行なったことでした。彼らの戦いには、この先まだ多くの事柄が待ち構えています。両親が共に取り組んでいるように見える点はたくさんありますが、いざとなると、そうもいかなくなってきます。けれどもたとえ意見が違っていても、力を合わせていける場は決して少なくありません。これは珍しいことではなく、本書でそれに一章分を当てたほどです(第9章参照)。とはいえ、さしあたり重要なのは、みなさん方夫婦、または誰であれ家庭にいる大人が、共同戦線を張り、一致団結して子どもの食行動を立て直していけるよう努力することが不可欠であると気づくことです。たとえば、ディナという少女の母親は娘に食事をとらせようと、それはそれは一生懸命でした。一方、父親は、ディナに運動を認めてやれば、それが彼女の食べる動機になるだろうと信じ、ほとんど毎晩のように彼女をランニングやジムに連れ出しました。この運動で彼女は摂取する以上のカロリーを消費してしまい、たとえ体重が増えたとしてもそれは見事に掻き消されてしまったのです。この両親のいずれも「悪く」はありません。しかし計画の両輪がうまく連動しなかったために、力を合わせることができなかったのです。

ノラの母親は、もう一度自分が直接わが子に食事を与え、育て直さなくてはならないのかと思うと、ひどく腹が立ち、怒りを覚えました。しかし夫には、その努力をするとはっきり伝えていました。彼女は食事の最中に「周りにいました」が、実際ノラが食べているのかどうか、本当はよく見ていませんでした。ノラもそのことは承知していましたから、食事のほとんどをごみ箱へこっそり捨ててしまうことなどわけもないことでした。そのため誰もが、なぜノラは一向に改善しないのか不思議に思っていました。

繰り返しになりますが、やはりノラの両親のどちらも悪くはありません。実際のところ、彼らはこの治療法に賛成してはいなかったのです。夫がこのような治療法を無理やり自分に押し付けたと、ノラの母親が思っていたことが後になってわかりました。ただ彼女は、夫に楯突くのが嫌だったのです。

タミーが赤ん坊のとき、父親は家族を捨てて出て行ってしまいました。近くには親戚もいませんでしたから、タミーと母親の仲は非常に親密なものでした。タミーの母親の場合、葛藤は自分自身とのものだったと言えます。彼女は、自分が娘のパージングをやめさせなければならないと感じていました。しかしその一方で、十代の娘を「監視し、コントロールする」ことをひどく恐れてもいたのです。そのため、タミーがパージングをしていることは明らかだったにもかかわらず、それに屈し、「目を背けて」しまいました。

タミーの母親が相反する衝動に駆られていた気持ちは、充分理解できます。先にもお話しましたが、摂食障害の人は多くの場合、ほとんどの状況でまったく正常な考え方を示します——食べ物と体重に関することだけが例外なのです。「わが子の人格や思考が『霧』に包まれていくのを目にしているかのようなんです」。食事時の光景を親たちはそう描写しています。子どもたちはまったく正常に見えても、親が用意した食べ物を口にするよう期待されると、とたんに怒りをあらわにします。激しい憤りと共に、奇怪な行動が現われてくるのです。先ほどまで理性的な考えや行動をしていたはずのわが子が、食事の際には分別がなくなり、ひどく感情的になったり、引きこもったりするようになるのを見れば、混乱してしまうことでしょう。このような混乱が不安や相反する気持ちをもたらすことがあります。わが子を育てなおし、ムチャ食いやパージングをやめさせようとする努力が本当に正しいものなのかどうか、わからなくなってくるのです。そのために結局ためらって、タミーの母親のように、すべきことに踏み出せなくなってしまうかもしれません。そして残念ながらこのためらいによって、摂食障害が忍び込み、揺るぎない足場を築く余地ができてしまうのです。これについては先にもお話した通りです。タミーの母親が経験しているような気持ちは、病をうまくコントロールし、介入を図るための土台を崩してしまいます。摂食障害の子どもを見守ることに強い嫌悪を感じていると、そうした気持ちと一致するような治療法の考えに同一化してしまうことにもなりかねません。

きょうだいも大切な味方です

みなさんの他のお子さんも、摂食障害に打ち勝つための大切な戦力です。みなさんにとっても、きょうだいは、おそらく人生で最も長く関係している人たちではないでしょうか。それとまったく同じことがお子さんにも言えます。きょうだいの誰かひとりが摂食障害になれば、たいてい他のきょうだいも何らかの影響を受けます。たとえ彼らがそれを表に現わさなくてもです。みなさんよりも先に彼らが問題に気づいていたということもあります。しかし、彼らの気持ちは複雑です。きょうだいをかばってあげなくてはという思いと、救ってあげなくてはという思いの両方が入り混じり、負担に感じていることが多いのです。一方、摂食障害のきょうだいに対して、どうして家族内に「こんな問題を引き起こすんだ」と怒りを感じていることもあります。

治療においては、きょうだいも摂食障害のお子さんを支える力になります。第一に、ただ治療に来るというそれだけでも、摂食障害のきょうだいを気にかけ、心配している気持ちを表わすことになります。確かに最初のうちは、みなさんに無理やり行かされたからというのがその理由かもしれません。しかし、家族が一丸となって力を合わせることにより、どうすれば問題解決のための力となれるのか、きょうだいたちにもわかってきます。この場合、問題というのは摂食障害ですが、自分たちがそれを克服する戦力になれると知ることは、徐々に彼ら自身のためにもなってくるのです。まだ五、六歳の弟、妹たちにはいったい何が起こっているのか、すべてを理解することはできないかもしれません。しかしセラピストは彼らにも、お姉ちゃん、お兄ちゃんのために何か優しいことをしてあげてねとお願いするでしょう——普段なら姉や兄の方がすることでしょうが、カードをつくってあげたり、ちょっとした雑用をしてあげたりといったことです。年上のきょうだいなら、摂食障害のきょうだいをどこか外に連れ出してくれるかもしれません。食べることや体重の増加に関して惨めな思いをしているきょうだいの気持ちを紛らせてくれるでしょう。外に出ることでパージングを防ぐことになるかもしれません。このような方法だけでなく、他にもいろいろあるでしょうが、このようにきょうだいの力を借りることで、問題のある食行動をいくらかでも楽に自宅で変えていくことができるようになります。

もちろん、きょうだいの力が役に立たないこともあります。たとえば、モニカとデルフィンは双子の姉妹です。彼女たちはいつも互いに競い合ってきました。モニカがダイエットを始め、体重を落としたとき、デルフィンはモニカ以上に体重を減らそうとしました。デルフィンが拒食症になったとき、モニカはどう見ても支援的ではありませんでした。デルフィンが拒食症なら、私は「もっとずっと素晴らしい拒食症」にならなくちゃいけない、モニカはそう思ったのです。この例では、体重と外見をめぐる競争が続き、家族全体が力を合わせることなど望めなくなってしまいました。その代わり、セラピストは両親とだけ協力し、彼女たちを別々に支えていくことにしました。そして両親は彼女たち両方を助けるようにしたのです。ときどき兄や弟が、体重のことで妹や姉を冷やかしたりすることがあります。たいていはやめるようになりますが、このような行動の裏には本当は何があるのかを理解することが役立ちます。これは嫉妬なのか、それとも恐怖もしくは心配なのか、ひょっとしたらどうにも救いようのない関係の証なのか。このような行動の裏には何があり、それに対してどう対処していくのがよいかを明らかにするために、セラピストが力を貸してくれるはずです。どのような場合でも、親としてみなさんが立ち上がり、このような事態を食い止めなくてはなりません。そのままではみなさんの努力も水の泡になってしまうからです。

お子さんを、そしてみなさん自身を責めないでください

みなさんの目の前にいるのは、断固として食べることを拒否しているように見える子どもです。そんなわが子の姿を前にし、それでもなおこの子には何の責任もないのだと考えるのは、とても難しいことです。しかしご存じのとおり、摂食障害を引き起こしてしまった責任をみなさん自身に求

めても意味がない（第3章参照）のと同じで、お子さんを責めたところで、明らかにどうにもならないのです。忘れないでください。お子さんは命をも脅かす恐ろしい病気に罹っています。体重や体型をめぐる彼らの考え方や経験を歪めているのは、その病気です。このことを心に留めておけば、冷静な頭で考えることができます。曇りのない目で状況をとらえることができるかもしれません。とはいえ、やはり油断は禁物です。当然のこととはいえ、目の前にいるのは、紛れもなくみなさんのお子さんだからです。しかも「イヤ」と突っぱねる声はお子さんのものです。きちんと食べなさいとどれほど言っても聞かないのは、みなさんのお子さんです。だから問題なのです。しかし、彼らもまた惨めなことに変わりありません。このようなジレンマのなかで親を喜ばせることも、自分自身が楽しい思いをすることもできないでいるのですから。このことをさらに理解していただくために、再び先ほどのシンディの家族に話を戻すことにしましょう。

次の面接で、シンディの両親はセラピストに、シンディが食べることにどれほど強く抵抗しているか、彼らがどれほど娘に怒りを感じているか、その不満を訴えました。セラピストは、彼らが抱えている困難に同情を示しました。その一方で、第2章でご紹介したような図を黒板に描き、彼らに言いました。「いいですか、シンディは拒食症というレンズを通して、私たちとはまったく違う目で世界をとらえているのです。確かに今、彼女の頭のなかは体重を減らすことでいっぱいかもしれません。でも、だからといって、彼女を責めたところで何の解決にもならないでしょう。彼女は病気なのです。そのせいで他の人たちと同じように物事をとらえることができないでいるのです」。セラピストは、拒食症がいかにしてシンディの本当の姿に暗い影を落としているか、家族の理解を促しました。シンディは学校生活にも社会生活にも参加できないでいました。彼女の時間はすべて体重と食べ物に関する心配に費やされており、持ち前のユーモアのセンスは完全に失われていました。しかしセラピストは、彼女の苦しい状況を理解することと、飢餓状態がこのまま続くのを許すこととは別であるということにも注意を促しました。そしてもう一度、シンディが食事をとり、拒食症と戦えるように両親が助けていける道を見つけるよう促したのです。病気とシンディとを分けて考えることは、思った以上に難しいことでした。母親のスーザンにとっては特に難しく、彼女はシンディの摂食障害を「わがまま」ととらえまいと、必死でもがいていたのです。それでも彼女は努力するつもりでした。ビルも、たとえシンディの不平を耳にすることがどれほど大変であっても、部屋から出ていかないことに同意したのです。

夕食の時間になりました。スーザンとビルは、シンディのために用意したお肉を、彼女の皿に盛りつけました。シンディは即、立ち上がり、テーブルを離れました。両親は冷静に後を追い、彼女の部屋に行きました。夕食も一緒に持っていきました。そして彼女と並んでベッドに腰かけたのです。彼らは優しく説明しました。「おまえにとってこれは本当につらいことだよな。それはパパもママもよくわかっているよ。パパたちはおまえのことを愛している。だからここで、おまえの力になってあげたいんだ」。彼らは一時間ほどそのままそこに座っていました。それでもシンディは食べようとはしませんでした。そのうちスーザンが怒り出したことから、ビルは、「君は一息入れたほうがいいかもしれないね。ちょっとしてから戻ってきたらどうだい」と言いました。スーザンもそうしたほうがいいと思い、そうすることにしました。いまやシンディは泣き出し、夕食が台無しになってしまったと言いました。ビルは、「温めなおしてきてあげるから、大丈夫。食べられるよ」と説得しました。シンディは数口ほど食べたものの、そのままベッドに潜り込んでしまいました。両親は、シンディのことを諦めはしない、彼女が自分たちと一緒にいくらかでも夕食を食べてくれたらどれほど嬉しいかということを説明しました。「あなたにとってあの夕食を食べることがどれほどつらいことだったか、ママにもわかったわ。拒食症というのはそれほど大変なものだものね。ママたちも頑張っていくつもりよ」とスーザンが言いました。

ここでは、シンディと彼女の家族が力を合わせて彼女の摂食障害に取り組み始めたばかりだということを理解することが重要です。この時点ではビルもスーザンも、この食事でシンディがほんのわずかでも口にしたら、親として彼女を支え、励ましてあげるのが正しい反応であると心に決めていました。だからといって彼らが、これからもシンディがこのようなわずかな量しか食べず、体重を増やすことも体力を維持することもできないような状態を続けていくのを許すということではありません。摂食障害との戦いにおいては、食べなかったらどのような結末となるのかということを決めておくことも重要です。このことについては、本章のなかで後ほどお話していきたいと思います。結末を明らかにすることは、子どもに食べる動機を与えるだけではありません。親にとっても、わが子が食べないことにただ腹を立て、病気を子どものせいにしたくなる衝動に屈するのではなく、別の形で反応する道を与えてくれるのです。

健康な十代の子どもになら、自分自身の行動に責任をもたせることも充分理にかなっています。摂食障害であっても、体重や食べ物とは関係のないことなら、責任をもたせることは賢明と言えるでしょう。しかし、拒食症や過食症の子どもの食事と運動のパターンということになると、事情は異なります。病気を子どもとは区別して考えること、それを忘れないことが決定的に重要です。お子さんの言っていることはさぞかし理屈に合っているように聞こえることでしょう。食事や体重をめぐっては、信じた道を断固として譲ろうとはしないかもしれません。それでも、摂食障害の子どもの場合、食べ物に関して彼らが何を言おうと、また何をしようと、実際のところ彼らにはその責任能力はないのです。みなさんがこの件に関してお子さんに話しかけると、それに答えるのは摂食障害です。したがって、みなさんの敵として指名すべき相手は摂食障害なのであり、決してみなさんの息子さん、娘さんではありません。「食べない」と言っている声と、「門限なんていらないわ」

と言っている声では出所が違うのです。しかし無理もないこととはいえ、多くの親はそのことを忘れてしまいがちです。第5章でお話した認知的歪曲について充分に理解してください。そうすることで、みなさんが戦っている相手はみなさんの息子さんや娘さんではなく、病気であるということを明確に心に留めておくことができるでしょう。

マイクの父親は、息子が食べ吐きを続けている証拠を見つけると、必ず長々と説教をしていました。彼は怒ると批判的になり、敵意を剥き出しにするので、マイクは自分が攻撃されているかのような気持ちになりました。そのためにますますマイクは、自分がまだパージングを完全にはやめていないことを必死で隠すようになってしまいました。そしてこれが家族に、マイクが進歩していることも、依然どんな問題を抱えているのかも、理解できなくさせてしまったのです。つまり彼らは、うまく息子を助けることができなかったのです。

怒りは、みなさんを混乱させてしまうことでしょう。問題なのは病気であり、お子さんではないということも、ますますわかりにくくなってしまいます。お子さんを助けるにあたって、怒りは間違いなくみなさんの成功の妨げになってしまうのです。

お子さんは、本当は自ら好んで病気になったわけではありません。たとえそのように見えたとしてもです。病気をお子さんから切り離して考えるためには、このことを心に留めておくことも役に立つでしょう。拒食症の子どもには、回復の動機などほとんどないと言ってもいいかもしれません。しかしこれほどまで頑固に抵抗しているのは、みなさんのお子さんというよりも、むしろ病気なのです。確かに、嘔吐している姿を見ると絶望的な気持ちになります。多くの人の目には、無駄で、汚いことのように映るでしょう。しかしながら食べたものを吐く子どもたちのほとんどは、体重をめぐる心配と不安で、そうせずにはいられない罠にはまったような気持ちでいます。自分でもどう抜け出したらよいのかわからない、終わりの見えないサイクルに捕らえられているのです。この事実を心に留めておけば、怒りを抑える助けになるのではないでしょうか。みなさんは病気に対して腹を立てていることと思います。しかしたとえそうであっても、お子さんにはそれが自分に向けられた怒りとして受け取られてしまいやすいのです――私が強情だからお母さんは怒っているんだ、お父さんは僕のことを恩知らずだと思って、それで腹を立てているんだ、扱いにくい子だから、お母さんたちをいらいらさせてしまうから、だから怒っているんだ、子どもはそのように感じてしまうでしょう。このことを忘れないようにすることも、怒りを抑える助けになるかもしれません。

それでもやはり、このような問題を背負わなくてはならないことに怒りをおぼえたとしても、それは無理もないことです。確かに、みなさんにはこのような目に遭う筋合いはありません――しかし、それはお子さんにしても同じことなのです。では、怒りに圧倒されることも、お子さんに当たり散らすこともないようにするためにはどうしたらよいのでしょうか。大切なのは、怒りを感じ始めたときのサインを見逃さないことです。我慢が続かなくなってきている、神経がピリピリしている、言葉が嫌味っぽくなっている、そう気づいたら要注意です。普段なら受け流すことにいらいらするようになったら、それが怒りのサインです。このようなサインに気づいたら、一息入れましょう。誰か話し相手を見つけるとよいかもしれません。その場から離れましょう。さもないと、みなさんのそれまでの成果が、怒りによって台無しになってしまうかもしれません。

先にも指摘しましたが、お子さんの摂食障害がみなさんの責任であるという証拠はほとんどありません。しかしながら、摂食障害の原因が何であろうと、みなさんもこの問題の解決に加わることができるという証拠は、ますます多くなってきています。けれどもそれは、あくまでみなさんが罪悪感や無力感にとらわれていないことが前提となります。いざ始めようというときに罪悪感を抱いていることは特に問題です。自分を責めていると、ああすればよかったこうすればよかったという思いが浮かび、みなさんの側にためらいが生じてしまいます。これでは摂食障害につけいる隙を与えてしまうことにもなりかねません。

ビアトリスは、自分自身が体重のことで悩み、ダイエットしていたために、十五歳の娘が過食症に苦しむことになってしまったのだと思い込んでいました。自分が何年もダイエットし、その間、ヨーヨーのように激しい体重変動を繰り返しておきながら、今さら娘に規則正しく食べなさいと言ったところで、真実味に欠けると思われても仕方がないと感じていたのです。

ビアトリスの考えにも一理あります——わが子が苦しんでいるときに、その母親がダイエットをしていたり自分の体重を心配していたりしても、おそらく何の役にも立たないでしょう。しかしひとつ違いがあります。ビアトリスの場合は、これまで一度も摂食障害になったことがないということです。にもかかわらず、彼女の娘は摂食障害になったのです。ビアトリスは自分を責め、娘のためにできることがあるのに手を引いてしまいました。それによって実際、過食症がわが子をますますがっちり捕らえてしまうのを許してしまうことになったのです。「ビアトリス、あなたはためらっています。罪悪感のために、娘さんをフォローし、見守ることを避けているのです」。彼らの家族療法家はそう指摘しました。「確かに、あなたはこれまで娘さんにとってあまりよくないことをしてきたかもしれません。でも今そのように手をこまねいていることは、何よりも究極的な害をおよぼすことになるのです。いいですか、娘さんは、今、あなたの助けを必要としているのです」。ビアトリスは決心しました。罪悪感があっても、それが娘を助けることの妨げにならないようにしようと心に決めたのです。そして、わが子を助けることで、実際には自分の罪悪感が薄れていくことに気づきました。子どもにもよい影響が見られるようになってくると、罪悪感はさらに薄らいでいったのです。

目の前にある問題に焦点を当てましょう

第3章でも触れましたが、なぜわが子が摂食障害になってしまったのか、その原因究明に多くの時間をとられていると、たちまち本筋から離れていってしまうでしょう。しかし、脇道にそらせるものは他にもたくさんあります。問題の正体——歪んだ食行動と考え方——から目を離さないでいるのは難しいことです。関心を集中しているためには、乱れた食生活を変えることを何よりも優先することが不可欠です。みなさんが間に立ってお子さんの行動を変え、規則正しい食事パターンをつくれるよう、いつでも手を貸してあげられるようでなくてはなりません。そして食べ物の選択肢を広げるための方法を探すことも必要です。これはお子さんが拒食症、過食症のいずれであっても言えることです。同時に、いつ運動を許可するのがよいのか、その適切な時期を決めることも大切です。ムチャ食いとパージングをやめさせることも重要ですし、順調に回復してきて、いつ頃からみなさんが一歩離れて見守り、食事のコントロールをお子さんの手に委ねることにするのか、その時期を見極めることも重要です。では、これらの点について順を追って検討し、関心をそらさずにいるためにはどうしたらよいかを考えていくことにしましょう。

乱れた食事を変えることを優先させてください

乱れた食事を変えることを優先すると言っても、大して難しいことではないように聞こえるかもしれません。しかし実際には予想以上に難しいことです。ほとんどどの家庭でも、集中を妨げるものがたくさんあることでしょう。仕事もしなくてはなりませんし、こまごまとした家事もあります。家族の他のメンバーからの要求もあるはずです。それらがひっきりなしに関心を引きつけようとするでしょう。たとえばローラの家族の場合、ローラの他にふたりのきょうだいの要求にも応えなくてはならず、間に立つ両親は引き裂かれる思いでした。親として、ローラと彼女の問題にばかり関心を注いでしまっては不公平だと感じたのです。確かにそれは不公平かもしれません。しかしローラは、彼女の命と未来がこの先どうなるかわからないほどのひどい栄養状態でした。そのため彼らのセラピストは、両親が、今はローラに特別に関心を注ぐ必要があるという事実を受け入れられるようにしました。ただし永遠にではなく、期限があるということも理解できるようにしたのです。

ビリーは十三歳です。彼の父親は、息子と忙しい仕事との間でまさに引き裂かれる思いでした。大企業の最高経営責任者として、父親はほとんど毎週のように別の州へ出かけていました。ビリーの母親が家にいることから、息子の拒食症との戦いについても、おそらく彼女が助けてやれるだろうと思ったのでしょう、父親は仕事を優先し続けました。セラピストはただちに、家族全体がビリーの歪んだ食生活を変えることを優先する必要があることを、充分に納得がいくように説明しました。幸いビリーの父親は、間近に迫っていた出張の大半について、スケジュールを見直し、自分の役割を会社の他の人たちに委ねることができました。

仕事が忙しくてどうにもならないということはよくあります。ビリーの家族とは異なり、わが子が普通に食事をとれるようにするためとはいえ、仕事を休んでいては経済的に苦しくなるということも多いでしょう。しかし子どもが生き延び、健康を取り戻すため、お子さんの食行動に対して責任をもつ親は、何よりもまずはそれを目標に掲げる必要があるのです。この種の集中的努力は最初、高くつくように思われるかもしれません。しかし長い目で見れば、このように最初に集中的に取り組むことで、入院や滞在型治療などの高価な治療を受けなくてもすむのです。

この優先事項にみなさんが集中し、目をそらさないでいられるよう支えるのが、セラピストの務めです。みなさんは、他の「関心事」につい迷い込んでしまいたくなることでしょう。そもそもどうして摂食障害が起こったんだろうと、原因を知りたくなることもあるかもしれません。何か、責任を引き受けなくてもすむような「やむを得ない事情」を見つけだしたい気持ちに駆られることもあるでしょう。しかし脇に目をやっていたら、今この時点でする必要のあること――お子さんが普通に食べられるようにすること――ができなくなるだけなのです。

いつでもお子さんの力になれるようにしてください

今では、みなさんも間違いなく事情がつかめてきたことと思います。夫婦両方、もしくはそのどちらかが食事や間食の間ずっと、いつでもお子さんの力になれるようそばにつき、見守っていく必要があるでしょう。少なくとも数週間はその必要があると思います。これまで朝食、昼食、場合によっては夕食でさえ、仕事や学校のスケジュールの関係で、子どもと同じテーブルについてこなかったという人も多いと思います。何年も、という人もいるでしょう。そのような人にとっては、かなりの調整を強いられることになります。つまりみなさんは、個人的な生活や仕事の調整をしなければならないということです。このようなことを煩わしく思う場合には、第1章に戻ってください。精神的な病気だからといって、摂食障害が深刻な病ではないということにはならないのです。このことをもう一度思い出してください。先にもお話ししましたが、私たちはこの病気を、どの身体的な病気にも引けをとらない深刻な病だと考えています。お子さんが手術を受けた、事故に遭った、もしくは何か深刻な身体的問題に直面したと考えてみてください。そのときみなさんは、どれほどの注意をお子さんに払うでしょうか。摂食障害にもそれと同じだけの注意が必要なのです。

難しい決断でしたが、ビルとスーザンもシンディを助けるために数週間の休みを取りました。そうするにあたっては、その是非をじっくり話し合いました。しかし結局、休暇をこのような形で使うことが必要だという結論に達したのです。それもこれも、彼らが今ではシンディの病状がどれほど深刻であるかを認識していたからです。最初、ビルのほうがスーザンよりも大変だったと言えます。というのも、彼の上司はスーザンの上司と比べ、あまり同情的ではなかったからです。ビルは、摂食障害と自分たちが現在用いている治療法についてわかってもらうために、その情報を上司に伝えるようにしました。これが効を奏し、上司もシンディの病気の重大さとビルの心配を正しく理解してくれました。それだけではなく、この先ビルがもっと仕事を休まなくてはならなくなることもわかってくれたのです。

雇用主と交渉することなど無理に決まっていると決めてかかってはいけません。食事のときだけ短い病気退社の時間をとるのもよいでしょう。何といっても、すべての食事に対して夫婦が共同戦線を張ることで、最も強力な効果が望めるのです。しかし実際には妥協しなければならないことがあるのも事実でしょう。まずはできるだけ多く、食事の席でお子さんのそばについていられるようにするために、どれだけスケジュール調整をすることができるか計算してみてください。おそらく朝食と夕食では両親ふたりともがお子さんのそばについていられるとしても、昼食と間食時には交替で仕事を休む必要がでてくるでしょう。両親が揃っている家庭では、夫婦が別々に食事の時間を担当するというのが一般的な解決策となります。しかしこの場合、それぞれの食事でどちらかひとりが問題に向き合わなくてはならないことになります。第9章でお話することになりますが、これではお子さんとの食事の時間に、両親が知らず知らずのうちに別の対応をする可能性も出てきます。

その結果、摂食障害が共同戦線の割れ目につけいることにもなりかねません。だからこそ、両親がふたりとも、すべての食事で、少なくとも最初の数週間はお子さんのそばについていられるようにするにはどうしたらいいかを考えていただきたいのです。

しかし両親が別々に役割を担わなくてはならなくなった場合には、次のような点に着目してみてください。夫婦のどちらかが「朝型」ということはないでしょうか。そのような場合には、朝早く起きるほうが、お子さんの朝食の確認をするのです。また、両親のどちらか一方しか、日中、お子さんのそばについていられないということもあると思います。そのような場合は、一緒にいられるほうの親が、間食と昼食の時間にお子さんの学校に行くようにすることもできます。なかには、学校カウンセラーや看護師に、お子さんと一緒に学校で昼食をとってもらえるよう手配した人もいます。しかしこのような方法は、通常、ある程度時間が経ってからにしたほうがよいでしょう。まずは全般的にうまくいきそうな計画を立ててみてください。そしてそれを試していけるよう、お子さんからも充分な協力を得られるようにすることが大切です（いつ頃になれば、みなさんが一歩引いて見守っていられるようになるのか、そのタイミングの見極めについては、本章の最後でより詳しくお話しします）。

では、親がシングルの場合にはどうしたらよいでしょうか。そのようなときは、他にもうひとり、親戚の人に協力を求めることが大切かもしれません。これは両親がふたり揃っている場合にも有効なはずです。たとえば、サラのケースもそうでした。両親も努力しましたが、この家庭では主に料理を担当していたのがサラの祖母だったこともあり、サラの食事時間には、この祖母がいつもそばについてあげられるようにしたのです。

親がただその場にいるだけでは、子どもの食事という点で大した違いはないのではないかと思われるかもしれませんが、それは違います。親がいるかいないかで、大きな違いが出てくるのです。それが食べる励みになるだけでなく、精神的にも、また場を構造化させるうえでも、親の存在が子どもの支えになるのです。もちろん、いくらこのように支え、励ましてあげたくても、肝心の子どもが食事の間いないようでは話になりません。したがって、病欠として休学させたり、数週間ほど自宅学習することに決める場合もあります。シンディの場合もそうでしたが、このような方法がうまくいくことがよくあるのです。

スーザンは、シンディが身体的、精神医学的虚弱を理由に数週間ほど学校を休めるように、小児科医に診断書を書いてくれるよう頼みました。それがとても適切と思われたことから、小児科医は診断書を出し、そして学校の勉強は、週ごとに担任の先生がシンディのところに持ってくることになりました。シンディは最初、このような便宜を図られることに抵抗しました。「そんなことをしたら勉強がすごく遅れちゃう」。そう言い張りました。しかし両親は、今は学校の勉強よりも健康のほうを優先すべきだと指摘しました。彼らもシンディの学業面での成功を応援していましたが、拒食症から回復しないかぎりは、それも見当違いになってしまうと言ったのです。この計画のおかげで、シンディと家族は、学校での社会的、学問的プレッシャーよりも、まずは食べることに集中して取り組むことができました。

先にも触れましたが、親が昼食の時間に学校に出向いたり、自宅で食事がとれるように数週間ほど柔軟なスケジュールを立てることを学校側と協議できる場合もあります。もっともなことですが、子どもたちはたいてい、自分の親が学校に現われ一緒に食事することを嫌います。けれども病気がどれほど大きな代価を強いるのかを彼らに思い起こさせれば、彼らも快く受け入れてくれるでしょう。お子さんにとって、これが正常な食事に戻るための動機づけとなる場合もあるのです。さらにすべての食事の際に自宅にいるようにすれば、時機を失うことなく、今の時点では学業と比較して健康がいかに重要かをはっきりと伝え、何を最優先にすべきかを明らかにできます。お子さんにとってどちらがより強力な動機づけとなるかを判断し、彼らが必要な変化を進めていけるよう支えることが必要となってくるでしょう。

この例では、拒食症の場合に、食事の間そばで見守る必要があるということに焦点を当てました。しかし以前にも強調したように、過食症の子どもたちにとっても、定期的に食事をとることが重要なことに変わりありません。そうしなければ、ムチャ食いとそれに続くパージングはますます起こりやすくなってしまうでしょう。したがって一日中、彼らの食事を見守ってあげられるようにすることは、拒食症と過食症、両方にとって重要なのです。

両親と摂食障害のお子さんの他に、きょうだいや一緒に住んでいる家族がいる場合は、彼らも食事の間、お子さんのそばについていられるようにすることが必要です。できるかぎり家族全員が食卓を囲むようにすれば違いがでてきます。家族みんなが自分を助けようとしてくれていることが、お子さんにもわかるからです。親としてみなさんは、適切な食事が適切な量、用意され、食べられるようにすることで、お子さんの力になってあげることができます。きょうだいは、食べようとすることの緊張とプレシャーを和らげ、食事の時間を普段と変わりないものにしてくれるでしょう。きょうだいはまた、摂食障害の子どもの気持ちをいくらか紛らわせ、何を食べなくてはいけないかということばかり考えなくてもいいようにしてくれます。みなさんが食べるよう要求することに対し、お子さんが腹を立てたり動揺したりすることもあるでしょう。そのようなときでも、きょうだいなら、お子さんの支えになってくれるはずです。

トッドは十七歳で、シンディの兄です。幼い頃は、トッドとシンディは比較的親しい仲でした。しかし今では彼も自分自身のことでかなり忙しくなっていました。そのため最初は、夕食の間自宅にいなくてはならないことに腹を立てていました。バスケットボールのコーチからは、あまり練習を休むようではチームをやめてもらうことになるかもしれないと言われました。ビルとスーザンは懸命にトッドのスケジュールを調整しようとしました。シンディを助けるうえで、彼が重要な存在だと考えたからです。最初、シンディはトッドのことなど無視していました。しかし彼が大変な思いをして自分のそばにいてくれるのを知ると、両親との喧嘩で圧倒されそうになったときなど、今まで以上に彼に助けを求めるようになったのです。

気持ちが傾くものが多数あるなかでも、バレエのレッスン、サッカー、そして友だちなどは、特に他のきょうだいを食事時のテーブルから引き離してしまう可能性が高いものです。したがってみなさんは、なぜ家族全員が揃う必要があるのか、彼らが充分に納得できるよう説明する必要があるでしょう。またみなさんの考えを支持してもらえるよう、セラピストに助けを求めることも必要になってくるかもしれません。ただし、ほとんどの食事で家族が揃っている必要があるといっても、それが永遠に続くわけではありません。ただ、家族のひとりが病気であり、全員の助けを必要としている今はそれが重要なのです。たいてい他の子どもたちも、早急に自分のきょうだいが普通に食事をしたりパージングをやめる必要があることに気づくと、たとえ内心は不本意であっても、黙って従ってくれるものです。しかしそれでもやはり、みなさんは彼らのニーズにも応えてあげられるようにしなくてはなりません。ある家族は、他の子どもたちに週に二日、夕食の席から外れることを認めてあげました。こうして、彼らが拒食症の妹〔姉〕を助けることにより協力的になり、怒りを感じないでもすむようにしたのです。何が可能かを判断するのはみなさんの役目です。他のきょうだいが自分の時間や特定の活動を諦めることにひどく腹を立て、彼らがテーブルに着くことがかえって逆効果となるような場合には、しばらくの間、彼らを計画から外すという選択肢もあることを心に留めておくとよいでしょう。しかし、たとえそのような場合でも、他のきょうだい全員に参加を呼びかけることは続けていくべきです。そうすれば最後には、集まってきてくれることが多いのです。たとえば、ダレンは十歳の男の子で、姉のテリーは拒食症でした。ダレンはしつこく姉をからかい、ののしり続けました。両親は、自分たちがテリーと一緒に過ごす時間をダレンがどれほど妬ましく思っているかを理解し、彼のニーズにも応えてあげられるよう努力しました。すると彼の態度が変わり始めたのです。このような問題は、特に幼い弟、妹がいる場合によく起こります。摂食障害のきょうだいに親の関心が集中してしまったために、彼らは最初、不安で、無視されたように感じるのでしょう。親にとって、一度に子どもたちのニーズすべてを満たす方法を見つけることは大変だと思います。しかし、病気でないきょうだいに対しても、わずかにしろ集中的に時間をつくってあげるだけで、緊迫した雰囲気や嫉妬を随分と和らげることができるのです。

また、きょうだいたちの多くが関わりたくないと思っているという事実を受け入れる必要もあるでしょう。しかしそれも、彼らが最初どのように協力していったらよいのかわからないと感じているからなのです。時間が経つにつれ、励ましてあげれば、たいてい彼らもきょうだいとの関係にうまくあった支援の仕方を見つけていくものです。

最初、トッドは妹をどう支えていったらよいのかわからず、途方に暮れていました。しかし、何も大きなことをする必要はないことがすぐに明らかになってきました。そうして彼は毎週、何かシンディのためにしてやれる「よい」ことを見つけるようにしたのです。たとえば、夕食の後、ビデオゲーム（彼女が選んだもののひとつ）をやろうと言ったり、一緒にビデオを見ないかと誘ったりしました。シンディが回復してくると、彼は進んで一緒にいろいろなところへ出かけるようにし、自分のバスケットの試合にも誘いました。シンディとトッドにとってはこれで充分でした。食事の時間に一緒にいることで、トッドの存在は妹にとっての慰めとなりました。私は誰かと結びついている、摂食障害とではなく他の人と関係しているんだということをシンディに思い出させてくれる存在となったのです。

規則的な食事パターンを確立してください

いったんみなさんと摂食障害のお子さん、そして家族の他のメンバーがテーブルを囲めるようになったら、次の課題は、一日のなかにそれらの食事の時間を構造的に組み込んでいくことです。拒食症か過食症かにかかわらず、規則的に食事をとっていくことは絶対に必要です。とはいえこれを実践していくことも、やはり、お子さんが摂食障害になる前の家族の状況から大きくずれていくことを意味します。私たちの多忙な生活では、食事はますます速く、都合のよいときにひとりで食べるようになってきています。家族に話を聞いた私たちの経験では、治療開始時に家族が決まった食事パターンをもっていないことは決して珍しいことではありません。子どもがまだ幼い頃は、多くの家族にとってあたりまえだったこと――一日三回の食事と二、三回の間食――も、もはや実情にあわないものとなってしまったのです。そのため最初はこのような食事時間をもう一度立て直すために相当な努力が必要かもしれません。しかしこれはどうしても必要なことなのです。拒食症の場合、身体は肉体を維持していくために規則的な食事を必要としています。しかし、病気の人の多くからこんな言葉を聞いたことがあるのではないでしょうか。「何時間も食べないでいると、ますます絶食を続けていきたい気持ちが強くなる」と。過食症の人の場合、食事を抜くことは別の危険を招くことになります――空腹が増すため、ムチャ食いの危険性が高まるのです。このように拒食症、過食症のいずれの場合にも、食事時間を構造化させることは、食事パターンを正常に戻すことに役立ちます。シンディの場合も、スーザンとビルは規則的な食事時間を確立するようにしました。朝食は午前七時、午前のおやつは十時、昼食は正午、午後のおやつは午後三時、夕食は六時、そして夜のおやつは九時三十分頃としたのです。

食事を構造化させようとすると、いくつかの問題に突き当たることになるかもしれません。主な障害は、仕事、学校、そしてきょうだいや両親の活動スケジュールがたいてい一致しないということです。ある母親は、夜間交替で看護師として働いていました。そのため数カ月間、スケジュールを変更してもらえるよう要請しました。また、ある父親は朝、長時間通勤をしなければならなかったので、妻と息子のために朝食を用意してから出勤することにしました。こうして、この父親はたとえその場に居合わせることはできなくても、朝の食事に貢献することができたのです。規則的な食事の大切さを理解するためには、子どもがまだ幼かった頃のことを思い出すとよいかもしれません。当時は、確実に健康に成長できるよう、みなさんが規則正しく、間を空けずにお子さんに食事を与えていたことでしょう。ほとんどの親にとって、それは骨の折れる大変な時間だったと思います。しかしたいていの場合、それは一年かそこらのことだったのではないでしょうか。それが、今ここでもう一度しなければならないことなのです。違うのは、当時はお子さんが、おそらく泣いてお腹が空いたことを知らせたという点です。けれども今、お子さんは病気のために泣き叫ぶこともできなくなっているのです。

スケジュールを確立することの困難に関連し、よく問題となるのは旅行です。治療初期の旅行は通常あまりお勧めできません。旅行はスケジュールの変更を意味します。レストラン、つまり多くの場合、お子さんにとってストレスの大きい社会的な状況での食事を余儀なくされるのです。お子さんはまだ心の準備ができていないかもしれません。次にご紹介するタマラのケースがそうでした。

タマラは親戚を訪れるためにニューヨークに行きたがっていました。これが大変なことになることは彼女にもわかっていました。しかし、「食べるから」と約束したのです。ところがニューヨークに着いても、やはり食べられませんでした。彼女はレストランを信用していませんでした。彼女には、両親以外の人と一緒に食事をする心の準備がまだできていなかったのです。ニューヨークから帰ってきたとき、彼女の体重は三キロ減っていました。心拍数は危険なまでに低下し、入院が必要になりそうな状態でした。

回復したご褒美としてディズニーランドに出かけるだけでも、問題が起こる可能性があります。そのようなご褒美を時期尚早に与えてしまうと、かえって裏目に出ることがあるからです。回復し始めてまだ間もない人にとって「安全な食べ物」「安全な状況」はごく限られているので、そのような旅行に結びついた成果も、たちどころに失われてしまいやすいのです。それでも、やむを得ず旅行しなければならないこともあるかもしれません。そのようなときには、親はさまざまな種類の食品を持っていくなどして準備する必要があるでしょう。メニューがあまりよくなかったり、レストランがあまりに刺激が強すぎたりした場合など、万一に備えるためです。ときにはそのためにもうひとつ別のスーツケースが必要になることもあります。しかしたとえ不便でも、念には念を入れて準備しておくことは、全体的に見て充分それだけの価値があると言えるでしょう。

いったんお子さんが回復し始めたら、ちょっと出かけてみるのも、改善状況を評価し、食事について新しい試みを始めるために役立つことがあります。拒食症と過食症の両方に共通する、食べることや食べ物、そして体重についての歪んだ思い込みに新たに挑戦するきっかけとなるかもしれません。多くの場合、まずは「安全な」、つまり「快適な」地元のレストランに行くことから始めるのがよいようです。このような環境でどのように食事がとれるかを確かめてみてください。

ごく稀にですが、治療の初期でも旅行が役に立ったというケースもあります。ある家族は日頃、仕事や学校の都合でお子さんと一緒にいることがなかなかできないでいました。しかしハワイで二週間過ごしたとき、両親は初めて実際に娘さんのそばで支えてあげることができたのです。外食することはあまりありませんでした。それでも本土に帰ってきたとき、それまでの成果が現われていることに気づきました。そしてこれは、自宅でもそれを維持していこうという動機になったのです。

お子さんがもっと食べられるようにしてあげてください

拒食症からの回復にあたっては、過食症とは対照的に、規則的に食べるだけでなく、量をたくさん食べることも必要となってきます。これは通常、食事パターンがしっかりと確立してからの課題となります。では、どのようにお子さんの食事量を増やしていったらよいのでしょうか。

スケジュール表を用いながら、ビルとスーザンは、シンディがそれぞれの食事と間食で何を食べたらよいのか、必要と思われるものを決めることにしました。最初、彼らはセラピストに、彼女が何を食べるべきか「教えて」くれるよう頼みました。しかしセラピストはこう言ったのです。「あなた方なら、シンディにどうやって食べさせたらよいのか、その方法をきっと見つけられると思いますよ」と。そして「シンディのお兄さん、トッドをご覧になってはどうですか、彼は健康な高校生ですよ」と指摘し、なぜ自分の口から彼らに「教える」ことができないのか、その理由を説明しました。それは、たとえどのようなものであれ、ビルとスーザンが自分たちで計画を立て、実行していくことが必要だからということでした。そしてセラピストはこう言いました。「けれど私の経験から、あなた方にアドバイスすることができれば嬉しく思います。両親のなかには最初、拒食症のわが子がどれだけ食べる必要があるのかよくわからない人もいますからね。体重を維持していくだけでなく増やすためには、さらに多く食べることが必要です。このことを忘れないことが大切なのです」

シンディの両親のように、みなさんも拒食症の子どもにそれぞれの食事でどれほどの量を与えていったらよいのかを判断することに困難を感じるかもしれません。たいてい、わが子に必要な量を少なく見積もっていたことに気づくことが多いようです。「いったいどうしたら娘の体重は増えるのでしょうか？　あの子は私よりも多く食べているんですよ！」。こういった声をよく耳にします。しかし拒食症では実際、極めて急速に食べ物が燃焼します。そしてかなりの量が消費されるまで、体重増加は頭打ちとなるのです。

子ども自身が食べたがらないときに、さらにもっと食べさせる——。拒食症からの回復の難しさの本髄は、まさにここにあると言えるでしょう。親が行なってうまくいった方法はたくさんあります。しかし、まずは何を期待するのかを明確にすることが必要です。ベロニカの両親は、彼女が失った体重を取り戻すために必要だと思う量を自分たちなりに考え、それに基づいて食事と間食をすべて用意しました。彼らはベロニカがとるべき食事を彼女のお皿に盛りました。何を食べるか、またどれほどの量をたべるか、彼女には選択権はありませんでした。両親には経験上、ベロニカに選択を任せたら、抜け出せない苦しい状況に彼女を追い込んでしまうことがわかっていたのです。それは拒食症に負けてしまうこと、拒食症が続いていくことを意味しました。ベロニカが気に入らなかったのも当然と言えば当然です。しかし彼女のなかには、自分で決めなくてよいことに対し、幾分ほっとする面もありました。「ママたちが私に食べさせてるんだもん、私には責任はないはずよ」。彼女はそう考えました。ちょっとの間でも、それによって食べることや体重が増えることへの不安やストレスから彼女は解放されることになったのです。

サラの両親の場合は少々違っていました。彼らは、サラなら自分でお皿に盛り、何を食べたらよいのか決められると思いました。しかしもし彼女が選んだものでは不充分だと思ったら、自分たちがそれに加えていくことにしました。親のなかには、量が充分かどうかの判断は親がするという条件で、食品の選択についてはお子さんに任せることでうまくいった人もいます。

もちろん、適切な期待をし、お皿に盛りつければそれで充分だとしたら、このような本もおそらく必要なかったでしょう。充分な食べ物を与えることに加えて、食べなかったらどうなるのかを決めておくことも必要です。

ベロニカは、もし食べなかったら自分の部屋のベッドで寝ていなくてはならないことを知っていました。ベッドの上で本を読んだり、宿題をすることは許されていました。しかしそれ以外の気晴らしは一切、禁止されたのです。それでもさらに食べないでいたら、小児科医のところへ連れて行かれることもわかっていました。そこで心拍数や体温があまりに低かったら、医師は彼女を入院させてしまうでしょう。よくなるまでずっとそこにいなくてはなりません。しかももしそんなことになったら、病院では無理やり食べさせられることも彼女にはわかっていたのです。

前に責任ということについてお話ししたときにも触れましたが、結果を明らかにするということは、お子さんが食べ物を拒否した際に、怒りに任せて反応してしまうのを防ぐことにもなります。食べなかったらどのような結果となるか、事前に、お皿をテーブルに出す前に明確にしておいたほうがよいのはこのためです。繰り返しになりますが、どのように結果を示すのが最もよいのかということは、それぞれの家族が決めていかなくてはなりません。たとえばサラの両親は、各食事で一定の量を食べなかったらどうなるかということは、あえて示さないことにしました。その代わり、サラが実際に食べたものについては褒め、食べなかったものについては目をつぶることにしたのです。ただし、彼女によくなってほしいと思う自分たちの気持ちははっきりと伝えることにしました。そうして一日様子を見たうえで、それでもまだサラが体重を増やそうとしなかったら、そのときは自分たちももっと厳しくしなければならないということを彼女に伝えることにしたのです。もっと厳しくするというのは、彼女の選択権をさらに狭め、自由を制限するということでした。

結果ということに関して、心に留めておくべき大切なことがあります。それは、ほとんどの家族にとって、このような決まりは実際のところ子どもを守ることを意味するということです。そのようにとらえれば、それを課す際のみなさんの心の負担もいくらか軽くなり、お子さんもこれを受け入れやすくなるのではないでしょうか。ベッドで安静にしていなければならないと言うと、お子さんに対する罰のように聞こえるかもしれません。しかしお子さんの栄養状態が悪いときには、これは必要なことでもあるのです。激しい活動をしてこれ以上体重を落とすことがないようにしなければならないからです。同様に、お子さんに学校を休ませることも不適切で逆効果だと思われるかもしれません。しかし学校は多くの子どもたちにとって何かを成し遂げる場ではありますが、ストレスの大きい場であることも確かなのです。摂食障害に関係する歪んだ考え方と戦っていく負担が、より重くなってしまうことも多いのです。

妥当で、前向きな結果を決めておくことで、厳しい対応をしなくてすむ場合もあります。お子さんが食べないことに対し、厳しい罰を与えようという気持ちになることもあると思います。摂食障害というのは、それほどみなさんにとって大きな不満をもたらす病気だからです。しかし結局、みなさんがそのような手段に訴えることはほとんどありません。なぜならわが子の敏感さについては充分わかっていて、もっと優しく諭したほうが効果があることを知っているからです。実際、より厳しい罰を試みたとしても、逆効果であることをすぐに思い知らされる場合がほとんどです。協力を得ようとする親に抵抗しようと、ますます強くお子さんに決意させてしまうことになるのです。

みなさんが何を期待しているのか、期待に沿わなかった場合はどうなるのか、その両方について明らかにしたら、次の課題は忠実にそれを実行し、粘り強く続けていくことです。ここでは、お子さんをがっちりと捕らえている摂食障害の頑固な力に負けず、勝ち抜かなくてはなりません。まず、両親がふたり揃っていて、少なくとも共に取り組んでいるならば、ふたりのエネルギーを結集させることで、より効果的に摂食障害を出し抜くことも不可能ではありません。この場合は、一対一（一とは、拒食症ないし過食症のことです）でもフェアプレイです。みなさんのほうがお子さんよりも年も上ですし、知恵も働きます。経験も豊かなはずです。お子さんのことはわかっています。どうするとお子さんがふくれてしまうかもよくわかっていることでしょう。その情報を利用して、お子さんのなかにゆっくりと拒食症と戦う動機を築いていくのです。さらに、たとえお子さんが青年になっていたとしても、みなさんにはまだ法的および親としての権限があります。この強みは決して小さいものではありません。なぜならこれによって、たとえお子さんが治療を受けたり入院したりすることを病気のせいで拒んだとしても、みなさんがお子さんのために決断を下すことが認められるからです。しかもみなさんはお子さんを愛しています。お子さんの幸せのために献身的に尽くすことで、苦しいときに頼りとなる強力なエネルギーを蓄えていくことができるのです。

しかし、このような有利な条件が揃っていても、さらに摂食障害の裏をかき、その上をいく対策を練り、これを打ち負かす必要があります。どのような計画についても言えることですが、実行されなければ、それは単なる計画にすぎません。ここが最も難しい点です。もっと楽に、もっと短い期間で、あるいは他の誰かがやってくれないだろうかと考えてしまいたくなるものです。しかし、計画と、計画通りいかなかったときにどうするか決めたことを実行していくことは、みなさんにとっての責務なのです。避けて通ることはできません。みなさんの忍耐、エネルギー、そして決意が全面的に試されることになります。親のみなさんには、摂食障害が一夜にして発生するものではないということを忘れないでいただきたいと思います。第1章でもお話ししましたが、この障害は密かに、表に現われることなく進行していきます。摂食障害は一回につき一突き、徐々にやっつけていかなくてはなりません。このことを心に留めておいてください。

計画の実行にあたっては、庭の雑草を引き抜いていくことを例に考えると役に立つかもしれません。一日の始めに、まずどれほどの草が生い茂っているのか、それを抜くにはどれほどの時間がかかるのか、そしてその仕事がどれほど疲れるものかと考え込んでしまっては、最初のごくわずかな範囲を抜き終わるのにも四苦八苦するのではないでしょうか。そうではなく、とにかく抜き始めるのです。一本一本、抜いていきます。深く根付いたその一本の草に集中するのです。それから次へ進んでいきます。ゆっくりと、しかし勘を研ぎ澄ませてです。そうすれば前進していくことができます。たとえば、ジュリアの両親は、ジュリアに魚を前日より二、三口しか多く食べさせることができなかったとき、がっかりし、打ちのめされたように感じました。もう諦めてしまいたくなりました。自分たちが無能に思われ、腹立たしくなったのです。セラピストは彼らを励まし、別の見方をするように促しました。「みなさんはジュリアに三口も食べさせることができたんですよ。それは本来、口にされなかったかもしれないものです。これは好調な滑り出しと言っていいと思いますよ。彼女が明日、六口食べることができれば、さらに素晴らしいですよね。めげずに頑張っていきましょう」。セラピストはそう言いました。期待を明確にすることと、代わりのものを柔軟に見つけていくこととの間にある道の上を、摂食障害に屈することなく進み続けるには、コツが必要です。みなさんは、お子さんを完全に圧倒してしまわないようにする一方で、摂食障害につけいる隙を与えないようにしなければならないのです。

それからの数日間、シンディの食事は毎食毎食が厳しい試練でした。スーザンとビルはひとつ試みるたびに共に話し合い、娘を励ます新しい方法を見つけようとしました。最初、彼らは物でつろうとしました。「もしこれを食べたら、例の新しいラップトップコンピュータを買ってあげるよ」。それでシンディは実際、食べました。しかし次の食事でまたしても食べるのをやめてしまったのです。「あんなんじゃ、食べて損しちゃったわ」。彼女はそう言いました。次の日、両親はシンディが罪悪感を覚えるようにしました。「ほら見てごらん、みんな困っているだろう。ママはもう何日も眠れないでいるんだよ。このままじゃ、私たち全員が痩せ衰えてしまうよ!」。シンディは泣き出しました。食べようと努力したのですが、結局、ますます気分が悪くなってしまっただけでした。実際、うまくいくように思えたことは、食べることや食べ物についてほとんど何も言わないようにすることでした。頑張り続けるよう彼女を励まし、彼女がきちんと休息をとれるようにすること、そして他のストレスや気が散るようなことを極力少なくすることが有効なようでした。少しずつですが、両親の忍耐と粘りが効果を表わし始めました。食べまいとするシンディの決意も、両親の愛情に満ちた決意の前で崩れ始めたのです。最初はチキンを一口でした。その次は牛乳をカップに半分でした。しかし着実に進歩していったのです。そしてセラピストとの面接で、シンディの体重が、最初はゆっくりではありましたが増えつつあることがわかったとき、両親は何カ月もの間ではじめて、希望を感じることができたのです。

「もうお腹いっぱい」「お腹痛いの」「お腹空いてないわ」「今、食べたところだもん」といったお子さんの言葉を耳にすることがよくあるのではないでしょうか。ある意味、これらの言い分にはわずかながら真実が含まれていると言えるかもしれません。しかし肝心な点が欠けていることも確かです。拒食症の場合、普通以上に食べることが必要です。この病気においては、食べ物は文字どおり薬なのです。しかしながら、このような子どもの不平不満に対し、親が手助けできることは限られています。栄養（たんぱく質や必須脂肪酸）が豊富なドリンクを普段の食事の一部として息子さんに飲ませてみたらうまくいったという人もいます。これによって満腹感を減らし、また食後の不快感も和らげることができたからです。しかもこれは大きなカロリー源にもなりました。その他、一日の早い時間に必ず充分な量を食べさせるようにするとよいことに気づいたという人もいます。早めに充分食べておけば、その後の食事については若干、柔軟性をもたせることができるからです。

電気毛布や湯たんぽ、もしくは優しく首をさすってあげるなど、何か気持ちを和らげてあげられるような簡単なことが助けになる場合もあります。なぜなら実際のところ、不快感をもたらしているのは身体的な問題ではないからです（ただしお子さん自身はそう感じているようです）。むしろ食べることに関して感じている精神的な不快感、体重が増えることに対する不安、それが彼らの不満の根源にあるのです。

このような再養育の努力をどう進めていくべきかを説明するにあたって、私たちがよく引用するのは「砂山に登る」という比喩です。砂山に登るためには、どんどん登り続けなければなりません。さもないと崩れてくる砂のために滑り落ちてしまいます。充分速いペースで登り続けていけば、その努力のおかげで目標に近づいていることに気づくでしょう。しかし一休みしようと立ち止まれば、ずるずると滑り落ちてしまいます。気づいたらまたスタート地点に戻っていたということにもなりかねません。山の頂上に辿り着いたとき、初めて休むことができるのです。

食べ物の選択肢を広げていけるようにしましょう

食事の時間を構造化し、お子さんがもっと多くの量を食べられるよう支えていくことに加え、お子さんがより多くの種類のものを食べられるようにすることも大切です。多くの場合、摂食障害の子どもは、気持ちよく食べられるものの種類をかなり限定しています。それは非常に低カロリーで、無脂肪もしくは低脂肪、そして栄養価の低いものがほとんどです。あるいは過食症のように、ある種の食べ物（多くの場合、キャンディやでんぷん質、パンなど）を渇望する場合もありますが、それらについてはごく少量しか食べることを許していません——ムチャ食いをするまではです。いずれの場合も、カロリー、脂肪量の計算、計量などを通してますます食べ物の選択に没頭し、範囲を限定していきます。食事は（ときには他人の分も）すべて自分で用意しなければならないとし、料理用の鍋、皿、ボウルなど、調理器具まで自分専用のものを使うこともあります。

大きな問題として、これらの一連の行動に取り組んでいくかどうかは、みなさん自身が判断しなければならないことでしょう。取り組むという場合、お子さんにとって何をどのように食べることが必要なのか、実際に決めていくことになります。お子さんがもっとずっと幼かった頃にみなさんがしていたようにです。これは、お子さんにカロリー計算を認めない（もしくは少なくとも、特定のカロリーに基づいて何を食べるかを決めさせないようにする）ことを意味します。脂肪をとり、さまざまな食品を食べるよう勧めていくことになります。言うまでもありませんが、お子さんの行動を変化させていかなければ、摂食障害の考え方はますます頑固に居座り続けることになってしまいます。カロリー計算をするということは、食事を評価する一定の方法を設定することを意味します（「ダイエット中」の子どもなら必ずより低いカロリーを望むでしょう）。同じことは脂肪量にも、取り分けた食べ物の計量にも当てはまります。言い換えれば、食品の計量にこのように没頭することは、食べ物についての歪んだ考え方にますます拍車をかけるということです。これは食べ物の規則全般について言えることです。摂食障害の人が定める規則は、最初のうちは当人を過食や体重増加から守るもののように見えます。しかし結局、そのような規則は裏目に出て、正常な食事を妨げる規制と化してしまいます。そのため、みなさんがこれらの規則に異議を唱える場合、この障害の根底にある、食べ物についての歪んだ考え方を相手にすることになるのです。

このような歪んだ考え方に対しては、全面的な攻撃に出るのが最もよい方法だと論じられることでしょう。病院や滞在型の再養育プログラムの多くがこのような主張に基づいています。しかし多くの親がそうであるように、みなさんはおそらくもっと段階を踏んでこれらの行動に挑戦しなければならないと感じるのではないでしょうか。拒食症のケースなら、食事が改善し、体重の増加も順調なら、ある程度の食事規則はそのまま認めてあげることから始めようと思うかもしれません。また過食症のケースでも、ムチャ食いが減ってきているようなら、規則を認めてあげてもいいのではと思うことでしょう。このような方法を用いれば、食事に関するお子さんの抵抗をいくらかでも減らすことができるかもしれません。しかしその分、みなさんの挑戦は長引くことになります。

グレンダの両親は、毎週何かひとつ新しいものを食べるよう、グレンダに求めていくことにしました。食べる量については体重が順調に増えていくのに必要な分量とするものの、さらに何か新しい食べ物をひとつ彼女に選ばせることにしたのです。たいていそれは、今は抵抗があって食べられないでいるけれども、かつては彼女が好んで食べていたものでした。グレンダの場合、最初に加えられたのはチーズでした。かつては彼女もチーズが大好きだったのです。しかしここ六カ月間はまったく食べようとしませんでした。チーズに含まれる脂肪を恐れていたからです。両親は、どのチーズにするかは彼女が決めてもよいということにしました。ただし、何かひとつは必ず選ばなければならないとしたのです。グレンダが選んだのはパルメザンチーズでした。パルメザンチーズなら、彼女もいくらか気分よく受け入れることができるようでした。細かく刻まれているから、結果的にそれほど恐くない（すなわち太りそうにない）と思えたのでしょう。それを自分のサラダの上にほんの少し、パラパラと振りかけただけでしたが、なんとか試してみることができました。最初のうちはゆっくりとした進歩でした。しかし徐々に彼女は、パルメザンチーズを食べることに慣れていきました。そして他のチーズについても進んで挑戦してみる気持ちになっていったのです。

もうひとつ、乳製品に関することでかなり頻繁に問題となってくるのは、全乳を飲むかどうかということです。栄養不良の子どもたちのほとんどが全乳を飲むことに抵抗を示します。「脂肪分が多すぎるもの」と言うのです。しかし脂肪は、彼らの多くにとって必要なものです。そのため無脂肪乳から全乳へ切り替えることで（たとえしばらくの間だけでも）、重要な栄養源を与えることになります。「争いは選んでしてください」、食べ物の選択について、親にはよくそうアドバイスします。レタスの葉一枚のことで言い争うことはやめてください。もっと重要なこと——ダイエット用のカップ麺にするか、ハムと野菜のサンドウィッチにするか——について議論するようにしてください。全乳にするかどうかについても、お子さんの毎日の食事にすでに充分なカルシウムと脂肪が含まれているなら、あえて議論する必要はないかもしれません。たとえば、ドーラの両親は全乳が必要だと考えました。そして無脂肪乳も低脂肪乳も一切買わないことにしたのです。これは家族全体にとっての変化となりました（ただし、ドーラの栄養状態が改善するまでの一時的なものでした）。最初、ドーラはしり込みしました。しかし両親が優しく、けれど一歩も引くことなく励ましたところ、彼女も受け入れました。はじめは、シリアルにかけた牛乳をほんのわずか口に入れただけでした。その後、おやつと一緒にカップに半分飲むようになりました。ドーラ自身のなかに、元気になるためには牛乳を飲む必要があるとわかっている部分があったのでしょう。抵抗も少なくなっていきました。そして実際、ゆっくりとではありましたが、全乳を飲むという考えも——少なくとも健康な体重に戻るまでは——よいかもしれないと認めるようになったのです。

運動を制限するようにしてください

運動は素晴らしいことです。しかし摂食障害の人たちについて考えてみた場合、運動を通して相当な病理が現われていることがあります。拒食症の人にとって、運動は体重を減らし、さらにその増加を食い止める効果的な方法です。また過食症の人の場合は、摂取してしまったカロリーがジョギングや自転車による運動で相殺されたと確認することで、それがパージングの手段となることもあります。

運動については、いつ、どのように介入したらよいのか、わかりづらいことがよくあります。確かに、拒食症で低体重のお子さんの場合、運動は一般的に禁止したほうがよいと言えるでしょう。この場合、体育の授業を免除してくれるよう、学校に手紙を書くことになります（医師の診断書も必要な場合があります）。また、室内での運動（腹筋運動、なわとびなど）を随時監視しなければならないこともあります。この場合もやはり、お子さんの健康状態がこれ以上悪化するのを許さないというよりもむしろ健康を増進させていくことが、みなさんが関わるうえでの目的となります。したがって、お子さんが普通に食べるようになり、身体が危険な状態でなくなってくれば、通常はすぐに適度な運動を認めてあげるのがよいと言えます。しかし食事の場合と同じように、運動の再開にあたっては、最初、細心の注意を払う必要があるでしょう。お子さんはすぐに運動に夢中になってしまうと考えられるからです。したがって、慎重な計画を立てることが役立ちます。たとえば、最初は一日十五分に制限し、その後体重が順調に回復してくれば三十分にし、そして障害の徴候が一切なくなるまでこれを維持していくようなやり方が考えられるでしょう。場合によっては、これよりも少し早く運動を認めてあげるほうがよいこともあります。運動によって食欲が出て、子どもが協力的になり、回復しようという動機が高まったという親もいます。私たちも、この方法が実際に有効であると考えていますが、しかしそれはみなさんと、みなさんが共に取り組んでいる専門家とがこれを快く受け止められる場合においてです。つまり実際に、食事と体重に関してお子さんに継続的な進歩が見られる場合に限ってということです。

過食症の人の場合、適度な運動は過食やムチャ食いとは別に、欲求不満を和らげ、パージングをしないでもいられるようにするうえで効果的なことがあります。運動の代わりにパージングに頼ることがよくあるからです。運動のほうが大変で時間もかかると考えられているからでしょう。そのため過食症のお子さんが適度に、構造的な方法で運動していけるように助けていくことで、このような考えを変えさせることができます。これはちょうど食事を構造化していくときの方法によく似ています。ヘルスクラブや構造的な運動プログラム（キックボクシングや空手など）に参加することでうまくいく場合もあります。このようなプログラムでは、痩せることをよしとしてはいないからです（一方、ダンス教室などではスリムな外観を重視することがありますから、裏目に出てしまう場合もあります）。一緒に運動できる友だちを見つけてあげれば、運動を続けていける可能性も大きくなるかもしれません。あるいは、みなさんとお子さんとの関係にもよりますが、みなさん自身がお子さんの運動のパートナー役を務めてもよいのではないでしょうか。いずれにしろ、健康な体重と身体になり、それを維持していけるようみなさんが励ますことが、過食症の子どもたちにとっての大きな力となるのです。

お子さんがムチャ食いとパージングをしないでもいられるよう助けてあげてください

食事を正常に戻すことについていろいろお話してきましたが、それ以外に、お子さんの問題にムチャ食いとパージングが見られる場合は、これを食い止めるようにすることも必要です。たとえばムチャ食いの場合、自宅でどのような食べ物が手に入り、いつそれを食べるかを決めることは主にみなさんの責任です。したがって、どのような食べ物がお子さんのムチャ食いにつながりやすいのか、理解を深めることが大きな助けになります。そのような食べ物は人によってそれぞれ異なりますが、お子さんがどんな食べ物をムチャ食いしやすいかは、自宅の戸棚から何が消えているかを見れば、たいてい明らかになるはずです。よくあるのは、シリアル（箱ごと）、アイスクリーム（数個またはファミリーパック）、クッキー、ポテトチップス、チーズ、そしてピーナッツバターが瓶ごと消えているといったことです。ムチャ食いの食べ物は典型的に高カロリー、高脂肪、そして多くの場合、甘い物と言えるでしょう――ダイエットする人が日頃厳しく制限していて、そのためそれを食べることはいけないこととしている物です。

ある十代の子が次のように話してくれました。彼の母親は毎週日曜日には決まってケーキを焼くのだそうです。家族のメンバー四人がそれぞれ一切ずつ食べ、あとの半分は残しておきます。この残りのケーキはいつでも食べることができます。そのため毎週日曜日の夜には絶好のムチャ食い用の食べ物になるということでした。また別の子の話によれば、その子の家では大袋のポテトチップスや容器入りのアイスクリームを卸売りの食品市場で買って、食料庫や冷蔵庫に貯蔵していましたから、その「ストック」が常にムチャ食い用の食べ物となっていたのだそうです。みなさんのなかにもときどきケーキを焼く人がいるでしょうし、節約のために一度にたくさんの食品を買うことにしている人もいることでしょう。それはまったく理にかなったことです。しかし、お子さんがもっとムチャ食いをコントロールできるようになるまでは、このような調理や買い物の仕方は変えることをお勧めします。他にもムチャ食いにつながる食品の貯蔵方法があるかもしれません。思いあたるふしがあれば、当分の間はそれを控えたほうがよいでしょう。

誘惑的な食べ物がいつでも手に入るようにしているという以外にも、みなさんが知らず知らずのうちにムチャ食いに加担していることがあります。それはみなさんがその場にいないためにムチャ食いを防止できない場合です。ムチャ食いをする人の多くは、人のいないところでしかムチャ食いをしようとはしないでしょう。彼らはそのような行為を恥ずかしく思っているからです。そのためムチャ食いをする子どもたちは、周りに誰もいない確率が高い時間、あるいは人に知られずにムチャ食いできそうな時間を考え出します。たいてい一日に数回、そのような時間があります。ひとつは放課後の午後三時から六時の間、他には夜遅く、あるいは朝、非常に早い時間です。過食症の場合、たいてい問題のある食事パターンが伴うものですが、これらの時間帯はそのようなパターンにも実にぴったりと合うのです。なぜならずっと「我慢してきて」――たとえば一日中または一晩中――空腹感や欠乏感が増し、その反動でムチャ食いに走ることになるからです。したがって、お子さんが最もムチャ食いしそうな時間帯をみなさんが把握し、その時間にはそばにいて、ムチャ食いをしないでもいられるよう助けてあげることが大切です。

過食症の場合、パージングが起こるのはたいてい大量に食べてしまった後です。過食したことに対する罪悪感や恥ずかしさ、不安、そして体重増加の恐怖が引き金となります。嘔吐はムチャ食い同様、たいていひっそりと人目を偲んで行なわれます。嘔吐が有効なのは未消化の食べ物を空にする場合だけです(その量は限られています)。しかも食べてからすぐでないと意味がありませんから(たいてい三十分以内)、これはかなり予測がつきやすいのです。ですから、いつお子さんが食べるのか、また特に、いつムチャ食いをするのかを知っておけば、お子さんがいつ嘔吐しようとするかがわかるでしょう。ムチャ食いの場合同様、嘔吐が起こりそうなときを承知しておけば、いつ警戒すべきか、そしていつ防止策を実行すればよいかがわかりやすくなります。

また、お子さんがどこで吐くのかを知っておくことも役立ちます。とはいえこれは必ずしも簡単にいくとは限りません。言うまでもなく、嘔吐と言えばたいていトイレで行なわれることがほとんどですが、シャワーの最中にする人、ごみ箱や庭の植え込みにする人も多いのです。嘔吐はたいてい非常に独特な規則に従って行なわれます――しかもそのような状況以外では行なえないということが多いものです。たとえば、家でしか嘔吐できない人もいますし、周りに誰もいないときしかできないという人もいます。その他、嘔吐できない場所について、たとえば学校や教会など、規則を設けている人もいます。このような状況を理解しておけば、嘔吐できる環境が整わないようにし、嘔吐させないようにすることもずっと簡単になるでしょう。お子さんが自宅でしか嘔吐しない場合(病気の初期段階では珍しいことではありません)、監視すべき環境を限定することができるので、みなさんには有利と言えます。それでも条件は変わる可能性がありますから、嘔吐の場所がどう変化しようと、遅れをとらないようにすることが大切です。たとえどのような変化であれ、このような行動が続くのを許してしまうことになりかねないからです。

さらに、お子さんがどのように嘔吐するのかを承知しておくことも大切です。指を喉に入れて、反射的に吐き気を催すようにする場合がほとんどですが、ときどき自分の指だけでは足りず、スプーン、歯ブラシ、爪やすりなど、他の道具が使われることもあります。なかには、中毒になったときに吐き気を催させるために使われる吐根シロップについて調べている子もいます。しかし吐根シロップは習慣的に用いると心臓の問題が出てきたり、死に至ることさえあります。また時が経つにつれ、直接刺激しなくても嘔吐できるようになる人もいます。つまりいつでも内密に嘔吐できるので、その行動を見つけだし、中断させることはいよいよ難しくなります。それでも、お子さんの嘔吐の仕方を知っておくことは、介入の助けとなるでしょう。なぜならばそれにより、嘔吐が続いているかどうか、その徴候を見つけだすことができるからです（たとえば爪が割れていたり、嘔吐の際に歯があたるので手の甲に引っ掻いたような傷がある、など）。お子さんが吐根シロップを使っている場合、その危険性を考えれば、このような物は自宅に置いておかないようにするか、あるいは鍵をかけてしまっておくことが絶対に必要です。

覚えておいてください。お子さんは食べすぎてしまったと確信すると、どうにも嘔吐せずにはいられなくなるのです（しかもこの場合、当人にはほとんど選択の余地はありません）。そして嘔吐すると、お子さんはとてもほっとします。こうして、たとえどれほど恥ずかしく、ときにはつらい行動であっても、嘔吐は強力な支えとなっていきます。したがって、お子さんが嘔吐しないでいることの不快さに耐えられるよう助けていくことがみなさんの務めとなります。嘔吐に代わる何か好ましいものを与えていくようにするのです。たとえば、お子さんに関心を注いであげるのもよいでしょうし、気晴らしや、何かもっと前向きなことができる機会を与えてあげるのもよいでしょう。しかし、このような代わりのものを提案する際には、お子さん自身は何が役立ちそうだと思うのか、その考えを聞いてあげる必要があります。ムチャ食いをしてしまった後の嘔吐を食い止めるためには、ビデオゲームをする、映画を観る、散歩をする、または買い物に行くといった活動が役立つという親もいます。

もうひとつ、下剤も、子どもが食べ物をパージングしようとしてよく用いるものです。第４章でも指摘しましたが、下剤の使用は継続すると非常に危険で、しかも極めて効果の少ないものです。長期的な使用はさまざまな身体的問題につながります。ひどい腹痛、不快な満腹感、そして腸の可塑化を引き起こす恐れがあるのです。効果を得るためには、量を増やしていかなければなりません。これが中毒につながることがあるのです。下剤を使用する人の多くは、ただ食べ物を取り除くだけでなく、「空っぽ」になった感じになりたい、「胃をぺちゃんこ」にしたいと言います。心理的に、お腹の中が空になると安心するのでしょう。お子さんが下剤をやめられるようにするために、いくつか心に留めておいていただきたいことがあります。まず、下剤の種類によっては、血液や大便の検査で見つけられるものもあるということです。小児科医に検査してもらえば、お子さんがみなさんの知らないあいだに下剤を使っているかどうかを確かめることができます。加えて、下剤は頻繁に使用するとなるとお金がかかります。そのためお子さんがいつも現金を手元にもっている場合は、その使い道をチェックし、下剤購入に使わせないようにする必要があるでしょう。しかし費用の問題から、下剤を盗む子どもも少なくありません。過食症の人が万引きでつかまるケースは珍しくないのです。

パージングはまた、極端な運動という形で行なわれることもあります。ムチャ食いをした後、お子さんは摂取してしまったカロリー数を計算し、ジョギングやその他激しい運動をしてそのカロリーを「消費」させようとするかもしれません。このような運動によるパージングは、一見、下剤の使用や嘔吐ほどは害がないように見えるかもしれません。しかし「すべてのカロリーを消費できない」ことへの不安や、運動に要する時間、そして身体に与えるストレスなど、運動によってムチャ食いを相殺しようとすることは大きな負担を強いることになります。このような状況では、お子さんが体重コントロールのためでなく、健康のための普通の活動として運動をしていけるように支えることがみなさんの役目となります。厳しいダイエットの結果引き起こされるムチャ食いの埋め合わせとして、運動をさせないようにしてください。

食事や体重に関することでお子さんと言い争うのは避けてください

摂食障害の子どもの歪んだ考え方は、親が最も共通して直面する問題のひとつです。おそらくみなさんもその例外ではないでしょう。わが子に「道理をわきまえた」「分別のある」考え方をさせなければならないと思い込んでいる人もいるかもしれません。もしくはうちの子なら「自分で克服できる」と信じている人もいるかもしれません。しかしスタート時点から、このような状況が望めることは、（あったとしても）非常に稀です。むしろ最初から最後まで、数々の理不尽な言い争いや悪戦苦闘に引きずり込まれることが多いというのが実情でしょう。ただし、それを理不尽とは思っていない人がいます。食べ物、体重、体型に対する過剰な関心と非現実的な思い込み、そして不安のために考え方が歪んでしまった人の目から見れば、それは大変理にかなったことなのです。これがどのような考え方かということについては第5章で詳しくお話しました。しかしながら、拒食症や過食症との戦いの真っ只中にいるときには、このような考え方が引き起こす問題は、もはや抽象的なものではなくなってきます。極めて具体的で、しかもこの先どう進んでいくのかもわからないような問題です。みなさんが直面することが予想される困難としては、たとえば次のようなものがあるでしょう。強迫的な体重測定、食料品、洋服の買い物、友だちやメディア、流行の影響などです。

強迫的な体重測定

ひっきりなしに体重を量るというのは、摂食障害の人の多くに共通して見られる問題です。これには強迫的な面があり、体重測定が次第に精神状態（気分がよいか悪いか）、自己価値（成功しているか失敗しているか）、さらには自分の魅力（人から好かれるか好かれないか）を評価する手段になってしまうほどです。もちろんこれらの特徴は、実際には体重などによって決まるものではありません。しかし思い込みから、徐々にそのように感じられるようになってしまうのです。〇・五キロから一・五キロ程度の体重の変化なら、実に多くの要因が考えられるはずです（何を着ていたか、いつ食事をとったか、一日の時間帯、最近の活動、水分の摂取状態など）。しかしみなさんもお気づきでしょうが、お子さんは体重が少なければ一時的に安心するものの、その二、三時間後に体重が「重くなっている」と、たちまちガックリうなだれてしまいます。お子さんの体重が実質的には変わっていないことは、みなさんにはわかっています。しかしお子さんにはそうは思えないのです。

一方、定期的に体重を量ることは、回復状況が誰の目にも明らかになるので、大切なことでもあります。以上のような理由を考慮してみても、やはり治療中の二週間に一回程度、体重を量れば充分ではないかと思います。そうなると、お風呂場の体重計を捨ててしまう（もしくは隠す）ことになるでしょう。ただしこれも、体重をいつ誰が量るかということに関して、みなさんと共に取り組んでいる専門家たちの間で合意が得られていてこそ有効です。お子さんの体重を小児科医の診察室で量ったら減っていたのに、栄養士の診察室で量ったら増えていた、さらに別のセラピストの診察室で量ったら変わらなかったというのでは何の役にも立ちません。いろいろな場所で量ったところで、みなが混乱するだけです。

お子さんをいつ食品の買い出しに連れていくのがよいか、判断してください

摂食障害のお子さんがいる場合、食品の買い出しは非常に厄介な問題でしょう。守らなくてはならない規則がたくさんあるでしょうし、しかもその規則も頻繁に変わる傾向があるからです。その

ため、なかには依然として買い物にお子さんを連れていくことにしている人もいます。子どもが食べると承知する食品について、彼らと相談しながら買うためです。しかし、私たちの経験上、かえってこれは逆効果となる場合が多いように思います。子どもは食料品店のなかをうろうろ歩き回ります。拒食症の子どもなら、何か自分でも食べられそうなものはないかと探すことでしょう（しかしほとんど見つかりません）。一方、過食症の子どもの場合は、罪悪感と誘惑に駆られながら歩くことになります。そのため治療の初期では、お子さんの好きな物、嫌いな物を理解するのはよいことですが、買い物はみなさんがひとりで行なったほうが無難な場合が多いでしょう。いったん回復し始めたら、こうした場にお子さんを連れて出かけるのも意味があります。食べ物を快く受け入れられるようになったか、より柔軟に選択できるようになったかという点でどれほど進歩したかを、お子さんと共に確かめることができるからです。

症状が落ち着くまで、洋服の買い物は延期しましょう

十代の子どもたちにとっては、洋服を買いに出かけるのもよくあることです。しかしこれも治療初期の段階では極力制限してください。体重同様、洋服のサイズも、精神的、社会的価値の「目印」となることが多いからです。摂食障害という状況では、ＸＳサイズに対するお子さんの誇りは、ＸＬサイズであることを恥ずかしく思うのと同じくらい歪んだものなのです。拒食症の場合、子ども

の身体にぴったり合うサイズはどんどん下がっていくでしょうから、体重が完全に（もしくはほぼ完全に）戻るまで待ってから、洋服を買いに行くことが理にかなっています。過食症の子どもの場合は、治療初期の段階ではサイズが上下することがよく問題となります。したがって、この場合もやはり少し待ったほうがよいでしょう。

ただし、どうしても買いに行かざるを得ない場合もあります。ダンス用の特別な衣装や、女の子のドレスを用意するような場合です。このような洋服を着るような機会は、誰にとっても多くの不安をもたらします。ファッションや外見には私たちの誰もが影響を受けます。それを念頭に、みなさん自身がファッションや外見にどの程度関わっているか、きちんと評価してみるとよいでしょう。どれほど流行に合っていても、ぴったりしすぎているドレスは避けるようにしてください。そのようなドレスはよかれ悪しかれ、お子さんが非常に気にしている身体の特徴の多くを強調する傾向があるからです。

支援的な友情関係は認めてあげてください

「摂食障害の友だちがいると、うちの子に否定的な影響を与えるのではないでしょうか」、そう心配する親の声をたびたび耳にします。これは単純には答えられない質問です。というのも、その友だちとお子さん次第という面が非常に大きいからです。現在、摂食障害に苦しむ子どもは膨大な数にのぼります。そのためそのような子を避けることはおそらく不可能でしょう。しかしながら、お子さんの友だちが現在、治療を受けておらず、しかもお子さんに摂食障害の行動を勧めているようなら、このような関係はできるかぎり制限すべきでしょう。少なくとも治療初期の段階では、そうしたほうがよいと思います。とはいえ、これはデリケートな問題です。なぜなら、十代の頃の友だちというのは、子どもたちにとって非常に大きな意味をもつものだからです。それでも特定の友だちに対し、どうしても関係を制限する必要があると感じた場合には、みなさんがそう思う理由を明確にし、そしてお子さんが進歩を続け、それを維持していくなかで、状況を再度評価するつもりだということをはっきり伝えてあげてください。この種の問題については明らかに、お子さんのセラピストともよく話し合い、アドバイスを求めることが大切です。

体重について、メディア関連の価値観がおよぼす影響を制限してください

お子さんが自分自身をどう考えるかということについては、家族の他にも数多くの影響が考えられます。このなかには、一般的に何らかの形で私たちすべてに影響を与えるものもあります（たとえば、メディア、流行、文化）。一方、子どもの世界に特有のものもあります（子ども同士のグループや、その価値観）。さらには摂食障害の世界独自のものさえあります（摂食障害のプロによるウェブサイト）。お子さんが摂食障害から完全に回復するのを妨げる恐れがあるとき、このような外部

からの影響の否定的な側面をどのように制限したらよいのでしょうか。

思春期の子どもたちは、メディアの影響を特に受けやすいと言えます。彼らは自分がどのような人間であるかという意識を発達させつつあります。芽生えつつあるアイデンティティを外から確証してくれるものを探し求めているのです。皮肉なことに、ある意味、子どもは自分自身にぴったり当てはまるものを見つけるというより、むしろメディアによって定められた基準に従おうとすることがよくあります。このようなかたちで追従しようとする裏には、仲間と「調和」しなければならないという思いがあります。いくつかの理由から、彼らにとっては仲間とうまく調和することが重要なのです。第一に、人間は社会的な動物として自然に他者を求めます。思春期においては、デートも含め、家族以外の関係を通して社会的な学習の場が生まれます。その結果、彼らは仲間と積極的に関わるようになります。人から好かれたい、この思いは彼らにとって非常に単純で、具体的な意味を帯びてくるのかもしれません。痩せていれば（またはもっと痩せれば）、もっと好かれるかもしれない、ということです。なぜ子どもたちがこのように考えるのかは容易に理解できます——このようなとらえ方は、実際、かなり真実を突いているのです。しかし、これだけが人から認められるための唯一の基準となることはほとんどありません。彼らはそれを理解できていないことが多いのです。愉快だから、頭がいいから、または親切だからという理由で、人は好かれることのほうが多いものです。しかも思春期の子どもたちの物事に対する見方は、まだ発達途上にあります。メディアやそれが生み出すさまざまなものを頼りに、自分たちの小さな世界の外から物事をとらえるための助けを得ようとしているのです。残念ながら、大体において、一般メディアが映し出す世界は真実ではありません。かなり歪んだ世界と言ってよいでしょう。そこでは美しく、魅力的であることが成功、幸せ、達成を意味しているのです。

お子さんがこれ以外の価値観を再構築していけるよう手助けする責任は、親であるみなさんにあります。私たちは摂食障害の子どもたちと話をする際に、体重や体型がどれだけ重要だと思うか、他の特徴や関心事と比較して相対的なランク付けをしてみてくれるよう頼むことがあります。摂食障害の人たちは、知性や人格、友人、家族、さらには宗教的信念と比べてみても、体重や体型に相当な比重をおいています。もちろん、体重は健康と魅力の両面において重要です。しかし重視しすぎるあまり、それを他の重要な性質や関係よりも上位においてしまうと、問題が生じるのです。みなさんのお子さんにとっても、それ以外の価値観を理解することは難しいことでしょう。視覚的なメディアの世界においては特にそうです。テレビや雑誌では、他の要素に価値をおくことはまずありません――ひとつの映像だけでは、他の要素はとらえにくいからです。たとえ実際、他の価値観の重要性をメディアが示したとしても、そのようなものは「売れない」でしょう。残念ながら、それらは美しさほどは「珍しく」も「特別な」ものでもないからです。

思春期の子どもをもつ親として、みなさんは難しい立場にあります。みなさんは大人です。大人ということは、いわば子どもの世界には「通じていない」（またはそう思われている）のです。たとえばファッションのこと（ベルボトム〔訳注：すそが広いズボン〕、ロースラッグジーンズ〔訳注：ズリ落として履くジーンズ〕、ホールター〔訳注：首ひもでつり、背中や腕を露出した女性用ドレス〕）についてみなさんが直接質問したとしたらどうでしょう。無視されるのが関の山です。したがって、批判的な態度ではなく、むしろお子さんに教えてもらうというくらいの態度で問題に迫ることが大切です。お子さんがもっている他の価値観で、そのような方向へ彼らを向かわせていくためにみなさんに利用できそうなことはないでしょうか。お子さんに、有名人グループ以外のヒーローやヒロインについて考えてみてもらいたいと思うなら、お子さんが他にどのような価値観をもっているのか理解することが大切です。たとえば、学問や運動面での成功を重視しているお子さんなら、価値という点でそれらを身体的な美に代わるものとして話してみてはいかがでしょうか。また、多くの子どもがもっている利他的な感情を活かすこともできるでしょう。たとえば自己評価や自己価値を生み出す源としては、ボランティア活動や家庭教師、資源保護プログラム、宗教や教会団体などがあります。社会的な価値観を確認することで、身体的魅力とそれらとの相対的な価値のバランスをとることができるでしょう。

外見や見栄えを子どもたちが重視しすぎることに対して、親がどう対応したらよいかについては、摂食障害の子どもの親だからといって特別なことは何もありません。しかしお子さんは、周りから称賛の目で見られるような身体的理想像を追求する罠にはまり込んでいくという独自の問題を抱えているため、みなさんには特別な責務があると言えます。メディアによって助長される価値観は、お子さんにどのような影響をもたらしているでしょうか。その影響力をチェックし、制限していくのがみなさんの役目です。同時に、そのような価値観に代わるものを明らかにし、お子さんがそれを手がかりに自己評価と価値観を発達させていけるよう支えてあげてください。

メディアが助長する流行や名声以上に、メディアによって伝えられる健康関連の事柄のほうが問題を多く含んでいることもあります。これは「健康」に関連するものはよいことであるという先入観があるからです。問題は、健康の定義の仕方です。たとえば、菜食主義、低脂肪／無脂肪食品、ある種の過激な運動法が重視されることがよくあります。摂食障害の人の間では、これらの価値観が過度に強調されています。確かに、健康を追求していくうえでこれらを選択すれば、よい結果がもたらされるでしょう。しかしダイエットや極端な低体重の維持のためであれば、そうはなりません。このことは強調しておきたいと思います。

摂食障害の子どもたちの健康を現在蝕んでいる最も油断ならない勢力のひとつに、摂食障害者向けのウェブサイトがあります。これらのウェブサイトは、そうとわからないような巧妙な名前をつけ、チャットグループ、情報、およびさまざまな手段を提供し、子どもたちの摂食障害を助長します。そして子どもたちが介入を拒否し、治療への親の参加に抵抗するよう促します。この問題を箇単に解決することはできません。言論の自由が保障されているからです。しかし親として、みなさんにはいくつかの選択肢があります。厳しい措置に感じられるかもしれませんが、治療期間中はお子さんのコンピュータがインターネットに接続できないようにすることも必要かもしれません。もしくは厳しい監視のもとでのみ使えるようにするという方法もあります。お子さんがそのようなサイトを利用していることを突き止めるためのテクニックとして、「クーキー（cookies）」をチェックしてみるとよいでしょう。しかし往々にして、コンピュータに関してはみなさんよりもお子さんのほうが長けています。それでも、これらのサイトがもたらす害は甚大ですから、使える方法なら何でも結構ですので、それらを駆使し、こうしたサイトへのアクセスに対しては断固たる態度で臨んでください。もちろん、お子さんが他の場所（学校、図書館、または友人宅）からそのようなサイトにアクセスすることは可能かもしれませんが、少なくとも時間を制限することにはなるでしょう。

親はいつ頃から手を引き始めたらよいのでしょうか

今はまだ想像しにくいかもしれません。しかしいずれ、お子さんの摂食障害の症状や行動に深く関わっている状況からどのように手を引いていくか、明確にしなければならない時期がやってきます。実際、それこそが第一線でお子さんと深く関わっていく段階の最終ゴールと言えるでしょう。

お子さんが正常な体重、もしくはそれに近い体重に達し、適切なスケジュールで適切な量を食べ、強迫的に運動をすることも、ムチャ食いやパージングをすることもなくなり、概してかつての自分をもっと好きになる時、そのうちみなさんも、そのような時が近づきつつあることを実感するでしょう。生理が止まっていた娘さんなら、それが戻ってくることも身体が健康になった素晴らしい証です。

問題をとらえようと必死に戦ってきたあとで、それを手離すことは難しいことでしょう。みなさんがその命を大切に育んできたわが子が、突然向きを変え、危険な方向へ進んでいく姿を見るというのは恐ろしい経験です。小児癌の生存者に関する調査からは、ありとあらゆる化学療法、放射線治療、外科手術を耐え抜いた子どもでも、時が経てば、そのような出来事にはこれといってこだわらなくなることが明らかになりました。しかし彼らの親は、依然多くの心配を抱え、侵入的な考えや夢にとらわれ、随分前にわが子が経験したことについての不安を引きずっていたのです。ですからみなさんも心に留めておいてください。みなさんが安らぎを取り戻すよりも早く、お子さんは前に進んでおり、（おそらくこれは正しい見方と言えるのですが）危機を脱したと感じていることでしょう。

たとえば交通違反をしたお子さんに再び運転を許可するとき、みなさんはどういう方法をとるでしょうか。私たちは、みなさんがお子さんから手を引くことに関して、よくこのような比喩を使います。最初は学校の行き帰りにだけ運転を許可し、その後、週末の昼間なら運転してもよいことにする、そして最後には完全に運転の権限を与えるといったやり方ではないでしょうか。食べることに関しても、まずはお子さんに親のいないところでおやつを食べることを許可する、次には昼食を、といったやり方で始めていき、監視の目がなくてもお子さんがきちんと食べられるようになっているとの確証を待てるようにすればよいでしょう。完全にここまでたどり着くには数カ月はかかるかもしれません。たいていそうなるまでに、みなさんの気持ちもいくらか和らぎ、問題が生じても、何に着目し、どう助けていったらよいかの要領がつかめているはずです。

私たちは、お子さんに回復が見え始めたら、できるかぎり多くの社会的活動を認めてあげることを強くお勧めします。なぜなら、一部には、このような活動に参加することでより正常な発達が期待できるからです。しかしそうした活動のなかでは、当然、食事をする機会が出てくることにもなりますから、最初のうちは食事時間の前後に活動のスケジュールを組むことが必要となるでしょう。それでも、これらの活動を勧めていくことによって、お子さんも、みなさんがコントロールしようとしているのは彼らの食行動だけであり、他の年齢相応の活動についてはそう口出しするつもりはないということを理解できるようになるでしょう。

摂食障害の治療の最終的な目標は、食べ物や体重に関連する強迫的な行動と考え方にかかわる人生を取り戻すことです。思春期の子どもたちの場合、これは学校に戻ることを意味します。学校を休んでこれまでどこにいたのか、友だちに説明するという課題にも挑戦することになります。そうしてゆっくりと、正常な子どもの社会的生活に入っていくのです。学校に戻るというのは、気がかりな問題です。なぜなら、高い成績を維持しなければならないという思いは、摂食障害の人の多くに共通して見られるものだからです。彼らはそれまで病気でしたから、勉強が遅れてしまっているのではないか、準備不足なのではないかと心配し、自分が望むところまで決してたどり着けないのではないかと考えています。子どもを学校へ戻すには、ある部分、このような心配があっても大丈夫よと請け合う必要があるでしょう。「大丈夫、あなたは今でも優秀な生徒よ。二年生の間、上級コースの授業を五つとることができなくても、きっとうまくいくわよ」のように言ってあげるとよいでしょう。また、なぜお子さんが学校を休んでいたのか、どの程度周りに伝えるかに関しては、多少のコツや判断力が必要です。「心臓が悪くて」「胃の調子が悪くて」、あるいはこれと似たようなことを言うだけの子どもが多いようです。他には、シンディのように、自分の経験を通して他の人の役に立とうと決意する子もいます。そのような子は、仲間の健康を支える存在となり、摂食障害の友人を助けようとするでしょう。

もうおわかりかと思いますが、このような点でお子さんが正常な軌道に戻れるよう支えていくためには、おそらくみなさんが考えている以上に積極的にお子さんを励ましていくことが必要です。ときにはみなさんがリードして、お子さんがお友だちの家を訪ねるよう手配したり、学校の委員などを引き受けるよう励ますことが必要となってくるでしょう。摂食障害の子どもたちの多くは、ある程度の社会的不安を抱えています。その点に関しては、摂食障害の行動や考え方の問題が落ち着いたあとでも取り組む必要があるかもしれません。これらの問題に対する治療には、うつ病や強迫性障害など、他の精神医学的問題と同様、薬物療法、心理療法、もしくはその両方が必要となるかもしれません。

みなさん自身の健康に気を配ってください

本章をお読みになり、わが子を助けるというのは非常に大変なことであると、よくおわかりになったのではないでしょうか。したがって、この極めて重大な任務に取り組んでいる間、できるかぎりみなさん自身の身体を大切にしていくことが重要です。みなさんがお子さんを支えていくことができなくなれば、お子さんは摂食障害と戦っていくうえで、最も重要な人材を失ってしまうことになります。みなさん自身の健康を維持するためには、休息し、定期的な運動と栄養をしっかりとる必要があることを認識しなければなりません。休息が必要なときには、夫もしくは妻、あるいは家族の他のメンバーと負担を共有できるような計画を立てることも必要でしょう。気分が落ち込んだり、強い不安を感じていることに気づいたら、お子さんとは別に個人療法を受けることも検討してみてください。私たちの経験から言っても、親がそのような支援を求めることは決して珍しいことではありません。家族、友人、または精神的な共同体に救いを見出すこともあります。みなさん自身の支援システムを活用することは、みなさんとお子さんの両方にとって助けになるでしょう。

しかしながら、これらの取り組みがすべて終わったら、命をも脅かす問題からわが子を救ったという大きな満足感が得られることでしょう。以前にも言いましたが、結果について保証することはできません。しかし成功の可能性について楽観的になる根拠は充分にあるのです。

第8章 支援的役割
——他の方法でわが子の回復に関わっていくにはどうしたらよいのでしょうか——

第7章では、モーズレーのモデルに基づいた家族療法を通して、摂食障害やそれに関連する行動を直接変えていくことに、みなさんがどのように関わっていけるのかについてお話しました。本章では、他の治療法においても、どのような形でみなさんが関わっていけるのか、具体的に説明していきたいと思います。本章でご紹介する治療法は、モーズレー・アプローチの考え方をもとに発達したものではありません。そのため、親がどれほど関わっていけるかについてはそれぞれに違いがあります。またみなさんの参加がどれほど認められ、奨励されるかは、同じ治療形態のなかでも、それを実際に行なう人によって変わってきます。しかしここでご紹介する治療法のいずれにおいても、みなさんを除外することなく、親としてのみなさんの役割を尊重し、支援する形で行なっていくことは可能です。お子さんを助けるために何が行なわれているのかをみなさんに伝え、みなさんがどのように手を貸していけるのかを決めたうえで治療を進めていくことは、決して不可能ではありません。これらの治療法においても、みなさんの関わりが重要であることは家族療法の場合と同じです。ただお子さんの行動を変えていくうえで、みなさんの役割がより間接的なものになるというだけです。

これまでの章では、思春期の発達を支えていくうえで、親の重要性が低く評価されてきた現状を強調してお伝えしてきました。しかし徐々に、子どもたちが生活をうまく調和させようとするときに親が関わることで、本質的な違いが現われることが明らかになってきています。直接的、間接的にかかわらず、お子さんを助けていくうえでみなさんが一定の役割を担い、関わっていくことは、お子さんの回復に大きく貢献するでしょう。

支援的な役割の原則

以下では、集中治療（入院プログラム、滞在型プログラム、デイプログラム）に親がどのような形で関わっていくことになるのかについてお話したいと思います。また、特に個人的アプローチをはじめとした外来診療についても、親の関わり方としてどのような方法があるかをご紹介していきます。これらの治療法のどれと関わる場合でも、細かい点についてはそれぞれさまざまな違いがあると思います。しかし以下にご紹介するように、すべてに共通する一般的な原則があります。

1．どのようなアプローチを試みるかについては、夫婦の間で意見を一致させてください

最初からお伝えしてきたことですが、お子さんを助けていくうえで最も大きな障害のひとつとなるのは、どのように支援していくかという点に関して、両親の間で意見が食い違ってしまうことです。この問題に実際どのように取り組んでいけばよいかについては、第9章で詳しくご説明します。しかし、たとえ最初の治療予約さえしていない段階であっても、両親が互いに顔を合わせ、よく話し合うことが大切です。そして、どのような点で意見が異なるのかを突きとめ、お子さんと家族にとって最も納得がいく治療法はどれなのかを明らかにしてください。

それぞれの治療法の効果について、資料に基づいた情報をお求めの方は、第6章を参照してください。第6章を見ても、みなさんが検討中の治療法が紹介されていない場合は、その治療法を勧める医師に、なぜそれを有効と考えるのか尋ねてみてください。また、最近の信頼できる研究で最も有効であると証明されている治療法ではなく、なぜそれを選択するのかも確認してみるとよいでしょう。医師の回答が納得できるようなものではなく、しかもその治療法が第6章でご紹介したど

の分類にも当てはまらなければ、それがお子さんの症状を改善するうえで効果があるとする根拠はないと判断してかまわないでしょう。つまりそのような治療法に時間を無駄にしていては、お子さんの健康を危険に晒すことにもなりかねないということです。このような場合には、別の方法を紹介してもらえるよう頼むか、そうしてもらえない場合は、新たな支援を探す必要が出てくるでしょう。

私たちが、どのアプローチを試みるか意見を一致させてくださいとアドバイスするとき、それは両親ふたり、もしくは保護者だけで協議してくださいという意味です。その判断にお子さんを交えないでください。どのような段階を踏んで摂食障害を退散させていくかについて、お子さんに意見を述べる権限を与えては、かえって逆効果です。なぜなら、お子さんが回復し始めないうちは、問題について彼らに話をしても、返ってくるのはお子さんの意見というよりもむしろ摂食障害の声だからです。だからといって、お子さんの意見を聞いてはいけないということではありません。しかしあくまでも親として、決定権はみなさんの手に握っておいてください。本書をお読みになることで、摂食障害のお子さんをどのように支えていけばよいかを判断する準備がみなさんのなかにもできてきます。どの治療法を受けたいかについては、お子さん自身にも考えがあるでしょうし、そのことに対して強い感情を抱いていることと思います。しかしみなさんもうおわかりでしょうが、摂食障害の子どもたちの場合、回復しようという動機はあまり強いとは言えません。したがって結局、治療選択肢を評価し、どのように進めていくのが最善かを決めていくのはみなさんの役目となるでしょう。

2. 何であれ、選択する治療法についてはできるかぎりのことを学んでください

本書では、摂食障害のためのさまざまな治療アプローチをご紹介していますが、その範囲や詳細に関してはやはり限度があります。したがって、いろいろな選択肢をより詳しく検討する際には、本書に加えて他の資料や情報を手に入れる必要があるでしょう。第6章では、本書の出版時点で明らかになっている研究についてご紹介しています。しかしこれ以外にも、現在継続中の研究からは常に新しいデータが寄せられていますので、どのようなものであれ、この間に発表された結果にも遅れずについていく必要があるでしょう。最新の研究について、どこで信頼のおける情報を得られるかについては、小児科医や精神科医もアドバイスしてくれるでしょう。またすでにセラピストに相談されているなら、彼らからさまざまな治療アプローチについて紹介した資料を入手することができるかもしれません。

3. お子さんや治療についての見解は、治療開始時から伝えるようにしてください

先にも言いましたが、誰であれ、治療にあたる人からは、お子さんの発達について詳しく説明し、お子さんの現在の行動と症状に関して気づいた点を話してくれるよう求められることになるでしょ

う。しかしみなさんのほうでも、何が問題や衝突の原因となっていると思うのか、できるだけ話し合う機会を設けるべきです。また、お子さんと家族のなかに、何か活用できそうな利点や能力があれば、それについても伝えるようにしてください。これらの情報を提供し、セラピストにみなさんの見解を伝えておくことで、治療開始時から共に取り組んでいけるような関係性を徐々に築いていくことができるでしょう。セラピストと共に取り組むなかで何か問題に突き当たった場合は、第10章を参照してください。チームワークを改善するためのアイデアをご紹介しています。

4．治療に関わるセラピストまたは医師とは頻繁に連絡を取ってください

親のなかには、専門家が関わるようになったとたん、自分たちの役目は終わったと考える人もいます。その他、セラピストに質問することも、わが子が今どのような状態なのか意見を聞くこともできない、もしくはそうすべきではないと思っている人もいます。いずれも適切な考えとは言えません。確かに、ある領域ではお子さんと個人療法家との間の守秘義務は遵守されなければなりません（性に関すること、親密な感情、社会活動など）。しかしそれでもみなさんの関わりが必要なことに変わりはありません。このような障害がなぜ起こったと思うのか、現在症状がどのように現われ、お子さんの問題によってみなさんや家族がどのような影響を受けているのか、これらの点については、どのアプローチを選ぶにしろ、みなさんの見解はすべてセラピストと定期的に話し合うにふさ

わしい題材です。

5. 改善をどのように評価するかを明らかにしておいてください

治療の最初にセラピストに尋ねておくとよいこととして、症状の改善という点でどのようなことを期待したらよいのか、またそれにはどれほどの期間がかかるのかということがあります。この点を明らかにしておくことで、合意のうえでの判断基準をもつことができますし、変更の可能性がないとは言えないものの、それによって皆で回復の道のりを確認することができるでしょう。また状況の進み具合について、最新の情報をいつどのように提供してもらえるかについても合意しておくことで、お子さんが現時点で必要な治療を受けていることを確認しながら、みなさんも長い道のりを共に歩んでいくことができるでしょう。このような最新情報の提供については、みなさん、セラピスト、お子さんの間で話し合っておき、適度な間隔で進展具合を評価していけるようにすべきです。たとえば、拒食症のお子さんの場合、体重が増えているかどうかが決してわからなければ、みなさんがお子さんの改善具合を評価することは難しくなってしまうでしょう。また、お子さんがパージングを非常に内密に行なっているような場合には、お子さんがよくなっているのか悪くなっているのか、みなさんにはわからないかもしれません。

６．予備の計画を立てておきましょう

次から次へとセラピストや治療アプローチを変え続ける親の姿を目にしますが、これは彼らが犯す最も大きな誤りのひとつです。それでもやはり、みなさんが選んだやり方で効き目がなかった場合に備えて、他の選択肢を考えておくことも必要だと思います。どんな病気、またどんな人に対しても常に百パーセントの確率で効果のある治療法などひとつもありません。したがって、みなさんやお子さん、そしてセラピストが望んでいたような進歩が見られなかった場合のために、代わりの計画を準備しておくことが最善と言えるでしょう。予備の計画を立てておくことは、現在の治療の効果を弱めてしまうことと同じではありません。むしろ必要なときに代わりのものをもちあわせない状況に陥らないようにしておくということです。本書全体を通して何度もお話ししてきたように、問題は長引けば長引くほど、変えることが難しくなってしまいます。予備の計画を立てるため、親としてセラピストや医師と協力し、決定的に行き詰まったときにすぐにとるべき次善策は何かを明らかにしてください。第６章で説明したそれぞれの治療法は、選択肢を考えるうえでのよい出発点となるでしょう。

７．お子さんの治療を継続させてください

個人療法の場合は、大体においてみなさんが果たす役割は限られています。それでもやはり重要

であることに変わりありません。なぜなら最初のうちは、食事の問題のために治療を受けようというお子さんの動機は小さいものだからです。したがって、みなさんが励まし、支え、さらにはお子さんが治療面接に出席するよう強く促していくことも必要となってくるでしょう。面接をすべて学校の時間外に設定することは通常不可能ですから、これは、学校と協議し、治療のために授業を休ませる必要も出てくるということです。しかしそうなると、お子さんとの一悶着は避けられないでしょう。お子さんは学校を休んだり、友だちと一緒の時間を奪われたりすることを嫌がるだろうからです。さらにみなさんも、何回か治療面接への出席を求められることでしょう。そのような面接の内容は一様ではなく、お子さんがどのタイプの治療を受けるかによって変わってきます。とはいえ、このような面接への出席は何よりも優先していただきたいと思います。みなさんが参加することで、たとえ主要な役割を担っているのではないとしても、みなさんが治療を応援しているというメッセージを送ることができます。

責任を任されない場合でも、治療に関わり続けていくにはどうしたらよいのでしょうか

親がわが子の治療から外されることがどれほど多くの問題を孕んでいるかについては、本書全体

を通してご説明してきました。親が治療状況について何も知らされなかったり、治療に干渉しないよう直接言われることもあるでしょうが、いずれにしろ問題であることに変わりありません。不意をつかれ、治療から外されたときは、特につらいものです。どうしたら治療に関わることができるのかがわからなければ、わが子の回復のために自分の役割を見出すことができない無力感に襲われることになるでしょう。そこで本章ではこのあと、さまざまな治療形態でみなさんが関わっていくための具体的な方法をご紹介していきたいと思います。入院治療が最も一般的、もしくは最もよく研究されている治療形態というわけではありませんが、この場合を説明することで、直接治療の責任を任されなかったときでも、モーズレー・タイプの家族療法を受けている場合のように、治療に参加するためにみなさんには何ができるか、その典型例を示すことができると思います。では、まずはそこから始めていくことにしましょう。

集中治療（入院、滞在型プログラム、およびデイプログラム）における親の役割とは？

残念ながら、摂食障害の子どもたちの多くが、ある種の収容施設で提供される集中的な治療を必要としています。これらのプログラムが何を目標とするかによって変わりますが、入院治療の期間は短いもので数日、長いものでは十二週間になることもあります［訳注：米国では医療保険制度が日本と異なり、入院期間は非常に短くせざるを得ない］。輸液など、もっぱら緊急の身体的問題に対処するためだけに入院治療を行なう場合は、ほんの数日の滞在になると予想されます。またおそらく摂食障害病棟ではなく小児科病棟に入院することになるでしょう。入院治療の主な目的が、体重を回復し、命が危険なほど体重が減少していながらもなお治療を拒む患者に、現実的な回復の機会を提供することである場合は、入院期間が十週間から十二週間にわたることもあります［訳注：日本では半年以上になることもある］。しかしながら、なかには急速な体重減少を止め、回復の足がかりを得ることだけを主な目的としているプログラムもあります。このような場合は、何週間にもわたる治療を行なうのではなく、十日から十四日間程度の滞在となるでしょう。

このような情報から理解していただきたいのは、入院治療が適切な時期に適切な理由で勧められているのかどうかをみなさんが確認する必要があるということです。自分たちの意向が顧みられることもなく、入院を認めるよう強制されたように感じている親の姿をあまりにも多く目にします。とりわけ、このようなやり方が特に必要なのはなぜなのか、入院の目的は何か、入院期間はどれほどと予想されるか、そして外来治療が考慮されないのはなぜかといったことについて、充分な説明がなされなかったりします。一方、逆の場合もあります。実際には入院が必要なときに、入院させられずにいる場合です。費用の関係から、入院治療の代わりに不充分な外来治療に留められるのです。なかには、医師の助けと相当な陳情により、緊急に入院が必要であることを保険会社に認めさせることに成功した親もいます。しかし、このようなやり方は、大きな不満をもたらすだけでなく、相当な時間のロスにもなります。緊急に入院治療が必要な場合は特にそうです。お子さんの体重減少が気がかりなときは、どのような方法を選ぶか、医師とよく話し合うことが何よりも重要です。

入院治療が望ましいかどうかを決定する際の判断基準は、治療チームによってさまざまに異なるでしょう。しかしその違いは実質的なものというより微妙なもののはずです。緊急の身体的問題のために入院するのか（たとえば、輸液補給であれば二日程度）、それとも体重回復のために長期入院するのか（先述のように、数週間）を決める際は、みなさんも治療チームも、たいてい次にご紹介するガイドラインに従っていくことになります。入院のための一般的なガイドラインについては、米国青年期医学会（the Society for Adolescent Medicine）と米国小児学会（the American Academy of Pediatrics）から発表されています。正確なガイドラインはお子さんの小児科医に示してもらう必要があるでしょうが、概して、以下のものと大きな違いはないはずです。

- 深刻な栄養不良（理想体重の七十五パーセント未満）
- 脈拍が、日中では一分間に五十回未満、夜では一分間に四十六回未満である
- 体温が、日中では摂氏三六・四度未満、夜では三六・〇度未満である
- 起立時（寝ている状態から立ち上がった場合）の収縮血圧が十水銀柱ミリメートル以上変化、もしくは脈拍が一分間に三十五回以上変化する

- 不整脈（QT期間が〇・四四秒以上延長）
- 電解質の異常（通常、カリウムが一リットル当たりのミリグラム当量で三・〇未満）

子どもに入院が必要となると、必ずと言っていいほど、ひどく心配になるものです。親も子どもと同じくらいうろたえて入院治療に臨むことがしばしばです。子どもが入院したがらないことがプレッシャーとなり、ますます不安が募ります。入院治療に対して複雑な思いに駆られる理由は親と子では異なっているかもしれませんが、入院が危機的状態を反映していること、それゆえ外傷体験や混乱をもたらすものとして経験されやすいということを心に留めておくことが重要です。

入院の衝撃を和らげるためには入院を短期に抑えるしか方法はありませんが、この判断は全くみなさんの力がおよぶところではありません。それゆえ、入院治療のためにわが子を病院へ連れて行くというのは決して容易な決断ではないのです。しかし、たとえ長期入院が必要な場合でも、お子さんの入院を短期間に留めることは可能です。この場合、入院は必要な救命処置を行なうためということになります。

入院治療に見込まれる効果と他の治療法のそれとを比較検討する場合には、入院治療後にどのような継続治療が可能なのかを必ず考慮してください。適切な継続治療が受けられなければ、入院で得られた成果を維持していくことはたいてい難しくなります。お子さんが入院する専門病棟が自宅から近い場合は、お子さんの主治医から定期的な継続治療を受けることはさほど難しくはないでしょう。しかし施設が近くにない場合、外来治療もしくはデイケアなどで継続治療を受けるための手段が他にあるでしょうか？　お子さんの入院治療が継続治療によって補完されるようにするためには、みなさんと、退院を許可する入院治療チームが協力する必要があります。彼らは快く手を貸してくれるでしょうか？　入院治療に踏み切る前に確認しておいてください。

しかしおそらくこの場合、最も重要な問題は、お子さんの入院治療にみなさんがどのように関わっていくかということでしょう。入院中、いったいどれだけ、またどのような形でみなさんの関わりが認められるかは、治療チームがどのような治療アプローチをとるかによって変わってきます。しかし大切なのは、与えられた機会をすべて活用することです。これは入院施設の所在地が重要であることの、もうひとつの理由です。お子さんが入院する専門病棟が自宅から遠く離れている場合、みなさんが毎日病院を訪れることは必然的に不可能かもしれません。しかし病院を訪れることは、退院後の継続治療の間、お子さんの成果を維持していこうとするみなさんの基盤づくりとして役立つでしょう。先にも言いましたが、入院中に体重が増えてもそれを維持できず、結局再入院することになる子どもたちが多いのです。次にご紹介するブレンダのケースもそうでした。

はじめて入院したとき、ブレンダはまだ十二歳でした。彼女が入院したのは非常に有名な入院施設で、自宅から二つ離れた州にありました。自宅がある州には、そのような施設はひとつもなかったのです。彼女は病院で順調に回復しました。そして数週間後、食事を自分で「世話する」ため、自宅へ戻ることになりました。しかし残念ながら、ブレンダはすぐに体重を落としてしまいました。もっとよい判断ができたはずなのですが、両親はそんな娘の姿に戸惑い、傍で見ていることしかできませんでした。結局、彼らは再び州を越えなくてはならなくなりました。最初の入院のときと同様、ブレンダの状態は落ち着き、体重が増え始めました。両親は病院での再養育の試みに参加することはできませんでしたし、退院後、両親がどのように彼女を助けていけるのかについての情報もあまり得られませんでした。前回と同様、看護スタッフの励ましもあって、ブレンダは食べることに関して本当によく頑張り、数週間後、健康な体重で退院しました。そしてまたもや両親は、「自分で世話できるよう、ブレンダ自身に任せてください」と言われたのです。十三歳になっていたブレンダは懸命に努力し、食をめぐる不安と戦おうとしました。そして両親は今回も指示どおり、傍からそれを眺めていたのです。結果的に、自宅に戻ってほんの数週間で、彼女は病院で増やした体重をすべて失ってしまいました。今では両親も、入院施設への道のりを嫌というほど知り尽くしていました。同じシナリオがまたしても繰り返されることになったのです。

ブレンダの幸せを願う人なら誰でも、このようなサイクルをとめてあげたいと思うに違いありません。お子さんが同じ罠に陥らないようにするために、みなさんには、お子さんが入院している間に、治療チームからできるかぎりのことを学んでいただきたいと思います。どのような機会を見つければよいのか、以下に示します。

1．**親のための教育面接**：たいていの入院施設でよく行なわれているものです。拒食症や過食症について質問する機会が得られますので、病気について専門家から多くのことを学ぶことができるでしょう。専門家なら、お子さんや病院の状況についても具体的に把握しているはずです。

2．**看護スタッフや他の専門スタッフの様子を観察する**：熟練したスタッフの仕事ぶりを観察してみてください。そうすれば、みなさんがいないなかで、彼らがなぜ、そしていかにお子さんにうまく食べさえ、体重を増やすことに成功しているかがわかるでしょう。何をいつ食べるべきかに関して、スタッフがあれこれ議論していないことにも気づくと思います——それらはすでに明確に決められているからです。

3．**入院中に、子どもが食事するのを手伝ってみる機会**：プログラムにもよりますが、食事時間に親をなかにいれ、お子さんが何を食べているのか見学させてくれたり、お子さんのそばで食事を監督する機会を与えてくれることがあります。

4．**栄養士との相談**：お子さんの入院中に栄養士と面接しておくと役に立つでしょう。栄養士は、お子さんにとってどれくらいの量のどのような食べ物が最適か、親がよく理解できるよう助けてくれるはずです。

5．親のためのサポートグループと心理療法：多くの入院プログラムでは、親のためのサポートグループを用意しています。このようなグループに参加することで、苦しんでいるのは自分だけではないということがわかるでしょう。また、摂食障害の子どもと関わり始めたとき、どの家族も経験する孤独感と恥ずかしさに対しても、サポートグループは大きな支えとなってくれるでしょう。

残念なことですが、あまりに多くの親が入院プログラムから除外されたり、あるいは自ら身を引いてしまいます。これは結果的に、入院環境では体重が増えるものの、自宅に戻るとたちまち体重が落ちてしまうというサイクルを繰り返すことにつながります。そうして結局、親は変わろうとしていないといって「責められ」、親としての技量も活かされず、結果的にお子さんは滞在型施設へ送られ、そこで数カ月間を過ごすことになります。しかもそのような施設は、家族や友人がいる場所から数百キロも離れていることが多いのです。

短期入院の他、集中的なデイ治療プログラムも、摂食障害の一部の患者にとって、長期の集中的入院治療に代わる効果的な治療方法となるかもしれません。デイ治療は集中的入院治療を終えた患者に勧められることがあります。入院治療を「卒業」したあと、病院から完全に退院する前に、このような治療に段階を落とすのです。またデイ治療は、入院施設で過ごしたことのない患者に適切と見なされることもあるでしょう。しかしここでは難しい決断を迫られます。というのも、これは本質的に医師たちがみなさんとお子さんに対して、お子さんの病状は非常に深刻ではあるものの一日二十四時間入院していなければならないほど「重病」ではないと伝えているようなものだからです――つまり微妙な一線が引かれているということです。

デイ治療が入院治療に代わるよい方法であることは、次の点からも言えるでしょう。デイ治療なら通常の家庭生活におよぼす混乱をいくらかでも小さくすることができますし、親も比較的治療に関わりやすくなるからです。たとえば週末の食事はもちろん、午後のおやつも親が監督することになります。何らかの方法で、デイプログラムにより親の治療への関わりが実現できるのであれば、これは親とプログラムスタッフが互いに学び合える、素晴らしい機会となるでしょう。そして子どもがデイプログラムから卒業する頃には、親も状況に振り回されることなく、子どもを支え続けていけるという自信を強めているはずです。

ただし、多くの滞在型治療や、一部の入院およびデイプログラムには限界もあります。比較的年少の患者（十四歳未満）や男児に対しては、多くの場合、このような治療は行なわれないからです。場合によっては、よくも悪くも、滞在型治療が最後の頼みの綱とされることもあります。外来治療にかなりの歳月を費やし、しかも何回か入院施設での治療も経験し、それでも子どもの病状に治療効果が現われないときには、しばしば滞在型治療が勧められます。だからといって、そのような施設にいる患者のすべてが、それまでの治療に失敗した人たちだということではありません。滞在型治療が初めて受けるプログラムであるという患者も大勢います。しかし概して、医師たちの多くが（それをいうなら親も同じですが）滞在型治療を考慮する前には、まずいくつか他の治療選択肢が検討されるといって差し支えないでしょう。多くの滞在型施設では、親のための教育プログラムやサポートグループが全体的な治療の一環として組み込まれています。しかしやむを得ないこととはいえ、距離や旅行費用の関係から、これらのプログラムが受けられる範囲と規模にはいずれも限界があります。それでも、お子さんにとって滞在型施設での治療が必要ならば、できるかぎりみなさんも参加でき、お子さんが退院して自宅に戻ってきたときにもみなさんに力を貸してくれるような施設を探してみてください。

摂食障害のための一般的な家族療法における親の役割とは？

家族療法のためのモーズレー・アプローチは、一般的な家族の問題やそのプロセスに焦点を当てたものではありません。そうではなく、拒食症や過食症の具体的な症状に対して家族がどう支援していったらよいかを主な焦点としています。対照的に、多くのセラピストが実際に利用しているのは、親が子どもの症状を変えていく、または対処していくことには焦点を当てないような家族療法です。このタイプの家族療法では、より一般的な家族の問題に取り組みます。なぜならそのような一般的な問題が、摂食障害の発生または維持の一因になっていると考えるからです。第6章やその他のところでも指摘したことですが、このような考えを裏付ける証拠はごく限られています。それでもこの種の家族療法は一般的で、かつ多くの臨床家によって効果があると思われていますから、みなさんも与えられた選択肢のなかで、この治療法に遭遇する可能性があるでしょう。

このような家族療法では、セラピストは一般的な家族プロセスのさまざまな面を変えようと試みます。なかでもセラピストが特定し、修正しようとするのは、家族内の不適切な同盟、コミュニケーション問題、対立の回避、そして家族のメンバー、特に摂食障害の子どもの個体化や分離の抑制などです。家族療法家が「不適切な同盟」について話し合うとき、それは彼らの視点から見て、両親が共に協力し、明らかな権限をもっている場合に、家族は最もうまく機能するという考え方を示しています。それでも結局、子どもが一方の親よりもう一方の親とより親密になるということがあります。この種の同盟が起こるのは、たとえば子どもが非常に深刻な病気で、一方の親がその子に自分の精力のほとんどを注ぐ必要がある場合などです。また両親の間に重大な問題がある場合にも、このような同盟に拍車がかかることがあります。その原因が何であれ、このような同盟は、両親が力を合わせて取り組む際、特に摂食障害を退治するという点においては妨げとなります。そのためセラピストはまずそのような同盟を突き止め、それがどのように両親の共同の取り組みを妨げているかを説明します。そして、その同盟によって引き起こされている問題を家族が変えていけるよう手助けしようとするでしょう。

また家族療法家は、対話の限界を広げることで「コミュニケーション問題」に取り組みます。残念ながら、家族間で互いに話をすることさえできなくなっているという状況は多いのです。これには多くの要因が考えられますが、最も一般的なのは、親が仕事や職務に没頭している、不安やうつを抱えている、そして夫婦間の不和などです。コミュニケーション問題に特有なものとして、対立の回避があります。対立の回避は、一般的なコミュニケーション問題を超えて、「平和を保とう」「争いを避けよう」とするために、重大な問題に向き合うことに二の足を踏むことにもつながります。問題を解決するよりも、対立を回避したほうがよいと考えられてしまうのです。残念ながら、対立の回避が裏目に出て、摂食障害のような問題が悪化してしまうことがあります。セラピストは、どのようなときに、どのようにして、そしてときにはなぜ、直接問題に向き合わずに対立を回避しようとするのか、家族が理解できるように助けていきます。たとえそれにより敵対的な時期が続くことになったとしてもです。

さらに、家族によっては、思春期における子どもの自立を支援することに苦しむ場合もあります。子どもに何が起こるのか、子どもがこの先自立したら家族はどうなってしまうのかが心配で、「あなたが成長し、家から離れて行ってしまうのを私たちは応援しないから」というメッセージを暗に、ときには公然と伝える家族もあります。このような問題に取り組むため、家族は、家族メンバーが成長して離れていくことがなぜこれほどつらいのかを探究していく必要があります。これまで家族療法家たちによって明らかにされた理由としては、子どもがいなくなったら家族がバラバラになってしまうのではないかという恐れ、自分たち親が寂しい思いをするのではないかという恐れ、さらには子どもはまだあまりに未熟で、とても家を離れることなどできないという非現実的な恐れなどがあります。

このような形態の家族療法では、ここに挙げたような問題をよく検証できるよう、できるかぎり率直でいることがみなさんの役目です。これは言うのは簡単ですが、実行は難しいものです。このような検証に素直に臨むことは、誰にとっても難しいのです。他に、本章のはじめでご紹介した原則をもう一度思い出してください。まずは進歩をどのように評価するのか、きちんと理解しておくことが必要です。予備の計画を立てることも忘れないでください。ある治療を試みたものの、正直言って満足できないという場合、あるいはお子さんの体重が減り続けていたり、摂食障害の結果、何か他の身体的問題で衰弱してきていることに気づいたときのためにも、予備の計画は必要です。

精神力動的個人アプローチにおける親の役割とは？

明らかに、親は摂食障害のわが子を助けるために積極的に責任を担う必要があるということ、これが本書の主な論点です。これまでもたびたび強調してきましたが、摂食障害は考え方や行動をひどく歪めてしまいます。もはや、お子さんが重要な進歩をしていくうえで最も頼りとなるのは、親であるみなさんの存在であると言ってもよいほどです。それでも、たとえ問題行動そのものに取り組んでいるのではなくても、精神力動的治療に基づいたアプローチが、摂食障害に関係する発達的、情緒的問題に取り組む際に有効であることが明らかになっています。この点で、このアプローチは先述の一般的な家族療法と共通している部分があると言えます。これまで多くの臨床家がこのような治療法を長年にわたって実践し、臨床的な成果を実感してきました。精神力動的アプローチとして大きく分類される個々の学派は多数ありますが、思春期の拒食症の治療でこれまでに効果が証明されているのは、自我志向的個人療法（ＥＯＩＴ）だけです（第6章参照）。そこで、精神力動的個人療法においてみなさんがどう関わっていけるかについては、このＥＯＩＴを例に説明したいと思います。ＥＯＩＴは、自己心理学と呼ばれる精神力動理論から引き出された考えを基に発展したものです。ＥＯＩＴは、発達上の問題を解消し、子どもに強い自己意識をもたせると共に、自信と自己効力感を維持していけるようにする精神力動的治療法です。拒食症に関しては、この障害の子どもたちは、自信に満ちた感覚や自立を実感できず、その結果、食べることと体重に対するコントロールを、他の自信や自立に関する心理的および情緒的ニーズと混同しているのだと考えます。ＥＯＩＴではこのような考えから、変化を促すための主な手段として、個人療法家との治療関係を利用します。

この治療アプローチでは、拒食症というのは食事を制限し、体重を減らすことで、感情的未熟さ、恐怖、不安、および落ち込んだ気分に何とか対処しようとする自己破壊的な試みであると見なされます。過激なダイエットに関連する自己破壊的な方法の代わりとなるものを見つけるために、患者は、飢餓状態に陥ることで自覚しないようにするのではなく、肯定的なものも否定的なものも含め、自分の感情を見極め、それを明らかにしなくてはなりません。回復の目安としては、思春期に共通して見られる問題にうまく対処していけるという自己効力感が高まること、生まれ育った家族から離れ、個人として自立していけることも含まれます。治療では他に、思春期の子どもが自分や家族、そして思春期、成人期初期のさまざまな課題に対して、より健全な認識を発達させていけるよう支援し、彼らがより強く、能力があると実感できるようになることも目標にします。

ＥＯＩＴでは主に子どもに焦点を当てますが、親も日常的に関わっていくことになります。ＥＯＩＴを開始するにあたって、親はこの治療形態の論理的根拠とその性質について説明を受けます。セラピストは子どもとは別に（平行して）親とも面接をし、親の機能や家族の力動的関係性を評価します。さらに、拒食症に影響を与えている発達上の困難に子どもがうまく対処していけるよう、親はどのように手を貸していったらよいのかについても情報を提供します。セラピストは、このような面接が親を支援するためのものであると説明するはずです。そして分離と個体化が、正常な思春期の発達過程の一部であるということを親に教えていきます。また正常で理想的と見なされそうなこと（完全主義、従順さ）が、ＥＯＩＴの理論的観点からは、拒食症の基盤にある病理の一部として考えられるという点についても、親の理解を促します。したがって病状が改善することにより、子どもが親に素直に従わなくなったり、反対意見を述べるようになることもあると伝えます。このようなかたちで限界を試すことは、思春期に適切な自立を高めようとするときには正常なことと考えられるからです。一方、十代の子どもの引きこもりを問題だと思う親もいるかもしれません。しかしセラピストは、これもまた正常な思春期の行動であるため、回復過程ではこのような引きこもりも当然予想されることを親が理解できるよう助けていきます。

ＥＯＩＴの過程全体を通して、セラピストはみなさんと面接をしていくことになります。みなさんがお子さんの問題をどの程度適切に把握しているかを評価し、それに応じてアドバイスを与えるためです。これはより幼い子どもや、はっきりと自己主張できない患者のためには特に必要なことかもしれません。さらに、お子さんの生活上のストレスにどのように対処しているか、お子さんが自信を得る必要性をどのように尊重しているかについても尋ねられることになります。この場合もやはり、セラピストは親がこれらの務めを果していけるようアドバイスを与えてくれるでしょう。たとえば、お子さんが課外活動や家庭教師などを負担に感じている場合は、制限するよう親に言うこともあるでしょう。要するに、セラピストはこれらの平行面接のなかで、子どもの代弁者を務めるのです。

みなさんがお子さんの心の底にあるジレンマを正しく理解できるようにするために、セラピストは守秘義務に配慮しながら、お子さんの行動や考え方の過程を理解する方法を親に提案することでしょう（特にそれが拒食症の病因と持続に関係している場合）。これに関してみなさんは、どのようなことであれ生活上の重大な出来事について、お子さんが明らかにした情報をより多く話すよう求められます。セラピストにとってそれが役立つことがあるからです。さらにセラピストは、お子さんに対して、このような情報を親に打ち明けることがどれほど大切かを説明します。たとえば打ち明けることで、親は子どもを助けたり、よりよい支援方法を考える機会を得られるかもしれないからです。さらにセラピストは、みなさんの許可を得たうえで、お子さんとの個人療法に戻していくのがよいと思われる情報（たとえば夫婦間に深刻な問題がある、両親の一方が摂食障害であるといった情報）を明らかにすることもあります。このような情報を伝えることで、お子さんがみなさんの問題を自分のせいだと思ったり、打ちのめされた気持ちになることを少なくすることができるでしょう。特にこれは自己批判的で、親の欠点を認めることができない子どもの場合に当てはまります。

このようにＥＯＩＴにおいては、個人療法は、子どもが思春期や食事に関するジレンマを克服する能力を高めていけるよう計画されています。基本的に、それを手助けすることがみなさんの役割です。しかしすでにおわかりかのように、この過程におけるみなさんの存在は重要です。なぜならみなさんは情報を提供し、治療を支援し、そしてみなさんの態度や考え方がお子さんのニーズの妨げとなっている場合には、それを自ら変えていくことにもなるからです。

十六歳のサラは、個人療法でセラピストの面接を受けてきました。徐々に体重も増え、ダイエットの効果が薄れてきたと感じると、今でもときどきパージングをすることがありますが、ムチャ食いをすることはなくなっていました。しかしその一方で、彼女は母親に対してだんだん無愛想になってきました。父親に対しては、話しかけられても無視していました。サラとセラピストはこの点についてよく話し合いました。そしてこれらの問題を、自分も両親に十八歳の兄のように扱ってほしいというサラの思いに関係していると位置づけたのです。

セラピストはサラの両親に、思春期というものをどのように考えているのか話し合うために面接を行ないましょうと申し出ました。母親は、サラが自分のことで苦しんでいると感じていました。なぜならこの母娘はあまりにもよく似ていたからです。一方、父親はサラが腹を立てていると感じていました。なぜなら彼女のデートの相手について両親が制限を設けていたからです（十七歳以上は一切禁止）。さらに門限も定めていました（金曜日と土曜日は午後十時、翌日学校がある日の夜は外出禁止）。

セラピストは両親との面接で、両親の教育係兼サラの代弁者役を務めました。そして、サラが自分自身の判断にもっと自信をもち、適切な選択をしていけるようにするためには、いくらかの危険を（度を越さない程度に）冒すことを認めることも重要であると両親が理解できるようにしました。具体的には、試験的に、両親がその相手と会えるのなら、デートの相手はサラ自身が決めてもよいとする期間を認めることにしました。また門限についても、彼女が責任のある行動をとっているかぎり、彼女自身に任せることにしたのです。

数週間後、両親は再び面接への出席を求められました。どのような進行状況か確かめるためでした。いくつか踏み誤った点もありました（サラが電話もせず、非常に遅くまで帰らなかったことがあったのです）。しかし概して両親は、彼らが予想していた以上にサラは責任のある行動ができることを証明してみせたと感じていました。また、それまで続いていた親子の対立も幾らか和らいでいました。そうこうしているうちに、サラは日常的にパージングをすることもなくなりました。両親との対立も減り、そして大学進学の計画に関心が移っていくにつれ、徐々に体重への没頭も少なくなっていったのです。

過食症のための認知行動療法（CBT）を支援するうえでの親の役割とは？

過食症のための認知行動療法（CBT）は、主に子どもとセラピストの間で行なわれる治療法と考えられていますが、みなさんが治療に関わることも理に適っています。みなさんはお子さんの治療に対する動機を高めることができますし、セラピストとお子さんの、行動や考え方を変えていこうとする取り組みを応援してあげることもできるでしょう。また食事の計画に加わったり、ムチャ食いやパージングの回数を減らそうとする努力を見守り助けていくうえでも、多くの点で（すべてではありませんが）親も関わっていけるはずです。過食症のためのＣＢＴにおけるみなさんの関わりは、子どもがムチャ食いやパージングをやめられるよう、家庭環境を変更することができるみなさんの力を利用するものです。第7章でもお話しましたが、これは家族療法でみなさんが行なっていくことに似ていると言えるでしょう。しかしＣＢＴは基本的には個人療法ですから、みなさんの役割が若干異なり、ＣＢＴのさまざまな段階で変更が加えられることもあるでしょう。

ＣＢＴの治療を始めるにあたっては、最初に、過食症のためのＣＢＴモデルについてセラピストから親に説明があるでしょう。独自の介入（自己観察、行動処方、問題解決、認知的再構築）が、過食症の治療にどのように効果を発揮するのか知ることができると思います。これは、お子さんがこれから何を行なうのかを理解する助けになりますから、みなさんがどのようにその力になれるのか見極めていくうえでも参考になるかもしれません。ＣＢＴの第一段階で最初にすることは、ムチャ食いを防ぐための食事パターンを規則正しく守れるようにすることです。みなさんには食事を構造化して（食事を三回、軽食を二回など）、お子さんを支えていくことが求められるでしょう。また、ムチャ食いの引き金となるような食べ物にお子さんの手が届かないよう配慮することでムチャ食いを防いだり、食後一定の時間をお子さんに付き添うことでパージングを防げるよう助けてあげてくださいと言われるかもしれません。

十六歳のタニカは、午前中と午後の早い時間ずっと食べることを我慢しています。そして学校から帰るとおやつを食べ始めます。しかしこれはたちまちエスカレートしてムチャ食いへと進み、さらにパージングが続きます。セラピストは、このような食事パターンをどのように変えていったらいいか、タニカとさまざまな方法を話し合いました。そのなかで彼女が最も気に入ったのは、母親と一緒に朝食を食べ、放課後はムチャ食いをしないでもいられるようにするために、母親に家にいてくれるよう頼むという方法でした。このために母親は数週間、仕事を早退しなければなりませんでしたが、それでも母親の支えはタニカの食事パターンを変えていくうえで効果を発揮しました。数週間後、彼女のムチャ食いは著しく減少するまでになったのです。

摂取した食事と体重を記録することによる自己観察は、ＣＢＴの鍵となる要素です。とはいえこのような記録を続けていくためには、自己観察の能力と、観察したことを書き記していく努力の両方が必要になってくるため、実際には子どもたちにとって難しい場合もあります。子どもは概して、大人と比べてまだよく自分を観察できないので、食事記録をつけていくことの大切さを彼らが理解できるよう助けることで、みなさんもCBTにおけるわが子の努力を支えていくことができます。食事の際に、「記録表を持ってきた?」と尋ねるだけでもよいでしょう。「ちゃんと記入しておきなさいね」と優しく思い出させることで充分な場合もあります。たいていこれらの記録は、セラピストと話し合うためにお子さんが個人的に行なうものですが、特にお子さんが低年齢の場合は、記録を仕上げられるよう、少なくとも最初のうちはみなさんが手伝おうかと尋ねてみるとよいかもしれません。さらに、お子さんの行動や傍から見た精神状態について、みなさん自身が気づいたことを記録する場合もあります。これはセラピストとお子さんとの話し合いの際に、比較資料として利用することができます。

モーリーンは十四歳の女の子です。彼女は過食症を患っていましたが、ムチャ食いとパージングについては繰り返し否定しました。しかしセラピストは、定期的に彼女の行動について両親に確認しました。両親の報告によると、彼女にはムチャ食いをしていない時期があったけれども、再び大量の食べ物が姿を消し、トイレにはパージングが再び始まったことを示す証拠が残されていたとのことでした。セラピストは、両親にモーリーンとの面接に加わるよう求めました。この面接のなかでセラピストは、両親に気づいた点や心配している点を話してくれるよう頼みました。その面接は対立的なものではなく、モーリーンは自分の症状を軽く考えているけれども、やはりそれは重大な問題であるということを彼女自身が理解できるようにするためのものでした。母親は、数箱分のクッキーと大量のアイスクリームがなくなっていること、そしてそれらが消えた理由がまったく思い当たらないことを話しました。しかしそれらがあまりにも誘惑的なものであるため、モーリーンが耐え切れなかったのではないかと考えていると言いました。父親は自宅でクリーニング屋を営んでいました。彼はモーリーンが最近、客用のトイレで食べた物を吐いていた証拠を見つけたと報告しました。そしてどうやって娘の力になってやったらいいのか考えていると言いました。モーリーンは最初涙を浮かべ、両親が自分のことを「こそこそ嗅ぎまわっていた」と言って怒りました。しかし結局、再び自分がムチャ食いとパージングに苦しんでいることを認めたのです。両親は彼女を批判したりはせず、このような行動をやめることがどれほど大変か理解できると言いました。モーリーンとセラピストは、今後両親とも別に面接をすることにし、何らかの案を考えていくことにしました。

過食症のためのＣＢＴの第二段階では、引き続き観察を続けると共に、必要であれば定期的な食事パターンの確立を目指す、またはそれを維持していくことが主な目標となります。さらに、お子さんがどのような食べ物を恐れ、避けているのか、その性質を自分で説明できるようにし、それらのいくつかをもう一度、親の助けを借りて徐々に食事のなかに取り込んでいくことが次の目標となります。たとえば、お子さんが恐れている食べ物――ムチャ食いを引き起こす可能性がある食べ物――はアイスクリームかもしれません。その場合、みなさんが進んでアイスクリームを買いにお子さんと一緒に出かけてみてはどうでしょうか。そうすればお子さんがアイスクリームをひとつだけ食べるよう助けてあげることができますし、このような挑戦をしてみた感想を話し合うことで、彼らの力になってあげることもできるでしょう。

おそらく、問題解決や認知的再構築の具体的な活動にみなさんが直接関わることはないでしょう。これらの活動では、食べ物や体重についての考え方や信念における問題はもちろんのこと、ムチャ食いとパージングを防ぐための方法を見つけだせるようお子さん自身が努力していくことになります。しかしながら、お子さんとセラピストが編み出した解決策のなかには、みなさんもその一端に加われるものがあるかもしれません。たとえば、放課後ひとりでいるとムチャ食いをしてしまうとお子さんが判断したとします。その場合、その時間帯にはみなさんが一緒にいて、お子さんがムチャ食いに走らないよう助けてあげてくださいと言われるかもしれません。または、魅力的であるという点に関するお子さんの信念は、体重に過剰に焦点を当てたものかもしれません。そのような場合には、家族の状況に照らし合わせてこれらの問題点について考え、みなさんが洞察や助言を与えていってもよいでしょう。

ＣＢＴの最終段階は、主に治療後の改善の維持に関係しています。進歩について見直し、現実的な見通しが立てられます。将来の病気のぶり返しに備え、再発防止策をとります。ストレスとなりそうな状況が近づいてきていることを確認したり、再び険しい状況になった際にはお子さんが頼れるようしっかり落ち着いていることによって、みなさんも力になることができます。ＣＢＴに関わることは病気を理解する助けになりますし、大事なこととして、お子さんのなかにある恥ずかしいと思う気持ちを和らげてあげることもできます。そのため必要なときには、支援（特にみなさんの支援）がすぐに求められることもあるでしょう。

過食症のための対人関係精神療法（ＩＰＴ）における親の役割とは？

対人関係精神療法（ＩＰＴ）で治療を受ける大人の患者は、多くの場合、ひとりで診察を受けます。しかしこのアプローチを用いて子どもを治療する場合、セラピストは、一般的に親も治療に参加させます。なぜなら子どもの対人的ジレンマにおいて、親は大変重要な役割を担っているからです。ＩＰＴアプローチは、過食症に関係する乱れた食行動を非常に間接的に変えていくということを心に留めておいてください。しかしＩＰＴは依然としてかなり注目を浴びている治療法ですから、その具体的な課題におけるみなさんの重要性についても、次にご紹介する例のなかで強調したいと思います。

CBTの場合と同様、面接に臨もうとする子どもの動機は、親が治療に加わる際の最初のポイントとなるかもしれません。

十六歳のフェリシティは、熱心に過食症の治療を受け始めました。友だちとの問題に取り組むことに関心があったからです。しかしフェリシティには、予約を忘れてしまうか、あるいは三十分遅刻して現われるといった傾向が見られました。そこでセラピストは、フェリシティの参加をどうしたら改善できるかについて意見を述べ、両親に前もって彼女の携帯電話に電話をかけてもらい、面接のスケジュールを思い出させてもらうようにしてはどうかと提案しました。フェリシティはそれならうまくいきそうだと同意しました。またフェリシティの両親も娘の治療に手を貸すことができ、満足でした。こうした関わりは、両親にとっても、またフェリシティにとっても、干渉ではなく支援と感じられたのです。さらに、フェリシティのセラピストは昼間の予約しか受け付けていませんでしたから、学校に連絡をとり、治療のために授業を休ませてもらえるよう頼むことも必要でした（これにはフェリシティの両親の許可が必要でした）。学校のカウンセラーと連絡をとったことも、学校当局に治療をサポートしてもらうことに役立ちました。

子どもを対象とするIPTでは、主に五つの問題領域があると考えられています——罪悪感、役割論争、役割変化、不完全な対人関係、片親の家庭の問題です。これらの領域の何らかの面に取り組むなかで、みなさんも一定の役割を担っていくことになるでしょう。摂食障害の子どもに対する取り組みに最も関係があるのは、役割論争、役割変化、および親がシングルであることの影響です。

役割論争というのは、大人としての一定の役割や行動（たとえばデートや仕事）を行なえるようになったかということに関する、親と子の意見の相違です。思春期の子どもは、自分の親との役割論争を、破壊的、反社会的、もしくは自己懲罰的なふるまいによって行動化することがよくあります。こうした子どもとの衝突や役割論争をどう解決していくかは、問題の性質によっても変わってきますし、親としてみなさんがどう関わるかによっても違いが出てきます。セラピストは、活用できる家族関係は維持し、破壊的なふるまいに対しては、それに代わるものを提案しようとするでしょう。これを実行するうえで、セラピストにその場にいてもらいながら、みなさんも何回か面接に参加し、話し合いを進めていくと、たいていの場合効果があります。

マンディは十四歳の女の子で、最近、過食症になりました。学校をさぼり、お酒に溺れるようになりました。夜遅く男友だちと公園で会っていたことも二回ありました。両親は彼女の行動に激怒するとともに、混乱しました。というのも、以前のマンディは成績が全優の模範的な子どもだったからです。セラピストは、マンディが自己主張に苦しんでいること、特に母親からの独立心を発達させようともがいていることに、両親とマンディが気づけるようにしました。母親は支配的で、干渉的だったのです（たいてい愛情と関心からでした）。それでも、セラピストと両親はいずれも、マンディがあまりにも危険を冒しすぎていることが心配でした。両親は、彼女を滞在型の治療施設に入れようかと考えていました。そこでなら誰かが「もっとよく彼女を見守ることができる」と思ったからです。マンディとセラピストの関係は良好でした。彼女はそのセラピストなら自分を救ってくれると確信していました。彼女は、自分でも自分の行動が心配になることがときどきあることを認めました。どうしてこのようなことをしてしまうのか、本当はよくわからないということでした。「お酒を飲むのは楽しい、問題を忘れさせてくれるから。でも、自分が傷つきやすくなっていることもわかるし、危ない目に遭うかもしれないような公園に夜遅く出かけていくなんて馬鹿みたいね」とも言いました。セラピストはマンディと共に、両親との間でいったい何があったのかをよく話し合い、そしてこのような行動をして両親と「戦っている」のではないかと考えていきました。マンディは両親、特に母親に対して怒りを抱いていることを認めました。母親は今でも彼女のお弁当を作り、彼女のために洋服を買っていました。マンディは、このことがどのような形で自分の行動と結びついているのかまったく理解していませんでした。しかし両親との関係がストレスになっていることはよくわかっていたのです。

セラピストは両親を面接に呼びました。マンディにとって両親との関係がどのようにストレスになっているのか、彼女自身が説明できるようにすること、そしてどのように状況を変えていったらよいのか、両親が考えられるようにすることが目的でした。セラピストは、両親間の不和がマンディの不快感をますます募らせていると説明しました。そしてマンディ自身、自分がしていることの問題には気づいていることも伝えました。面接の間中、セラピストは、母親に対するマンディの怒りについてさらに深い話し合いができるよう促していきました。そのためマンディは、もっと年齢相応の自由を与えてほしいという欲求を表現することができました。母親も、「そうね、難しいかもしれないけど、もしあなたもお酒や夜中にこそこそ抜け出すようなことをやめるって約束してくれるなら、ママも頑張ってみるわ」と同意しました。この面接の後も、続けて数回ほど面接が行なわれました。そして特に、両親とマンディがどのように変わってきたか、そのような変化が彼らの関係にどのような効果をもたらしたかを詳しく検討していきました。数カ月ほどして、論争と対立は和らぎました。マンディも自分の危険な行動により責任をもつようになったのです。

役割変化は思春期の子どもも大人も経験するものです。子どもにとっての標準的な役割変化には、青年期への移行、集団からふたりの関係への変化、性的欲求と性的関係の始まり、両親や家族からの分離、仕事、大学、および職業計画などがあります。子どもの役割変化に取り組む場合も、用いる方法そのものは大人の場合と大きく変わりません。しかしみなさん、つまり子どもたちの親に対して、セラピストは治療面接への参加を希望し、それを必要とするでしょう。特に、子どもがそれまでの役割を断念するのを助け、家族が規範的な役割変化に適応していけるようにするために、みなさんの参加が求められることになるでしょう。

サリーは十八歳です。彼女が大学進学の準備をしているとき、母親は彼女が過食症であることを知りました。両親は彼女が大学在学中、無事でいられるのか心配でした。そのため大学の授業料を払うかどうかは、彼女が治療を受けるかどうかで決まると言いました。サリーの大学進学に伴う役割変化が差し迫っており、セラピストはその重要性にサリーと彼女の家族が集中できるよう助けました。そのために両親は数回ほど面接に参加する必要がありましたが、主な焦点は、自宅を離れることに対するサリーの罪悪感と、大学進学をめぐる不安に当てられました。これらの問題に取り組むために、セラピストは、お互いにとってこれが家族関係の重大な変化となることを理解できるようにしなければなりませんでした。また、この変化によって必然的に失うものも出てくるということを理解してもらう必要もありました。つまり、それまでの家族関係は、全員が一緒に住み、毎日顔を合わせるということに基づいたものでしたが、それが失われることになるのです。その一方でサリーと両親は、より大人らしい形で一緒にいられるような新しい関係性を育んでいく機会に着目するよう求められました。「私たちなしでサリーがちゃんとやっていけるのかどうか心配です」と両親は言いました。薬物やアルコールの使用、ボーイフレンド、そして勉強に専念することなど、これらの問題に彼女がどう対処していくのか、両親は疑問を感じていました。一方、サリーは、両親のこのような疑問にじっと耳を傾け、このような問題はすべて経験ずみであること、これまではちゃんとうまくやってきたことを両親に思い出させました。しかし、家族から離れてひとりぼっちになったらどうなるのか、不安を感じていることも認めました。そして結局、両親は、自分たち自身が大学進学のために家を離れた経験を詳しく話し、彼女を応援したのです。

片親の家庭は（離婚、死亡、親の選択のいずれであれ）、子どものためのＩＰＴにもうひとつ対人面への焦点を加えることになります。片親であることで、存在しない親と子どもとの関係だけでなく、存在しているほうの親との関係にも何らかの影響がでてきます。この問題に関して、対人的には次のようなことを行なう必要があります。①片親の家庭であるということは、子どもに混乱をもたらすことを理解する、②喪失感、拒絶され、見捨てられたという感情、もしくはこの事態を自分に対する罰としてとらえる感情に取り組む、③存在しない親とどのように関係するのか、その見通しを明らかにする、④存在しているほうの親との関係がうまく機能するようにする、⑤可能ならば、離れてしまった親との関係を築き直す、⑥状況が永遠に変わらないことを受け入れる。

十五歳のモニカは、二年ほど前に過食症になりました。彼女の父親が単独で養育権を得たときのことです。母親は物質乱用障害でした。モニカは五歳のときから、父親とは一緒に住んでいませんでした。「お父さんと住むようになって過食症がますますひどくなった」と彼女は言います。セラピストはモニカと共に取り組み、彼女が父親との生活の重要性について評価できるよう助けていきましたが、それは次の点に関係していました。①母親に見捨てられてしまったことをめぐる罪悪感、②父親がそれまでの彼女の生活に不在だったこと、および母親が酔っ払っていたときに母親の行動から自分を守ってくれなかったことに対する父親への怒り、③恋愛関係について相談できる女性の存在を求める気持ち、④両親に仲直りしてもらい、ふたり一緒に彼女に会えるようにしてほしいという願望。

先にも言いましたが、本章でご紹介した治療法は、みなさんが支援的な役割を担うなかで、思春期の子ども自身が行動を変えていけるよう助けることに重点をおいています。多くのケースで、治療対象となる行動は、現在お子さんの健康を蝕んでいる、食事に関係する行動ではありません。これは、親であるみなさんが、治療のなかで行なわれている努力に協力すると共に、お子さんの進歩を注意深く観察しなければならないということです。拒食症のお子さんの体重がどんどん減り続けている場合、または過食症のお子さんが依然としてムチャ食いやパージングをやめられないでいる場合――特に、これらの行動が悪化しているような場合には――みなさんが行動を起こし、すぐにお子さんに医学的な支援を受けさせることが必要です。そして本章の最初でお勧めした予備計画を実施してください。

摂食障害によって損なわれている生活を救ううえで、どのタイプの治療法が最も有効かを明らかにしてくれる資料をさらに手に入れるためには、時の流れを待つしかないでしょう。さしあたり心に留めておいていただきたいことは、みなさんにはわが子の治療に関わっていく権利があるということ、またその責任もあるということです。次の二つの章では、みなさんがお子さんを助ける方法を見つけていくうえで、障害となる恐れがある事柄に目を向けたいと思います。特に、行動を変えていく責任をみなさんが直接担う場合です。まず次の章では、両親が共に力を合わせて取り組むことについて、また治療法の選択や食事に関する行動にどう対処するか、意見を一致させていくことのジレンマについて中心的に取り上げていきます。しかし、たとえ両親が意見の相違を克服できたとしても、治療チームと取り組んでいくうえで、また新たな問題に突き当たることもあります。したがって最終章では、専門家と協力するうえで、また親としての権限と効力を保ちながらわが子の摂食障害と戦っていくうえで、みなさんが直面すると思われる困難について取り上げたいと思います。

第9章 団結力の活用

―どのように足並みを揃え、摂食障害と戦っていったらよいのでしょうか―

優れた専門入院病棟では、子どもたちは多くの場合、正常に食べられるようになり、拒食症のケースなら、体重を増やすことができます。その理由のひとつは、このような環境では一日二十四時間、看護チームが片時も子どものそばから離れず、一貫して粘り強く問題に取り組むからです。お子さんを助け、拒食症や過食症を克服できるようにするためには、みなさんもこれと同じことをする必要があります。家族として常に団結し、足並みを揃えていくことが大切です。先にも言いましたが、子どもたちは入院しても、退院後に再発することがよくあります。これは足並みを揃え、共同戦線を張っていくことができない家族が多いことを表わしています。しかも外来治療が現在最も優勢な治療法であることを考えると、両親が（可能ならいつでも、きょうだいからの支援も受け）意見を一致させる必要があることは歴然としています。わが子の健康を求める戦いに、実際どのように関わっていくか、どのように戦い続けていくか、ぴったりと意見を合わせていかなくてはならないのです。

拒食症のお子さんであれば、どのように共同戦線を張り、お子さんに食べさせていけばよいのか、解決策を見つける必要があります。また過食症のお子さんなら、適切な量を食べ、パージングしないでもいられるよう助けるための、一貫した方法を見つけなくてはなりません。第7章と第8章では、セラピストが家族アプローチやその他の治療法を用いてお子さんを助けていく場合に、親としてみなさんがどのような役割を担えるかについてお話しました。しかし、そこでご紹介した原則とガイドラインに忠実に従ったとしても、それだけでは不充分です。それと同じくらいの努力を共同戦線を築くことにも注いでいかなければ、驚くほど早く、どんな成果も水泡と帰することになってしまうでしょう。

共同戦線を築くことは、大して難しいことではないように思われます。みなさんも、本章を読むまでもないとさえ感じるかもしれません。何といっても、わが子によくなってもらいたいという思いでは、私たち夫婦の意見はもう一致していますから、そうお考えのことでしょう。しかし残念ながら、意志のあるところに必ずしも道があるとは限りません。たとえその意志があっても、両者の意志がぴったり一致していなかったら、またそれについて事前に充分検討していなかったら、道は見つからないかもしれないのです。わが子がよくなる姿を見たいという気持ちと、みなさん方夫婦がそれを現実のものとするために息を合わせてひとつのことに取り組んでいくこととは、同じではありません。問題がどれほど急を要するものであるか、いつどのように専門家の助けを求めるか、自宅ではどう対処していくか――お子さんにはどう言って食べさせたらよいのか、どう言ってパージングをやめさせたらよいのか――、これらのことを、夫婦間で決めておかなくてはなりません。また、どれほどの量を食べるのが適切か、進歩が見られない場合はどのように対処するのか、家族の他の子どもたちはどのように関わっていけばよいのか、などについても決めておく必要がありま す。子どもの変化を促していけるよう、家族はどのような犠牲を払うつもりか、さらには、子どもにとって全乳を飲むことが必要なのか、それともスキムミルクでよいのかといった細かいことまでも決めなくてはなりません。これらの点について、いつ何時でも夫婦の「足並みが揃っている」必要があるのです。

典型的な夫婦なら、これだけ一貫して意見を一致させるという考えを、笑いたくなるほど非現実的なものと思うかもしれません。たいていどの夫婦にも意見が合わない点があるものですし、他の夫婦より意見が一致しないことが多いという方もいるでしょう。しかしそのようなことも、ここでは問題ではありません。日常的な衝突があっても、わが子によくなってもらいたいと願う気持ちについては、ほとんどの夫婦が百パーセント同じ意見です。ここで重要なのは、第7章の多くの例でも示したように、どのように夫婦が共に取り組み、拒食症や過食症につけいる隙を与えないようにするかを明確にすることです。そうできてはじめて、お子さんを助けようとするみなさんの努力も本当に実を結ぶでしょう。そのためには、意見が一致しない他の点については、とりあえず脇へ退けておく必要があります。そうすることで、生死を分けるお子さんの問題については意見を一致させるということで合意できるでしょう。

分裂と征服：摂食障害はどのように忍び込んでくるのでしょうか

両親が共に回復へのプロセスに非常に献身的に努力していながら、それでもなお摂食障害が忍び込んでくることなど想像できないという人もいるかもしれません。そのような場合は、魚を取るための網を想像してみてください。網の目が大きすぎる場合、魚は逃げてしまいます。みなさんの家族も、摂食障害がすり抜けてしまわないようにするためには、きっちりと固く結びついていなければなりません。実際、漁師と同じように、みなさんもその網が万全の状態であるか、定期的に点検する必要があるでしょう。穴はたいてい最も空いてほしくないところに現われるものです。たとえば、みなさんが夫婦で同じことを言っていると思っているのに、摂食障害のお子さんの耳には、二つの異なるメッセージが聞こえていることもあるのです。

ジルはサマンサの母親です。「お願いだから、サマンサ、さあ、食べて！」。彼女は甲高い声でそう言います。一方、父親のジョンは「そんなふうにサマンサにあたるんじゃない」、そう言って妻をはねつけます。そのあとサマンサのほうを向き、「ほら、サマンサ。さあ、もう一口、一口だけでいいから食べてごらん」と言うのです。ジルとジョンは、自分たちの足並みが揃っていると思い込んでいます――ふたりともサマンサに食べるようにと言っているからです。しかし彼らのメッセージは、明らかに受け取る側では異なって聞こえます。母親の口から出ているのは命令です。その声にはすでに怒りが感じられます。一方、ジョンがしていることはお願いです。彼は娘に優しく接しています。しかし妻を批判してもいるのです。

このようなことは極めてよく起こります。この場合、両親は摂食障害と戦っていくための共通の方策を見つけるどころか、お互いとの戦いを見事に繰り広げていると言ってよいでしょう。どうしたらサマンサにもっと食べさせることができるのか、ジルとジョンが意見を戦わせているかぎり、当のサマンサは食べないでいられます。摂食障害にひと息つく暇、いわば「つけいる隙」を与えているのです。ではこの親たちが、食べてもらいたいと思う量をサマンサに食べさせるには、どうすればよいのでしょうか。何より、夫婦が本当にぴったりと足並みを揃えることです。実際には、ただ足並みが揃っているだけでなく、同じ方針で、同じ言葉で、そして同じ意味でなくてはなりません。そうすれば、同じ声で同じこと、「おまえにとって大変なことはパパもママもわかっているよ。でもね、私たちはおまえにもっと食べてほしいんだよ。それに私たちには他のことはできないけれど、おまえが摂食障害を打ち負かせるよう助けるための方法を見つけることならできるよ」のように言うことができるでしょう。

以下では、夫婦間のさまざまな意見の相違について、またそれをどうしたら解消できるのかについて、具体例を挙げてお話しします。お子さんの摂食障害は油断のならない方法でみなさん方ふたりを引き裂き、征服しようと企んでいます。その狡猾な手法を自覚することで、それをできるかぎり避けることができますし、避けられなかったにしても迅速に対処することができるでしょう。これからご紹介する例は、お子さんを助けるために前向きに努力し進んでいくうえで、みなさんが親として互いに協力して取り組み続けることを忘れないように、念を押してくれるでしょう。

片親の家庭でも、次にご紹介する筋書きから何らかのヒントが得られるのではないかと思います。すでに説明したように、みなさんは他の大人――子どもの祖父母、親戚、みなさんと同居しているパートナー、あるいは親しい家族ぐるみの友だちなど――から助けを得ていくことになるでしょう。その場合もやはり、その人と足並みを揃える必要があります。しかし、たとえ独力でやっていこうという場合でも、タミーの母親が娘にパージングをやめさせようとしたときと同様に（第7章参考）みなさんは多くの問題で相反する気持ちを経験することでしょう。タミーの母親には、娘をどれだけ管理したらよいのかということについての心の葛藤があり、それが過食症に抜け穴を与えてしまいました。それこそ、過食症が十代の子どもの健康をめぐる戦いにおいて勝利を収めるために求めている穴でした。以下では、みなさんの夫、妻、あるいは子どものもうひとりの親という言い方をした場合でも、それは誰であれみなさんの努力を助けてくれる大人を含めていると考えてください。

典型的な分裂 - 征服の筋書き、およびその避け方

1．今こそ行動を開始し、治療に関わるべきであるということを、親のひとりだけしか確信していないとしたら

家族全員で診断に訪れたとしても、どうしてこんなところに来なければならないのかということで、母親と父親が診察室で言い争いを始めることがあります。「どうして今すぐじゃなきゃいけないの？」。母親が言います。そして娘の方を向き、「そうよね」と同意を求めます。父親はカンカンです。「もうたくさんだ。何もないかのようなふりをするのはもううんざりだよ。じゃあ、おまえはいつならいいんだ？　レイチェルは食べてないんだぞ！」

何度も言ってきたことですが、両親が比較的早くに病気を認識し、ふたりともがわが子の回復に積極的に関わるべきであると気づけば、ほとんどの場合はうまくいきます。しかし残念ながら、実際にはいくつかの要因から筋書き通りにはいかないことが多いのです。自分たちのせいで子どもが病気になってしまったと思い込み、結局、親たちの多くは身動きできなくなってしまいます。罪悪感を抱えているために、自分たちが関わったところで事態を悪化させてしまうだけだと考えるのかもしれません。あるいは、お子さんが自分の力で「何とかできるから」と言って、治療に連れて行かないでと懇願することもあります。そのような場合、一方の親がお子さんの必死の求めに根負けしてしまうことも珍しくありません。本人がこんなにはっきり行きたくないと言ってるのに、「無理やり」治療を受けさせるなんて、と眉をひそめたり、まだこの子は心の準備ができていないのよ――「変わりたくないのよ」――と、もう一方の親を説得しようとするかもしれません。摂食障害はこのような機会を巧みに利用します。この機会を活かせば、どうしようか迷っている親を標的にするだけで、どんなに意味のある行動もたいてい遅らせることができます。その間、子どもの飢餓状態はなおも続き、摂食障害はますますがっちりと子どもをとらえてしまうのです。

このような筋書きは、子どもが過食症の場合、より現実的なものとなるでしょう。拒食症の場合には、わが子の調子が悪いことは親の目にも明らかだからです。しかし過食症の場合、食べ物が消えていることに親が気づかない、もしくは確証がもてないでいるということがよくあります。食事の後にたびたびトイレに行くことが「気分をさっぱりさせる」こととは関係なく、むしろわざと吐き気を催し、体重が増える不安に対処するためだということに気づいていない場合が往々にしてあるのです。このようなことは他にもいろいろと考えられますが、残念ながらその行き着く先は同じです――何らかの理由で親は身動きが取れなくなり、摂食障害は巧みにこの隙につけ込み、そして子どもは有効な治療を受けられないままになってしまうのです。

みなさんの家庭でもそうだとしたら、いったいどうすればよいのでしょうか。まず、お子さんの健康に関する話し合いの席からは、できるだけお子さんを外すようにしてください。それはフェアじゃないと感じるかもしれません――「うちの娘は十六歳なんですよ。最近ではほとんど必ず、娘に関する話し合いには本人も参加させてきたんです」、そうおっしゃるかもしれません。しかし残念ながら、拒食症のせいでお子さんは治療の必要性について分別をもって考えることができなくなっています。それほどではないにしても、過食症の場合も事情は同じです。みなさんの決断をお子さんに伝えてください。しかし、健康管理の方法についてお子さん自身の意見を求めるのは避けてください。これが、みなさん方夫婦がまず話し合うべきことです。みなさん方ふたりのプライベートな時間に、お子さんがこのまま治療を受けないでいることの是非についてじっくりと話し合ってみてください。意見を一致させることが重要です。たとえ、「十日間待ってみよう、でも十日たったら、これか、それか、あれか、手を打ってみよう」と覚悟を決めることになってもです。それは意見が一致しないまま、その間に子どもが摂食障害によってますます衰弱していくのを許すこととは違うのです。

2．一方の親が否定し、お子さんの病気がそれに乗じようとしているとしたら

デブラの両親は、「娘さんは拒食症にほぼ間違いない」と言われました。父親はほっとしたと言ってもいいような様子でした。「わかっていたんです。この問題に違いないって確信していました。これまでたくさんの医師のところに娘を連れて行ったんです。内分泌科の先生から軍医までですよ。でも誰も、どこが悪いのかわからなかったんです」。一方、母親は、拒食症という診断に浮かない様子でした。「ねえ、米軍診療所のA先生のところに戻ったほうがいいんじゃない？　食べた物を吐くなんて、あの子がそんなこと考えてるなんて、私には納得できないのよ。きっとお腹に問題があるに違いないわ。胃か何か、そんなところじゃないかしら。そうに決まってるわ」

わが子が深刻な病気であると知ることは、ほとんどの親にとって相当ショックなことです。そのため事実を拒絶することも理解できないことではありません。しかし、わが子が健康な状態ではないという事実を受け入れた後でも、摂食障害という診断が気に入らないという親もいます。残念ながら、私たちの社会では依然として精神疾患にある種のレッテルが貼られてしまうため、おそらく

親の一方もしくは両方ともが、子どもが精神疾患であるという考えに耐えられないのでしょう。そんなとき、親がより受け入れやすい診断、たとえば胃腸もしくは内分泌の障害、または何か別の身体的な病気を考えたくなるのも無理からぬことです。しかし、適切な診断はたいてい適切な治療につながりますし、それが好ましい結果を得るための何よりのチャンスとなります。したがって、親の一方もしくは両方が子どもの拒食症の診断を受け入れることができないとき、それは実際に治療上のジレンマとなってしまうのです。

同じくらい厄介なのは、このような筋書きが子どもの摂食障害に理想的な成長の機会を与えてしまうことです。本書の最初のほうで、拒食症の特徴を自我親和的とお伝えしました。これは多くの場合、患者が障害の深刻さを正しく評価できないという意味です。実際、私たちは、自分のことを病気などではないと考えている患者さんを数多く知っています。親までが摂食障害の診断の正当性を疑うようになったら、そのような錯覚に油を注ぐだけです。過食症の場合、ムチャ食いとパージングがまともな行ないではないことは患者自身もわかっています。しかしそれを恥ずかしく思い、多くの場合、その事実を隠そうとします。ありがちなことですが、このうえさらに親が問題の存在を否定したら、子どもがこのように問題を隠そうとするのを助長することになるだけです。いずれの場合も、家族は行き詰まってしまいます。母親と父親が敵対する陣営で睨み合うなか、病気の治療は棚上げとなります（もしくは摂食障害そのものというより、それに伴う身体的問題の治療を受けることになります）。子どもはありもしない胃腸の病気を求めて検査から検査へと引きずりまわされ、その間に貴重な時間が失われてしまうことにもなるのです。

繰り返しになりますが、ここでもやはり決定的に重要なのは、母親と父親が共に事実を見つめ、次はどの治療段階に進むべきか、共通の理解に達することです。しかし先の筋書きが展開した場合、珍しいことではないのですが、これは子どもが一方の親と手を組み、もう一方の親に反発する、もしくはもう一方の親を除け者にするようなことがあれば、難しくなってしまうでしょう。子どもは親のうち、少なくとも一方の積極的な「助言者」として「採用され」、そしてもう一方の親は蚊帳の外に置かれ、相当な欲求不満を抱えることになってしまうのです。

デブラの両親にとって必要なのは、この特異な健康上の問題について、子どもとではなく、夫婦ふたりで話し合うことです。いったいどこが悪いのか、ふたりの意見が違い、泥沼にはまっていることに気づいたら、お子さんのセラピストに助けを求めてはどうでしょう。きっと力になってくれるはずです。実際、事実を否認している親を納得させるために、一回の治療面接の時間すべてを使うことも珍しいことではありません。

3．一方の親がもう一方の親に対し、摂食障害に取り組むために充分なこと、または正しいことをしていないと考えていたら

ベッキーの体重はなかなか増えません。両親は心配で、心ここにあらずといった状態です。彼らの目は、次はどのように娘を助けていけばよいのかということには向けられていません。その代わりに、父親は母親を非難します。「だから言っただろう。ベッキーには全乳を飲ませなきゃって。どうしてそうスキムミルクにこだわるんだ?」。母親は侮辱されたように感じ、彼こそ「自分のやるべきこと」をやっていないと言って罵ります。「私はあなたにお願いしたはずよ。ベッキーには朝食にパンケーキを三枚食べさせてちょうだいって。なのにあなたったら、いつも忙しい忙しいって。あの子がちゃんと食べ終わるまでそばについていないじゃない。悪いのはお互いさまよ!」

この場合、確かに両親は子どもに治療を受けさせ、もっとたくさん食べられるようにと行動を起こしています。また彼らは、摂食障害との戦いにおいて最も効果的に子どもを助けられるよう一丸となって取り組んでくださいという臨床家のアドバイスも忘れてはいません。しかし、それでも多くの夫婦が、どのようにわが子を育てていったらよいのかということも含め、さまざまな問題について意見を一致させられずにいます。子どもの病気にどう対処するかをめぐり、足並みを揃えるどころか、互いに相手に負けまいとするのです。わが子を助けることが、病気との戦いではなく、お

互いを打ちのめすための手段となっているのです。たいてい摂食障害の子どもは、たとえ表面上は息が合っているかのように見えたとしても、母親と父親の足並みが揃っていないことを鋭く見抜きます。親がこのような状態であれば、子どもが一方の親を批判することは比較的たやすくなります――「これ全部、私の嫌いなものだってことくらい知ってるでしょう？　なのに私に食べさせようとするのね」――そしてもう一方の親を味方に加え、努力していない、食べられそうな物を見つける工夫をしていないと言って、先の親を非難させようとするのです。言うまでもありませんが、このような家庭では、分裂させ征服しようとする摂食障害のたくらみは実にうまくいきます。子どもは次には別の方の親を非難し、残された方が今度は批判に加わります。こうしてこのようなサイクルが続いていくのです。

みなさんの家庭でも、このような事態になっていないでしょうか。もしそうなら、両親の意見が食い違っているような状態では、お子さんの拒食症からの回復を手助けすることなどできないということをよく覚えておいてください。みなさんはふたりとも、お子さんがもっと食べられるようにと努力しています（これは素晴らしいことです。お子さんにとって必要な体重を増やす助けになることでしょう）。しかし、どれほどの量を、いつどのようにして食べたらよいのかについて、夫婦の意見が統一できていなければどうなってしまうのか、そのことを心に留めておかなければ、最大限の成功を手にする可能性は絶たれてしまいます。お子さんの目の前では、言い争うことのないようにしてください。夫もしくは妻が食べ物の種類や量についてお子さんの前で何か言い、それがみなさんにとって納得のいかない場合でも、とりあえずその場では相手に合わせてください。そして夫婦だけのプライベートな時間ができたら、そのときにお互いの意見を率直に話し合い、今度また同じような状況になったらどうするかについて、意見を一致させておいてください。お子さんの前では、常に夫婦の意見を一致させる必要があるのです。

4．摂食障害の子どもに批判的すぎるといって、一方の親がもう一方の親を非難するとしたら

今週、スーザンの体重は増えませんでした。母親はすっかり取り乱しています。「どうしてもっと頑張らなかったの。今日の測定であなたの体重が増えてるはずがないってことは、昨日の時点ではっきりわかってたのよ。ちゃんとわかっていたんですからね」。スーザンは困惑した様子です。すると父親がすかさず助けに入ります。「どうしておまえは、いつも悪い面ばかりに目を向けるんだ？　これがスーザンにとって簡単でないことぐらい、おまえだってわかっているだろう？」

なかには、両親の仲が刺々しい場合もあります。摂食障害が始まる前からの夫婦関係が、このような形で反映されているのです。だからといって、このような親が子どもの力になってあげられないというわけではありません。この場合、他の多くの問題については意見が合わなくても、団結し

たチームとして子どもの摂食障害とどう戦うかについては、意見を一致させるようにすることが課題となってくるでしょう。しかし、両親間のこのような刺々しい雰囲気を子どもはいとも簡単に利用し、摂食障害を「守ろう」とします。お子さんが一方の親を、最低、ひどい、わけがわからない、厳しすぎる、批判ばっかりと言って非難すれば、もう一方の親に自分をかばってもらうことは簡単でしょう。子どもの味方になったほうは、すぐさま夫もしくは妻に対して、子どものよいところを認めようとしない、いつも悪いことばかりを予想しているなどと言って非難するかもしれません。その結果、わが子に健康を取り戻してほしいという気持ちに違いはなかったとしても、結局三者間の争いに陥ることになってしまうのです。

このようなジレンマに気づいたら、とりあえずお子さんが再び元気になるまでは、夫婦間の問題は脇へ退けておく必要があるでしょう。このような状況にある親のなかには、親子の言い争いが結局は夫婦間の議論に発展する恐れがあるということを絶えず心に留めるようにしている人もいます。つけいる隙を狙っている摂食障害に対して、警戒を怠らないよう自分に言い聞かせているのです。しかし夫婦間の不和が、お子さんの摂食障害に取り組む際の妨げとなり続けている場合には、セラピストに相談することを検討してみてください。みなさん方ふたりの意見が一致するのを阻んでいる重大な問題とは何なのか、明らかにするために手を貸してもらうのです。

一方の親がもう一方の親よりも子どもを「甘やかす」こともよくあることのように思われます。

これにはある部分、子育てのスタイルの違い（一方は子どもに甘く、もう一方はそうではない）が関係しているでしょうし、また他の子よりもその子をひいきしているということがあるかもしれません。しかし、夫婦のどちらのやり方が正しいのかを言い争うような事態は避けるようにしてください。まずは、お子さんが食べ物を拒否したらどう反応すべきか、とことん話し合うということで意見を一致させてください――どのような声の調子がよいか、どの言葉なら大丈夫で、どの言葉ならダメなのか、そして夫婦のどちらかがこの基準を越えてしまったときには、咎めることなく、どう相手に気づかせればよいのかなどについて話し合ってください。先にも言いましたが、少なくともお子さんの前で互いを批判するようなことだけはしない、このようなことは後で、夫婦がふたりきりになったときに話し合うということで合意してください。みなさんの共同戦線を最も明確に示すためには、たとえば、まず一方の親がお子さんに「スーザン、ママね、あなたにこのお皿のパスタを食べてほしいの」と言います。そしてもう一方の親もすぐに「スーザン、ママもパパも、おまえにこのパスタを食べてほしいんだよ」と言うのです。言い換えれば、夫婦が互いに相手の言葉を繰り返し、そして、もっと食べてほしいというのはふたり一緒の願いであることを強調するということです。

5．一方の親は摂食障害に対して比較的厳しい態度で臨み、もう一方の親が先の親の言葉の衝撃を常に和らげようとしているとしたら

「ケイト、お皿の上のチキンを食べなさい」。父親が頑として言います。「お父さんは、私にああしろこうしろって命令ばっかり。私、そういうの大っ嫌い」。ケイトは負けじと言い返し、そして母親に助けを求めます。「ねえ、お母さんからもお父さんに言ってよ。私に怒鳴らないでって。お母さんだって知ってるでしょう。私がチキンを好きじゃないってこと。お父さんに言って。ねえ、お母さん」。母親には、自分の関心を父親との喧嘩に向けさせようとしているのがケイトの拒食症であることはわかっています。拒食症はそうやってうまく事を運ぼうとするのです。そのため母親は、たとえ娘がそうするようにせがんでも、「父親に言う」ことはしません。その代わり、こう言います。「お母さんもお父さんも、あなたがチキンを好きじゃないってことは知ってるわ。誰も、あなたが好きじゃないものを無理やりあなたに食べさせようとしていないわよ。でもそうね、今回はお肉をやめておいてもいいわ。ただし今回だけよ」

これは先にご紹介した筋書きをアレンジしたものですが、このなかで摂食障害は、両親の関心をお互いに向けさせ、子どもを衰弱させている病気から関心をそらそうとしています。そうして再び足場を築こうとしているのです。この例では、両親の足並みが揃っているように見えます。という

のも、母親は拒食症のたくらみに気づいているからです。しかし、完全にというわけではありません。確かにケイトの両親の歩調は合っていますが、同じ方針で、同じ言葉で、そして文字どおり同じ意味で、とまでは言えません。しかしそうする必要があるのです。彼らは互いに議論するところまではいかなかったかもしれませんが、それでもここでは拒食症が勝ってしまったのです。

ケイトの母親は、他に自分がどうすることができたのかわかっていません。両親はふたりとも、ケイトにもっと健康的な食事をとってもらおうと懸命に努力しています。しかし、もしここで母親がなおも強くケイトに目の前の物を食べるよう求めたとしたら、娘を父親の「いじめ」から守ることを拒否したということになり、母親自身、弱い者いじめをしていると見なされてしまいます。逆に、母親が娘の求めに折れたとしたら、娘にもっと健康的な量を食べさせようとしている夫の努力に歯向かうことになってしまいます。そこでケイトの母親は摂食障害と契約を結び、食事内容で妥協することにしたのです――このケースでよく見られたのは、ノンオイル・ドレッシングもしくはドレッシングなしのサラダだけでした。この筋書きにケイトは満足しました。一方、父親は妻と娘に不満を覚えました。そして母親は、夫と娘（摂食障害と読み替えてください）の両方を満足させようとして頭を悩ますことになったのです。もちろん、結局は摂食障害が勝者です。

この両親のように、どのようにわが子を助けていったらよいかということに関して意見が異なる場合は、必ずその違いについて夫婦だけで話し合ってください。食事の時間中に子どもの前でその違いを明らかにしたところで、ただでさえ元気いっぱいの病気にますます活力を与えてしまうだけでしょう。ケイトの母親は、そのような展開にはよい気持ちがしなかったかもしれませんが、もし彼女が夫の努力（あれか、それ、もしくはこれを食べなさいと要求すること）を後押ししていたならば、ふたりの足並みも揃ったはずです。そしていったん自分たちだけのプライベートな時間になったら、食事の席で何が起こったのかよく話し合い、再びこのような展開になったときにはどう対処すればよいかを明確にすべきなのです。

6. ある程度進歩が見られた後、一方の親が子どもの体重増加に神経質になり、もう一方の親の努力を批判し始めたとしたら

ジャネットの両親は、共にたくさんの課題をこなしてきました。娘の拒食症について、できるかぎり多くの本を読み、あらゆる治療選択肢を調べ、わが子をもう一度正しい軌道に戻そうと、並々ならぬ決意でゴールを目指してきたのです。どうしたらケイトがこの三カ月間で失った十キロの体重を取り戻すために必要なものを食べるようになるのか、そのために何をすべきかについて、セラピストが両親に納得させるのも大して難しいことではありませんでした。治療も順調に進み、毎週困難な状況のなかで、両親はわが子がどれだけ食べるべきかについて、夫婦でどのように決めてきたかを医師に報告しました。ジャネットの体重にも効果が現われ、毎週〇・五キロほど、順調に

増えていったのです。

しかしジェネットは、体重が健康的なレベルに近づいてくるにつれ、徐々に不快感を覚えるようになりました。不安に駆られ、「量が多すぎる、私を太らせようとしているのね」と言って両親を責めるようになったのです。実際にはそんなことはなかったのですが、父親は、ジャネットに定期的に充分な量を食べさせようと頑張っている母親の努力に、水をさし始めました。「もうそんなにたくさん食べる必要はないんじゃないか?」、父親はよくそう言いました。結局、後でわかったのですが、父親もジャネットの体重の増え方が気になっていたのです。一方、母親は激怒し、「あなたは本当は娘が太り過ぎることを恐れているんだわ」と言って父親を非難しました。「私はいつも疑ってたのよ。あなたが娘には痩せていてほしいと思っているんじゃないかって」

最初から順調に力を合わせて取り組んでいるように見える夫婦もいます。ジャネットの両親も、確かに息の合ったスタートを切ることができました。しかし、ジャネットは絶えず、特に父親に対して、もう食べさせないでと訴えていたのです。結局その訴えによって、父親は、ひょっとしたら本当に「娘を太らせて」しまうかもしれないと思い込んでしまいました。ジェネットが健康な体重に達するためには、父親は、自分と妻が「正しいこと」をしているのだと、セラピスから充分に請け合ってもらう必要がありました。

わが子が飢餓状態のときに何を食べさせればよいかについては、どの親もよくわかっています――しかしこれこそ、摂食障害が親をつまずかせる点です。自分たちは本当にわかっているのだろうかと、疑いを抱かせるのです。したがって、ジャネットの両親、特に父親にとっての課題は、自分自身、そしてお互いに対して、わが子の健康状態については自分たちがいちばんよく知っているのだということを思い出させることです。直感に従い、それを貫き、そしてお互いの話に耳を傾けなければなりません。それでも不安なときには、専門家に相談すべきです。子どもの健康管理について、子ども自身に口出しさせてはいけません――何といっても、ジャネットはまだ十二歳なのです。一方、明らかにジャネットも、両親が彼女を助けようとしていること、彼女にもう一度健康で、幸せになってもらいたいと願っているだけなのだということを、両親に請け合ってもらう必要があります。両親はふたりで、必要なかぎり何度も何度も、彼女にこのメッセージを繰り返し伝えなくてはならないのです。

実際のところ、このようなことは他の家庭でも極めてよくあることです。子どもたちも、最初は何とか体重を増やそうと頑張ります。両親がわが子の回復を助けようと共同戦線を張るからです。しかしながら、はじめこそ「計画に沿って」進んでいても、子どもたちは再びある地点に達すると、大きな不安に駆られます。そこで彼らは「急ブレーキをかける」のです。したがって、ここを越えて、さらに彼らが努力を続けていけるようにすることが、両親にとっての課題となります。ただし、おそらく両親も長い戦いで疲れているこの地点においては、この課題はただ難しいというだけではありません。もし一方の親が子どもに「同調」し、「ひょっとしたらもう充分体重が戻ったのではないか」と納得したらどうなるでしょう。このときこそ、家族は真の課題に直面することになるのです。実際、ジャネットの父親のように、一方の親が子どもの体重増加に大きな不安を抱くことは珍しいことではありません。このような状況では、両親が、わが子のために何を目標としているのかをもう一度確認し合うことが必要です。そして、これは回復過程の何に対しても言えることですが、どれほどの体重ならばよいのかについて合意しておくことが必要です。意見に食い違いがある場合は、よく話し合ってください。そしてみなさん自身のなかに体重増加に対する不安があっても、その不安に負けないでください。

7．離婚ないしその他の状況から、親の間で三者関係ができあがってしまい、そのせいで両親が足並みを揃えていくことがほぼ不可能になってしまったら

ダイアンとルーの離婚は和解には到りませんでした。ふたりはお互いに話をするのも難しく、拒食症を抱えた十六歳のジョンと共に過ごすことなど、さらに難しい状況でした。親権はダイアンにありましたが、彼女は自宅から車で一時間離れた病院で午前七時から午後三時まで働いていました。そのため、八キロほど離れた所に住むダイアンの母親が朝七時三十分にダイアンの家にやって来て、

ジョンが学校へ行く前に彼の朝食を作り、それを食べるのを見届けることにしたのです。あまり都合がいいとは言えませんでしたが、それでもジョンはどうしても体重を増やす必要がありました。ジョンはその後ランチを学校でとり、そして放課後、父親の家に行き、父親の見ているところで午後のおやつをとります。そして夕方には自宅に戻り、母親と一緒に夕食を食べることになるのです。このように世話をする大人が何人もジョンの食事に関わったことから、再養育の努力をうまくまとめていくことが極めて難しくなり、ジョンの進歩も遅々としたものになりました。セラピストがこのような調整の仕方に懸念を示すと、母親は何度も「私が悪いんです」と言いました。「息子を愛していいます。できるかぎりの努力をしているつもりです。でも私は朝早くから仕事に出かけなくてはなりませんし、仕事を休むことはできません。今でさえ人手不足なんです。今、休暇を申請したら、永遠にこの仕事を失ってしまいます。ええ、もちろん、ジョンのことは心配です。でも彼の父親と祖母だって、手助けする必要があると思うんです」

この家族の誰もが、自分たちが愛する十代の少年の世話に参加したいと思っています。しかし三人全員が足並みを揃えて関わることは極めて困難です。このように家族のメンバーが（母親と先夫の関係のように）互いに話をしなかったり、同じ家に住んでいなかったりすれば、彼らの再養育計画は、どれほど全員が熱心であろうと、失敗に終わる可能性が高くなります。このようなやり方には抜け穴があまりにも多いので、摂食障害が逃げ道を見つけだすのはいとも簡単なことだからです。たとえば朝食に「そんなにたくさん食べなくても大丈夫だよ、だってママが昨日の夜、夕食をたくさん作ってくれたからね」と言って、ジョンが祖母を納得させるのはたやすいことです。しかも学校では彼のことを監視している人は誰もいないので、ジョンは昼食をとる必要もありません。また、午後のおやつのために父親の家に行ったときも同じです。「僕、あんまり食べる気がしないんだ。だって、学校ですごい量の昼食を食べたからね」と言うこともできます。これまでの章でお伝えしてきたことからもうおわかりだと思いますが、この場合、ジョンは両親に嘘をつこうと思っているわけではありません。むしろ、大人たちが用意した体制が「穴だらけ」なので、摂食障害にその隙間をかいくぐる理想的なチャンスが与えられているのです。けれども、このような家族の体制であっても、ジョンの体重を年齢と身長相応の標準域内に戻すために役立たせることは可能です。

状況を改善するためには、この場合、どうすればよいのでしょうか。ジョンの両親の間には離婚を招くことになったズレがたくさんあります。また、子どもの世話を助けてもらうため、祖母にも関わってもらう必要がありましたから、母親は、彼女自身の母親とも言い争いになることがあったかもしれません。ジョンが拒食症から回復する機会を手にするためには、この周りの大人たちも、互いに話し合う方法を見つけていく必要があるでしょう。自分たちの個人的な考え方の違いはひとまず脇におき、どうしたらジョンの再養育にもっと力を合わせて取り組んでいけるのかを明らかにする必要があるのです。彼らのセラピストも、この点に関して力を貸してくれるでしょう。

ひとつの解決策として、たとえば次のような筋書きが考えられます。家族のメンバーが、それぞれ自分が担当する食事がすんだ後、電話で次の担当者に報告するのです。たとえば祖母は父親の家に電話をかけます。そしてジョンが朝食で何を食べ、それについて彼がどのようなことを言ったか、父親にメッセージを残すのです。これを受けて父親は、おやつには何がふさわしいかを決めます。その後、父親も同様に母親の家に電話をかけ、メッセージを残します。そうすれば母親は、夕食をどうすればよいか決めることができます。このようにすれば、彼らは互いに直接話をしなくてもすみます。さらに、たとえばスクールカウンセラーなどに、学校での昼食の際、ジョンの様子を観察する役目を引き受けてもらってもよいでしょう。彼が何を食べているか確かめてもらい、場合によっては二言、三言、励ましの言葉もかけてもらうのです。この場合、ジョンの祖母が直接そのカウンセラーに電話をしてもよいですし、あるいは母親にメッセージを残し、母親が学校のほうへ連絡するようにしてもよいでしょう。そしてカウンセラーは父親に報告するのです。

しかし、このようなスケジュールが計画通り進まないときや、関係者の誰もが自分たちの個人的な意見の相違に目をつぶることができないときには、セラピストに助けを求めることが必要になってくるかもしれません。セラピストは調停役となり、ジョンを助けるための最善の方法について、彼らが意思疎通を図れるよう助けてくれるはずです。たとえば父親、母親、祖母のうち、誰かひとりを「中心人物」として、セラピストが指名してもよいでしょう。責任をもって他の人たちとコミュニケーションを図り、ジョンが何を食べているかを確認する役目です。ジョンのケースでは、母親がその役目を引き受けることになるでしょう。この場合、彼女は親権者ですし、誰かひとりを選ぶとすれば、やはり彼女が適任と思われます。あるいはジョンの祖母でもよいかもしれません。祖母なら他のふたりが話し合うよりも、比較的気軽に両方の親に話しかけられるかもしれないからです。

8. 一方の親が非常に実行力があり、もう一方の親が挫折感に駆られているとしたら

「カレンを救うために、何もかも私ひとりでやっていかなければならないような気がするんです。娘が本当にひどい病気だということは、あの子の父親も認めています。それは私にもわかっています。でも彼は諦めてしまってるんですよ。もうこの病気と戦いたくないと思っているんです。私にはそれが頭にくるんです。だってそうでしょう? 結局、ミルクセーキはすべて私が作ることになるんですから。カレンの食事が終わるまで一緒に座っているのは私。朝早く起きて、朝食を作るのも私。あの子は私のことを本当は大嫌いなんだと思いますよ。で、その間ずっと彼がいい人ということになるんです」

カレンの母親は、わが子の苦しい状況をよく理解し、わが子が治療に入れるよう、適切な処置を

講じています。しかし自分の成果にはあまり満足していません。食事の用意から見守ることまで、何から何まで引き受けなくてはならないことに疲れと憤りを感じていますし、そのうえ夫が、彼女のことをまるで「悪いおまわりさん」であるかのように感じさせるからです。母親は事実上、カレンの病気と夫の両方と戦っていると言ってもよいでしょう。なぜなら父親が戦いを放棄してしまったため、病気がそこに「避難」できるようになってしまったからです。これこそ最大の不運と言えます。これまで本書でその概略についてお話してきたどの枠組みにおいても、問題は同じです――家族のなかに欲求不満と絶望が蓄積していくかぎり、摂食障害の天下なのです。

一方の親だけでも、わが子を再養育することは可能かもしれません。子どもがムチャ食いやパージングをしないようにすることも、決して不可能ではないでしょう。ただしそれは、もう一方の親からの精神的な支えと理解が得られていると意識できている場合に限ります。性格や気質、あるいは単に理にかなっているという理由からか、一方の親だけが病気と取り組むことに決める夫婦もいます。しかしその場合には、わが子が深刻な病に侵されているという事実について合意し、たとえ精神的、心理的な安らぎをもたらすだけであっても、お互いに支え合おうという気持ちがあることが、重要な条件となります。

どの家族にもそれぞれ独自の環境があり、それによって、危機に直面したときにどう反応するかも決まってくるでしょう。重要なことは、このような環境に関わりなく、両親が常にわが子の病気の深刻さについて意見を一致させているということです。そして問題に取り組むうえで互いに助け合うことで合意することも必要です。カレンの父親も、自分の娘がひどい病状だということは認めていたようです。しかし病気との戦いに見切りをつけることで、問題の緊急性を否定しようとしたのかもしれません。またはただ単に、本当に病気との戦いで精根尽きてしまったのかもしれません。最も致命的あるいは慢性的な病と同じように、拒食症や過食症の場合も、親の側に並々ならぬスタミナが要求されます。両親がひとまず自分たちの違いを脇におき、少なくともこの病気との戦いにおいては共同戦線を張ることが決定的に重要なのもそのためです。摂食障害の子どもにとって、両親の意見の違いを見つけだし、その違いにつけ込んで、摂食障害を温存させるのはたやすいことです。もし「働き者の」ほうの親が精力を使い果たしてしまったら、もはや後に続く者はいなくなってしまうでしょう。

だからこそカレンの両親にとっても、なんとか意見を一致させ、互いに助け合うことがどうしても必要なのです。たとえカレンの母親が再養育という大きな責任をすべて背負い込むことになったとしても、彼女のなかで、肉体的には無理でも精神的に夫が自分の努力を応援してくれているという実感をもてれば、最後まで頑張りぬける可能性は大きくなるでしょう。また夫も、自分には妻がしているようなことはできないと思うにしても、言葉で妻を支え、そして彼女の努力を百パーセント支持しているということを実感してもらうべきです。そして娘がいるときでも父親がそのように母親を支えていれば、摂食障害も、はっきりとつけいる隙がないことを察知します。何もかも押しつけられ、そのうえさらに「悪いおまわりさん」役までさせられたとあっては、誰であっても疲れ果ててしまうでしょう。

9．両親が代わる代わる子ども（摂食障害）の味方につき、もう一方の親に反対しているとしたら

両親が代わる代わる子どもの味方につけばどうなるでしょうか。子どもの摂食障害は両方の親と同盟を組むことになりますが、ふたり同時にではありません。両親がまだ一緒に取り組むことに慣れていない場合には、本当に意見が一致したりすると、実際のところ少々ぎこちなく感じられるものです。これは、考えが一致することにまだ慣れていないからか、あるいはそれまで正反対の見方をすることにあまりにも慣れていたために、本当はそうしたくないと思っているからかもしれません。わが子の摂食障害にどう取り組んでいくか、夫婦がともに明確にできるかどうかを考えるとき、親は真のジレンマを手にすることになります。これまでにも要点をかいつまんでいくつかの筋書きをご紹介してきましたが、残念ながら、そのいずれにおいても、結局勝利を手にするのは摂食障害でした。次にご紹介する例でも、両親は面と向き合うことができないため、せっかくそれまで摂食障害を打ちのめし、ある程度の進展が見られていたとしても、互いに直感的に反発し合うことになってしまうのです。では、実際、どのような様子でしょうか。

父親はこれまでうまくスケジュールを調整し、自分か妻のどちらかが、食事の後は必ず娘のリンダと一緒に過ごすようにしてきました。一緒にテレビを見たり、読書をしたり、リンダが食べたばかりの食事を吐かないよう確認したり、とにかく娘のそばについているようにしたのです。父親は、自分がリンダと一緒に過ごすときにはいつもリンダが吐かないように支えてやることができ、非常に満足していました。おそらくリンダにとっても安心だったのではないでしょうか。しかし、母親と父親の力を合わせた取り組みは、たとえそれがわが子を救うことを意味していたとしても、長続きしませんでした。母親は、父親がリンダに対して厳しすぎると言って非難しました。「あなたったら、どうしてあんなふうにあの子を監視するの？　あの子は三歳の子どもじゃないのよ」。そのため父親は干渉をやめ、母親に主導権を与えることにしました。すると父親は、リンダの世話に関して、「おまえのやっていることは間違っているんじゃないか」と母親に異議を唱えるようになりました。「ご飯をあんなに急いで食べさせなくてもよかったんじゃないか。だからあの子は食べた後すぐに吐きたくなってしまったんだよ。もっとゆっくり食べさせてやったほうがいいんだよ」

このような筋書きがいつ果てるともなく繰り返されます。そんななか、リンダの摂食障害は大したことをしなくても両親の努力を徒労に終わらせることができます。ですから、ここでもまた、今ではもうすっかりお馴染みとなった主張が浮かび上がってくるでしょう。わが子の病気に取り組む際には、たとえどのようなやり方が最適だと考えるにしても、そのなかで両親が共通の基盤を見つけだすことが絶対に必要だということです。専門的な入院病棟で効率よく機能している看護チームを思い浮かべてみてください。摂食障害の治療において、ああすればよかった、こうすればよかったと言い合うのではなく、同じ言葉で話すことができるからこそ、彼らはうまく機能しているのではないでしょうか。たとえみなさん方夫婦の意見が一致しなくても、それをお子さんの前で明らかにしてはいけません。夫婦のうち、お子さんの食事を正常に戻そうと最初に一歩踏み出したのはどちらでしょうか。とりあえずその場では、先陣をきったほうの親に話を合わせてください。そしてその後、おそらく食事のあと、夫婦ふたりだけになったときにでも、妻もしくは夫に、自分が別の考えをもっていることを伝え、妥協案を話し合うようにしてください。

正しい道を進み続けていくために

両親の足並みが揃っていても、それが誤った道を進んでいる場合があります。一致団結して努力し、同じ姿勢で取り組んでいるにもかかわらず、目指す方向が間違っていれば、結局、摂食障害が勝利を収めることになってしまいます。

1．両親は団結しています。しかし摂食障害ではなくわが子を相手に戦っているとしたら

「私には、いったいいつジョンを信じてよいのかわかりません。あの子ったら、しょっちゅう嘘をつくんですよ。吐かないって言ったのに、トイレにはその跡が残ってるんです」とジョンの母親が言います。そして父親が「そうなんです。あの子は本当に難しい子です。わが家にこんなにも悪い影響を与えているんですよ」と言葉を添えるのです。

第7章で、子どもと病気を分けて考えることが大切だとお話しました。親はどうすれば、子どもが摂食障害を乗り越えられるよううまく助けていくことができるのでしょうか。またどうすれば子どもは、親や医師が自分を相手に戦っているのではないということを理解できるのでしょうか。拒食症あるいは過食症が子どもを乗っ取ってしまったのだと考えることがとても有効です。摂食障害については、子どもの生活を支配している病気として考える必要があります。これは子どもが自ら引き起こしたものではありませんし、たいていは子どもの手に負えるものでもありません。摂食障害をこのように理解することは、親が戦っていくうえでも有効です。親はわが子を相手に戦っているのではありません。彼らが打ちのめそうとしているのは病気なのです。お子さんがうまく食べ物を隠したり、捨ててしまったりすることもあるでしょう。ケーキを丸ごとひとつ食べておきながら、本当のことを言わなかったり、食べた物を吐いてしまうこともあると思います。そのようなときで

も、「悪い」のはお子さんではなく、彼らがわざとみなさんを騙そうとしているわけではないということを心に留めておかなければなりません。それよりも、病気がお子さんにこのようなことをさせているのだと考えたほうがよいでしょう。なぜならお子さんは、食べ物を捨てずにいたら、ムチャ食いの後もし吐かなかったら、体重が増えてしまうのではないかとひどく脅えているからです。

ですから、ここで両親が共同戦線を張る必要があると言っても、それは病気に対してであって、もちろん、お子さんに対してではありません。先ほどの例のなかで、ジョンの両親は確かに足並みが揃っていました。しかし残念ながら、彼らの結束は自分たちの息子を非難することに向けられてしまっているのです（あの子が嘘をつくから、あの子が食べ物を隠すから、あの子が吐くから、など）。この筋書きを見ると、両親は、ジョンと摂食障害とを分けて考えていません。ジョンは病気にたやすく乗っ取られそうな状態ですし、この病気は、自分自身や体重、体型についての考え方をコントロールし、そのような考え方に基づいてどう行動するかに強力な影響をおよぼすものです。しかもこの両親は、わが子を「まったく、こんなことをして、なんて悪い子なんだ」と考えています。彼らは、わが子を相手に戦えば戦うほど、おそらくますます欲求不満を募らせることになるでしょう。「親を苦しめるためにこんなことをしているんだ」との確信を強めたり、「どうしてあの子はこんなこと、さっさとやめてしまわないんだろう？」と自分自身に、そしてお互いに問い続けるかもしれません。結局、子どもはひとり孤独を感じ、苦しい立場に置かれることになります。僕は悪い子じゃないと納得してもらおうして、非常につらい思いをすることになるでしょう。その間、症状はいつ悪化してもおかしくありません。そして両親はますますわが子が食べた物を吐くことにうんざりし、子どもは完全に誤解されたまま絶望感を募らせることになるのです。

この両親はふたりとも、病気と子どもとを切り離して考えることができないため、苦しんでいるわが子をうまく助けることができないでいます。ジョンの両親は、摂食障害が他のどの病気と比べても何の違いもないということを絶えず思い起こす必要があります——癌になった子どもは、自らその病気を選んだわけではありません。惨めに感じても、疲れても、つらくても、もしくは何か病気に関連した感情や行動が起こったとしても、やはりそれはその子には何の責任もないことなのです。

2．健康に関する重要な判断について、親が逐一子どもに確認をしていたら

シャロンは何週間経ってもまったく体重が増えず、両親にはその理由がわかりません。結局明らかになったことは、シャロンが自分の治療計画にかなり深く関与していたということです。「ええ、そうです」。母親が説明します。「私たちはいつもシャロンに聞くようにしているんです。私たちの立てた食事計画で大丈夫かって」。「悪いことじゃないと思いますよ」。父親が言葉を添えます。「このようなことを決めるうえで娘にも加わってもらうというのは。だってそうでしょう。自分も

参加しているという思いを、あの子自身も実感する必要がありますからね。でないとあの子は、除け者にされたと思って、何も食べようとしなくなってしまいます」

常識的に考えれば、このやりとりからは、両親が正しいように思われます。確かに、彼らの娘も、何を食べたらよいのか、最終的には自分で正しい判断ができるようにならなくてはなりません。したがって、今から彼女を計画に関わらせるのは賢いやり方のように思われるでしょう。しかし残念ながら、彼女にはまだその準備ができていません。両親はこれまで、さまざまな問題について、彼女自身がどうとらえ、考えているか、確認をとってきました。子どもに自分の見解を述べさせ、重要な決断や選択の能力を発達させる機会を与えていくことは、正常な思春期の発達過程の一環にあるものです。みなさんもわが子にそれを望むでしょうし、そのために長い年月をかけ、民主的な子育てのスタイルを築き上げてきたのではないでしょうか。しかし摂食障害が現われた今、この障害に対処するという点に限っては、一時的に、少なくとも食事パターンに関してお子さんが再び自立できるようになるまでは、親であるみなさんがもう一度コントロールする必要があるでしょう。

お子さんがまだ思春期に達していないとしたらどうでしょうか。それでも物事の決断に子どもを関わらせているとしたら、それは子どもが自然に自立できるようにしているというよりも、むしろその家庭における子育てのスタイルの問題と言ったほうがよいかもしれません。そのような家庭では、一時的に自分たちのスタイルを変更する必要があるでしょう。子育てのやり方を変えることで、どのように子どもの摂食障害に対処すればよいのかについては、個人的な決断となりますし、それぞれの家庭環境によって変わってくるでしょう。

シャロンがデザートにアイスクリームを食べるべきだということは両親もわかっています。何といっても、彼女の体重は標準を大きく下回っていますし、夕食もほとんど口にしませんでしたから、これ以上の体重減少を食い止めるためにはもっとカロリーをとる必要があります。両親はふたりともそのことを理解していますし、そのためにどういった行動をとるかという点でも意見は一致しています。それでもなお、アイスクリームを食べたいかどうか、シャロンに尋ねないではいられないのです。結局のところ、相手が健康な子どもなら、当然、尋ねることは理にかなっていると言えるでしょうし、本人が嫌だと言えば、それを受け入れるのもやはり妥当と言えるでしょう。

しかしシャロンの両親は忘れています。彼らがシャロンに向かって食べ物について話すとき、彼らが話しかけているのは、典型的な十五歳の少女に期待されるほど成熟したわが子ではありません。彼らの前にいるのは拒食症なのです。そして拒食症の答えはいつも決まって「ノー」です。ひょっとしたらシャロンはアイスクリームを食べたいと思っているかもしれません。しかし拒食症に乗っ取られてしまうと、必ずそれを拒否しなくてはならなくなるのです――「アイスクリームはよくないと思うわ。そんなもの食べたら太っちゃうもの」「私がアイスクリームを好きじゃないってこと、知ってるでしょう?」。これが典型的な答えです。その結果、両親は厄介なジレンマに陥ります。では、わが子にこのように尋ねるのではなく、それに代わる方法をとるとしたらどうでしょう。それはどうにも受け入れ難く「意地悪な」ことに思われ、これまで彼女が示してきた人間性を蔑ろにしているような気がするかもしれません。「私たちはいつも、娘には娘が食べたいと思うものを食べさせるようにしています」。シャロンの母親が言いました。「あの子は慎重で、思慮深い子どもなんです。あの子なら正しい判断をしてくれるはずです。それは私たちがよくわかっています」。食事以外の面では、これは実際すべての面で当てはまるのかもしれません。摂食障害が食べ物、体重、体型に関するシャロンの考え方や感じ方を牛耳ってしまう前なら、シャロンの思春期のあらゆる面に当てはまったことでしょう。しかし今は違います。食べ物について決断を下しているのはシャロンではないからです。

ではシャロンの両親はどうしたらよいのでしょうか。一時的にでよいのですが、シャロンが食べるものに関しては、あまり彼女自身に選択させないようにする必要があるでしょう。しかし、それが自分たちの子育てのスタイルに反するように感じたら、あるいはどうしても選択肢を与えなくてはいけないと思うなら、そのときは、アイスクリームを食べるか食べないかではなく、たとえばチョコレートアイスかストロベリーアイスのどちらかを選ばせるようにしてはいかがでしょう。このような提案は、ともすると独断的に感じられるかもしれません。しかしお子さんの体重が増えれば、お子さんがムチャ食いやパージングをしなくなれば、あるいは、果てしない「摂食障害論争」で身動きできなくなるような事態を避けられるようになれば、それだけ回復の見込みはより大きくなるのです。

両親は意見を一致させることができるのでしょうか。そうしなければならないのです

両親が拒食症や過食症に対処するうえで、どのような意見の食い違いが見られるか、その典型的な例をいくつかご紹介してきました。その都度指摘したのは、このような意見の食い違いがお子さんの回復をいかに遅らせるか、いかにお子さんがみなさんの努力を分裂させ、もしくは目の前にある課題――お子さんの回復――からみなさんの目をそらせ、いかにみなさんの注意を摂食障害との戦いにおいて根本的にお子さんを助けていくことからそらしてしまうか、ということでした。また、それぞれの例で、みなさん自身の行動において、何に着目したらよいのかということもお話してきました。実際、みなさんがこれまで困難を感じたことが含まれているかもしれません。そして特にお伝えしようとしたのは、みなさんが親として、たとえこれまでは意見が違っていたことを認めざるを得ないとしても、どうしたらお子さんにとって実りある形で共に力を合わせて取り組むことが

できるのか、ということでした。毎食、毎食、あらゆる瞬間において、お子さんをどのように支えていったらよいのか、両親が意見をひとつにする方法を見つけていくうえで、これらの例を参考にしていただければと思います。

第10章　勇気と情報をもち続け、自己決定力を維持していくために

―わが子のために力を尽くしている専門家と協力して取り組むためにはどうしたらよいのでしょうか―

みなさんのお子さんを救おうと努力している専門家なら、きっと心から、最もその子のためになるようにと考えていることでしょう。だからといって、治療に関して、みなさんが常に医師に同意できるとは限りません。お子さんの小児科医、心理士、またはセラピストとなかなか意見が合わず、苦労することもあるでしょう。なぜなら、いまだに多くのケースで、親は問題解決の鍵を握る存在というより、むしろ問題の一部と見なされているからです。みなさんもお子さんの治療に進んで参加できるのであれば、きっと、お子さんの治療チームの完全な一員になれるはずです。しかし実際には、私たちが望むほどには、すべての治療環境でそれが現実となっているわけではありません。とはいえ幸い、親の貢献が重要であることを裏付ける研究は続々と寄せられてきており、摂食障害

の子どもの治療に親が関与することには断固反対といった姿勢にも変化が現われています。みなさんもご自分で考えている以上に、知識を深め、権限をもてるよう、よりいっそう努力すべきであるということをよく自覚しておいてください。お子さんの診断と治療を進めていく過程では、おそらく数々のジレンマがみなさんを待ち受けていることでしょう。そのようなジレンマに対処していくためのヒントになればと思い、この章を設けました。

本書全体を通じて私たちが強調してきたのは、お子さんの治療においては、治療に携わる者が足並みを揃えることが絶対に必要だということです。第9章では、摂食障害の子どもを育てている父親や母親、もしくは他の大人たちに何が求められるかということに着目しました。しかしこれは、お子さんが拒食症、過食症から回復する過程で、お子さんと関係する人すべてに等しく当てはまることです。みなさんともうひとりの親が足並みを揃えなければならないことは言うまでもありません。しかしそれだけでなく、治療チームのメンバーも、メンバー同士はもちろん、みなさんとも、完全な同意に達していることが必要なのです。しかし、みなさんが治療チームの方針を正しいと思えなければ、このような状況は明らかに実現不可能です。関係者全員の間で同意が得られていることの重要性は、軽く考えるべきではありません——さもないと、大人たち（みなさんおよび専門家）は追求すべき行動方針をたちまち見失い、その結果、お子さんの治療に支障を来たすことになるのです。そこでこの最終章では、摂食障害がいかに関係者間の意見の違いを巧みに利用し、子どもを健康な状態に戻すための努力に水を差そうとするのかについてお話しします。子どもを助けるために、親および関係する専門家全員が完璧な同盟を組み、共同戦線を張ったとしても、拒食症や過食症は簡単にそのひび割れを見つけてしまいます。したがって、本章ではこれから数頁にわたり、みなさんが治療チームと意見を統一させて取り組むことを難しくさせるかもしれない落とし穴について、いくつか予想されるものを取り上げ、詳しく説明したいと思います。もちろん、みなさんが問題解決のための重要な一員でいられるようにするために、そのような状況でみなさんには何ができるのかについても説明します。お子さんにとって最適な治療施設を見つけることは難しい挑戦となるでしょう。しかし本書をここまでお読みになったみなさんなら、きっと充分な知識が備わり、お子さんの回復のために、深い知識に基づいた判断を下し、建設的な役割を担っていただけると思います。

第9章では、親が抱える数々の問題について議論しましたが、以下では、親が直面しがちな、お子さんの治療にあたる臨床家と足並みを揃えていくうえでのジレンマ、そしてお子さんの回復において積極的な役割を担っていくうえでのジレンマについても取り上げていきます。ただし心に留めておいていただきたいのは、治療チームの専門家がお子さんの回復に向けて献身的に努力しているかどうかは、ここでの中心議題ではないということです。あくまで、彼らの治療哲学においては、治療にみなさんが全面的に関わっていくことが認められるかどうかということを問題にします。親の参加が認められない場合には、お子さんの治療において、建設的に自分たちの拠り所を準備をし、積極的役割を担えるようになるまでの道のりが、遥か遠いものとなってしまうでしょう。

お子さんの問題は「摂食障害などではありません」と専門家に言われたら

お子さんの小児科医あるいは他の医師がこのような決定を下すのには多くの理由があります。たとえば、みなさんが支援を求めるべきかどうかをめぐって思い悩み、しかもお子さんは抵抗しているとしたらどうでしょう。心配で気が滅入っているときに、このような結論を聞けば、最初は胸をなでおろすのではないでしょうか。しかし、安堵はたちまちより大きな不安となって戻ってきます。お子さんがどこかおかしいことは見てもわかるのに、医師は何の説明も行動指針も示してはくれません。ましてや多くの親がそうであるように、みなさんも独力で入念に調べ上げ、わが子が摂食障害であることにかなりの確信を抱いているとすれば、不安は特に大きいはずです。こんなとき、みなさんはどうすればよいのでしょうか？

まずは、なぜその医師がこのような結論に至ったのか、じっくりと考えてみてください。それがわかれば、お子さんを助けるための道のりを進むために、次にどのような処置をとればよいかがわかります。その医師は、心理学的な面にあまり注意を向けないために、普段から精神医学的な診断を考慮しないということはありませんか？　その臨床家に以前にも診てもらったことがあるなら、その経験から何かわかることはありませんか？　その医師は、かつてお子さんに何か問題があったとき、心理学的要因についても考えてみてはどうかと言いましたか？　もしそのようなことがなく、しかもその医師が、たとえば「私はレイチェルを慎重に診察し、じっくりと考えたうえで、こう申し上げたのです。彼女の体重が減少したことについては身体的には何の原因も見つかりません。だからといってこれが摂食障害だとは思えないのです」のように言ったなら、なぜ摂食障害ではないと考えるのか、当然、尋ねる必要があるでしょう。お子さんが依然として食べることを拒否していたり、ムチャ食いとパージングを続けているなら、みなさんが今何をすべきなのかについても医師に尋ねる必要があります。医師が「もう少し待って様子を見てみましょう」と言ったなら、みなさんはもうすでに充分に待ち、お子さんの健康状態が心配で、もうこれ以上手をこまねている余裕などないということをはっきり伝えてください。相手の神経を逆なですることなく、きっぱりと伝えることも不可能ではありません。「先生、先生がレイチェルの行動の身体的原因についてあらゆる面から考慮してくださったことには感謝しています。しかし私は本当に心配ですし、どうしていいかわからないんです。どなたか摂食障害に詳しい方を紹介していただけないでしょうか。そうすれば私たちも、摂食障害の可能性を外すことが正しいのかどうか、はっきりわかると思うんです」。このように言ってみてはいかがでしょうか。

確かに、みなさんがかかっている小児科医は、本当に心からお子さんのためを思っているのかもしれません。しかし、身体的にも心理学的・精神医学的にも、あらゆる根拠をもとに自分の見解を述べたとは言えないかもしれないのです。この場合もやはり、その医師が何を考慮してそのような判断を下したのか、正確に尋ねてください――「先生、先生はうちの子の体重が減っていることを説明できる身体的病気は何もないということを確認するために、本当にすべての検査を行なったと考えているのでしょうか？　本当にあらゆる角度から考慮していただけたのかどうか、知りたいんです」――そしてどれほど確信している様子か、またその評価がどれほど完全なものだと思われるか、みなさんなりの判断を下してください。その医師は、謎めいた反応をしたり、曖昧な、もしくは自分を弁護するような答えを返してきますか？　もしそうなら、それこそその医師がこの分野にあまり明るくないことをはっきり示していると言えるかもしれません。このようにうまく質問することができれば、たいていの場合、医師もこれをきっかけに自分でもその見解には満足していないことを認め、誰か他に、もっと対処できる人を紹介してくれると思います。

さらにその医師が、検査と診察から明らかになったことだけしか考慮していないということも考えられます――自宅でみなさんが気づいたことや、学校側からみなさんに報告された事柄が一切加味されていないこともあるのです。お子さんの食習慣が医師の診察室で明らかになることはまずありませんから、一日の大半をお子さんの周りで過ごすみなさんや他の誰かが目にした行動が、摂食障害の診断には欠かせないのです。その医師が、みなさんの報告を深刻に受けとめていないと思える場合には、再度強調して説明してください。観察した行動を記録に書き留め（日中のさまざまな時間帯で、お子さんが何を食べ、何を食べなかったか。食べ物や食事についてお子さんがどのようなことを言ったか。行動や運動の習慣にどのような変化があったか、など）、その記録を医師の診察室に持参することが役立ったという親がたくさんいます。これまでにそのようなことはしたことがなく、医師から、お子さんにはまったく差し迫った危険（三四～三五頁の警告サインを参照）が見られないと言われている場合には、これから一週間記録をつけてみて、そのあともう一度診察をお願いしたいと申し出てはいかがでしょうか。

摂食障害の診断を下すということは、日常的にこの病気に携わっている人たちにとってはそう難しいことではないかもしれません。しかし、多くの小児科医や他の一般開業医にはそのような経験はあまりありません。医師がそれまで拒食症や過食症の症例をごくわずかしか扱ったことがなければ、この診断を下すのに幾分慎重になることも考えられます。子どもの年齢が九歳から十一歳の場合、たとえその医師に拒食症や過食症の思春期の子どもを扱った経験があるとしても、この障害を見極めることは容易ではないでしょう。なぜなら、摂食障害はこのような低年齢の子どもたちの間では極めて稀であり、彼らにこの病気が現われたとしたら、それは非典型的なものと言えるからです。同様に、摂食障害は、男児や民族的に少数派の人たちの間でもさほど一般的ではありません。そのためこの場合もやはり、小児科医は拒食症や過食症の可能性を考慮しようとはしないかもしれません。

残念ながら、摂食障害は、医学の専門家が真っ先に考える診断名ではないため、時折、見過ごされてしまうことがあります――その専門家が以前に拒食症や過食症を診察した経験がなければ、考慮することさえないかもしれません。したがって、みなさんの直感とお子さんについてみなさんが知っていることから考えて、お子さんが拒食症もしくは過食症に違いないと思われる場合には、別の専門家の診断を求めたほうがよいでしょう。たとえば、摂食障害の治療を専門とする児童・青年精神科医や心理士などがよいかもしれません。専門家から高圧的な感じを受けたり、もしくは小児科医が気分を損ねてしまうのではないかと心配なため、その医師を信頼しないというのはどうも気が進まないという方もいるかもしれませんが、そのようなためらいもいったん脇においてしまえば、お子さんの小児科医に比較的抵抗なく紹介状を求め、手続きを進めていくことができるはずです。たいていの医師は、みなさんが他の選択肢を考慮することを快く受けとめてくれると思います。なぜなら専門家による評価の結果から、その医師も学ぶことができるからです。では、結果的に摂食障害の診断が確実であることが明らかになった場合はどうしたらよいのでしょうか。そのようなときは小児科医に、このままお子さんの身体的治療に関わってもらえるかどうか相談してみるべきでしょう。たいていの小児科医はお子さんの治療に携わっていきたいと思うでしょうし、おそらく非常に快く、お子さんの心理士や精神科医とも話し合ってくれるのではないでしょうか。

専門家から、みなさんはお子さんの治療から外れてくださいあるいはそばで見守っていてください、と言われたら

親が治療から外される形としては、さまざまなものが考えられます。たとえば。、中心的な評価や治療の計画段階に親を交えないということもありますし、治療経過を話し合うために医師と定期的に面接し、問題解決の一端に親を加えていくことはしないという場合もあります。悪くすると、お子さんの治療から親が完全に締め出されてしまうこともあるでしょう。しかしこのような親を排除するやり方は、本書全体を通じてお話してきたように、親の関与を支持する最も信頼のおける研究証拠とは著しい対照を示しています。したがって、親の建設的な関与なくして治療が成功するとは到底考えられません。親の関与を支持する調査結果について知りたい方は、第6章を参照してください。

しかしながら、親を退け、お子さんが関心を抱いていることや心配していることを主に（もしくはそれだけを）取り上げる治療方針もあり、実際は、そのような方針に従っている専門家が多いのではないでしょうか。専門家によっては、親を、治療プロセスに「関与しすぎる」「干渉している」といった目で見ている人もいるかもしれません。そのため、親の口から、「うちの子のセラピストは私たちと会おうともしないんですよ。私たちの電話を受けてもくれないんです」といった声が聞かれることも珍しくはありません（幸いにも、後者のようなケースは比較的稀ですが）。このような親

の締め出しは、いずれにしても簡単に克服できるものではないはずです。

親はこのように子どもの治療に関わっていくべきだ、と言えるような「唯一正しい方法」はありません。それでもやはり、治療開始時の決定的に重要な決断が、親を締め出した形で行なわれるべきではないでしょう。治療プロセスの一端に親の加わる余地がないという場合には、お子さんのセラピストに、摂食障害の症状への取り組みを進めていく一方で、その「背景にある問題」を明らかにしていくことについてはどう考えているのか、尋ねてみるべきでしょう。たとえば、「どうして私たちはわが子の治療に関わることができないのか、その理由を説明していただけないでしょうか？」「治療過程全体を通じて、サンディの身体的状態はどのように管理していただけるのでしょうか？　あの子の体重については、誰がどのような頻度で量ってくださるのですか？　あの子が身体的な面はもちろん心理学的な面でどう進歩したか、私たちにはどのように知らせていただけるのでしょうか？」、このような言い方なら、問題なく尋ねることができるのではないでしょうか。

みなさんの目的は、飢餓もしくはムチャ食いとパージングがもたらす恐ろしい結末に対して、緊急に、しかも首尾一貫した取り組みが行なわれるのかどうかを確認することです。そのためには、お子さんの進展具合について、みなさんから治療チームに質問することが認められるべきでしょう。摂食障害の症状の改善という点からも、また心理学的治療の役割およびその重要性という点からもです。お子さんの病気の身体的側面に対する取り組みがなされていなかったり、体重がどれほど増えたか、あるいは過食症の症状が見られなくなったか、みなさんに何も知らされない場合には、情報を伝えてもらえるよう強く要求すべきです。腫瘍学者なら、子どもの腫瘍が治療にどう反応しているか、親が常に情報についていけるよう熱心に説明するものです。みなさんも必ずそうしてもらえるようにしてください。

みなさんの納得のいかないアドバイスを受けたとしたら

たとえ治療アプローチそのものは正確だとしても、治療チームからのアドバイスに不快感を覚えたり、しかもそれに反対してよいものかどうか、またそんな権利が自分にあるのかどうかさえわからないということはよくあるものです。「お子さんの摂食障害を治療するためには入院させるしかありません」「私たちが処方した薬は拒食症の子どもに一般的に用いられているものです」「[別の州での]滞在型治療が唯一の選択肢です」、このように言われることもあるでしょう。驚かれるかもしれませんが、このようなアドバイスに不安を感じながらも、素人の自分が専門家にけちをつけるようなことはできないと考えている人は多いのです。「先生のやり方に意義を唱えるなんて、いったい私は何様なの？」。専門家のアドバイスに納得できないものの、親はそんなふうに思ってしまうのです。結局、私たちのほとんどは、専門家が「いちばんよく知っている」と信じるように育てられています。私たちは、お子さんの治療チームとの衝突が避けられない状況にみなさんを追い込もうとしているのではありませんし、すべての決断に対して片っ端から反対してください、異議を唱えてくださいと勧めているわけでもありませんが、みなさんには日課として、お子さんのセラピストに対して、なぜ一連の治療には反対しXを選んだのかと、気まずい思いをすることなく尋ねられるようになっていただきたいのです。医師はなぜ過食症のお子さんに薬物療法を行なうことに決めたのでしょうか。なぜBという薬ではなくAという薬が選ばれたのでしょうか。自信をもって医師に尋ねてください。医師の多くは、自分の決断について詳しく説明したいと思っていますが、ただ単に時間の制約でそれができないのです。では、このような制約に妨げられ、みなさんが情報を把握できなくなってしまうことがないようにするためにはどうしたらよいでしょうか。もっぱらすべての重要な問題点について徹底的に話し合うためだけに別の予約をとることが賢明かどうか、尋ねてみてもよいでしょう。あるいはみなさんと医師が電話で連絡がとれる時間を定期的に設定することも可能かもしれません。

最も重要でありながら、しかもみなさんにとっては難しいことかもしれませんが、選択された一連の治療に対して反対の場合は、その旨を医師に伝えるようにしてください。みなさんなりに徹底的に調べたうえで、それでもやはり同意しかねるというなら、当然、充分な論理的根拠があってのことでしょう。このような状況にどう対処するかは、非常に重要な問題です。みなさんとしても医師に楯突いているとは思われたくないでしょうし、医師の言い訳がましい答えなど求めていないでしょう。まずはこう切り出してみてはいかがでしょうか。「なぜ先生は集中外来治療ではなく滞在型治療を勧めるのですか？　私にも理解できるように説明していただけないでしょうか？」または「先生の勧める薬がどのような仕組みになっているのか、今ひとつ理解できないんです。この薬がどう作用するのか、そしてなぜ先生が特にこの方法を選択したのか、理由を聞かせていただけないでしょうか？」。このように尋ねれば、たとえ医師の勧める治療法に納得できず、それでこのような質問を思い立ったのだとしても、意見の相違を、より明確に理解するための質問という形で表現することができます。こうすれば、医師も論理的根拠を十分に説明する機会が得られます。みなさんはその説明に納得できるかもしれませんし、あるいは残念ながら、本当にその治療方針に同意できないことを確信することになるかもしれません。最も重要なのは、みなさんが、あくまでもお子さんにとって最適な治療方針を一緒に見つけていこうとする雰囲気のなかで、いつでも意見の相違について医師と話し合う準備ができていることです。たいてい、治療に関わる者すべてが意見を一致させ、選択された治療手段を熱心に支持してこそ、治療が成功する見込みは大きくなるのです。

ついでながら、治療チームからのアドバイスに対して不信に思う点がある場合は、なぜそのように感じるのか、その理由を詳しく探ってみてください。第5章およびその他で説明してきた理由から、お子さんがみなさんに、その専門家を疑うように仕向けているのかもしれません。忘れないでいただきたいのですが、お子さんの考え方や判断は、摂食障害の結果ひどく歪められているため、彼らは何とかして摂食障害を維持しようとするのです。したがって、摂食障害がお子さんに代わって話をするときというのは、診断を下した医師は間違っている、症状を抑えようとする治療チームの試みは無駄であると言ってみなさんを納得させようとします。このような言い分を鵜呑みにすれば、みなさんはお子さんを治療から退かせることになってしまうかもしれません。それこそ摂食障害の思う壺です。治療への疑問を抱かせることにお子さんが見事成功し、みなさんが「代わりの」治療を探すか、もっと悪い場合には、治療をまったく諦めるようそそのかすとしたら、治療は泥沼に陥ってしまいます。

みなさんも最初は、お子さんの治療チームを全面的に信頼して治療を始めることでしょう。しかし摂食障害を特徴づける認知的歪曲のせいで、お子さんもしぶとく粘ります。治療を妨害し、その治療を行なう専門家の邪魔をしようとするのです。したがって、みなさんの心のなかで、治療チームに対する不満が募ってきているのを感じたら、治療チームの有効性を疑う具体的な理由が実際にあるのかどうか、自分自身に尋ねてみてください。そのようなものはなく、お子さんにうまく言いくるめられていることに気づいたら、優しく、しかしきっぱりと、治療を選択する最もふさわしい立場にいるのは親であるみなさんであり、お子さんではないということを思い出させてあげてください。それは単に、お子さんがまだ年齢的に幼いからではありません。摂食障害のせいで、お子さんは分別のある健康的な判断ができなくなっていることが大きな理由です。また、この病気と戦っていくには、全員（親と専門家）が力を合わせていかなければならないということ、そしてお子さんができるかぎり最善の回復のチャンスを得られるようなやり方を続けていくことが、みなさんの目標であるということも、お子さんに思い出させてあげてほしいのです。

お母さん、お父さんは私を敵と思っている、お子さんはなおもそう感じているかもしれません。このような場合には、病気をお子さんから切り離して考えることを、みなさん自身、もう一度肝に銘じておいてください。みなさんが戦っている相手は病気であって、お子さんではないのです。このように考えることで、たとえお子さんが、なぜ専門家が提示した介入にみなさんが異議を唱えるべきなのか、「理路整然と」論じたとしても、方向性を見失わずにいることができるでしょう。

みなさんの不信感の原因が何なのか、詳しく検証してみたあとでも、まだ治療チームからのアドバイスが正しいとは思えないこともあるでしょう。そのような場合には、専門家といえども、必ずしも常に治療判断を確実な資料で裏付けているわけではないということを思い起こすとよいでしょう。特に摂食障害に関する調査研究はまだ非常に少ないのです。とはいえ専門家も、そう判断した裏にはどのような理由があるのか、みなさんに説明を試みるべきでしょう。これはみなさんのお子さんの治療なのです。質問することで、みなさんもその治療努力の一端に加わることができるでしょう。そしてそれを理解することで、みなさんはより確信をもってこれと思う治療選択肢を追求することができるのです。実際、これは嬉しい驚きかもしれませんが、ほとんどのセラピストは実に快く、特別に時間をとり、どうしてその治療方針が選ばれたのか、みなさんも一緒に考えられるようにしてくれるものなのです。

矛盾するアドバイスを受けたとしたら

摂食障害の子どもに対し、これといって決められた治療法は何もありません。そのため親が、A病院のA医師からあることを言われ、BクリニックのB医師からは別のことを言われるということも比較的よく起こります。当然、みなさんは「では、いったい私はどうすればいいの?」というジレンマに陥ります。わが子のために最善を尽くしたい、みなさんははっきりとそう思っていますが、全く異なる二つの見解を前に、みなさんの役割はますます困難になるのです。このようなジレンマに陥ってしまった方に対しては、正しい行動方針を見つけていくためのガイドラインをいくつかご紹介することしかできません。まずは、本章のなかで先にも触れたことですが、それぞれの専門家に以下のことを尋ねてみてください。

- 先生は、どうしてこのようなアドバイスをしようと考えたのですか?
- 先生の判断の基盤にはどのような指針があるのでしょうか?
- 先生はこれまで何人の患者さんをこの方法で治療してきましたか?

- その効果はどうでしたか？
- この方法は、この分野の他の専門家たちの間でも一般的に行なわれているものですか？
- このやり方を支持する資料が何か発表されていますか？

　このようなことは必要ないと感じる方もいるかもしれません。しかしお子さんが歯列矯正を受けることになり、初めて矯正器をつけたときのことを思い出してください。そのときみなさんはどのような質問をしたでしょうか。その医師が「なぜ」「何を」「いつ」といったことを詳しく説明する際に、どのようなことを言ったか、考えてみてください。ここでも同じやり方をすると考えれば、納得がいくのではないでしょうか。たとえお子さんの精神科医がこの種の話し合いにはあまり乗り気ではないように見えたとしてもです。忘れないでください。みなさんのお子さんの命がかかっているのです。正しい方針に従って行動しているという自信が、みなさんには必要です。次に、前にもお伝えしたことですが、お子さんをもう一度健康な状態に戻すために必要なことを行なっていくためには、やはりみなさんが専門家のアドバイスを快く受け止められるということが重要です。とはいえ、これは医師がしばし時間をとり、方針決定の過程をみなさんと共に進んでいってこそ実現することでしょう。これはどうも適切な治療とは言えないのではないかと感じるときには、みなさんのその直感を信じてください。特に、その治療の効果を裏付ける研究資料や臨床資料がない場合はなおさらです。たいてい親の目に狂いはないものです。(根拠があって)何か気になることがあるのなら、その治療方針を本当に正しいと納得できるようになるまで、とことん調べてみてください。

専門家の間で足並みが揃っていなかったとしたら

先にご紹介したジレンマは、お子さんの摂食障害について二つの異なる臨床家を訪ねたことに関係するものでしたが、ここでは、お子さんの治療チーム(同じ屋根の下に専門家がふたりいる場合)の間で調和が取れといない場合の問題点を取り上げます。摂食障害の治療が複雑なものであることはすでにお話しました。したがってお子さんの治療には、数人の専門家が関わることが理想的と言えるでしょう(たとえば、小児科医、精神科医、セラピスト)。しかし、うっかりとはいえ、これらの専門家がそれぞれ微妙に異なる助言をしてみなさんやお子さんを混乱させてしまうこともあるでしょう。おそらく最もよく問題となるのは、目標体重に関わることだと思います。お子さんの体重がちょうど四十五キロを越えた時点で、A医師は「お子さんは十代後半程度の体重になる必要がありますね」と言うかもしれません。同じように、お子さんが四十五キロを越えた時点で、別の治療メンバー(医師B)は、「あとどれだけ増やさなければいけないの?」と尋ねられたとき、励みになるようにと「もうそろそろだよ」と言うかもしれません。このふたりの医師がねらいをつけている目標体重は同じです(患者の身長と体重から考えた、健康的な体重です)。しかしお子さんの耳には、たいていB医師の言葉は「もうあと一、二キロだよ」のように聞こえるのです。実際、みなさんも「本当に」伝えたいことは何なのかがわからず、混乱してしまうでしょう。摂食障害の患者を治療する医師は、はれものに触るようにしなくてもよいように、体重の増加に関して何か情報を伝える際には、それをどう表現したらよいのか、細心の注意を払う必要があります。食べ物のこととなると、拒食症はお子さんに代わって話すだけではなく、お子さんの耳の代わりにもなるのです。したがって「もうそろそろだよ」と言われた子どもは、「まだあと五キロ増やさなくてはならない」と言われるより、こちらの言葉のほうがいいと思うかもしれません。なぜならこのような言い方なら、もうそれほどたくさん体重を増やさなくてもいいのだと勘違いすることも許されるからです。しかしそれだけではなく、この言葉の含む意味に子どもがひどく動揺してしまう可能性もあります。このような曖昧な励ましの言葉が引き金となり、不安が襲ってくることがあるのです——「どうしよう、もうそんなに体重が増えちゃったんだ！」。子どもは涙を浮かべて診察室を飛び出してしまうかもしれません。あくまで目標は明確にしておくこと、そして治療チームのメンバーがそれに合意していることが重要です。

残念ながら、このような事態が起こっても、みなさんがそれをコントロールできる立場にいることは少ないでしょう。しかし、摂食障害がこれらの出来事についてお子さんにどのように考えさせ、またどのような反応をとらせるのかを理解し、またこのような誤解が生じたときには、医師に確認を取ることがいかに重要かを理解しておくことが大切です。体重増加に関する新しい情報には、たとえどのようなことであろうと、お子さんは非常に敏感です。そのようなお子さんがどれほど大きなストレスを感じるか、よく話し合うことができてこそ、建設的にお子さんに話しかけていこうと、全員がよりいっそう力を合わせ、努力していくことができるのです。さらに、この病気を理解することで、たとえ専門家の不注意で混乱が生じたとしても、そうと気づくことができます。このようなことが起こった際には、それを専門家に知らせるのがみなさんの役目なのです。

残念ながら、意図的ではないにしろ、誤解が生じることはよくあります。しかし治療チームのメンバーは、必ず「意見を一致させて話す」義務があります。一方、みなさんも彼らのメッセージや治療目標に混乱を感じたときには、それをチームに知らせ、最終的に全員の足並みが揃うようにしていかなければなりません。これが大きな問題もなく実現されることを願っています。混乱を感じたら、ふたりの専門家AとBのところへ戻り、そのことを伝え、なぜ混乱したのかを話し、そして状況を明確に説明してもらってください。そうすれば、彼らも自分たちが見落としていた点に気づき、再びこのようなことが起きないように努力するでしょう。専門家にははっきりと知らせるべきです。さもないと、彼らは自分たちが引き起こした混乱を自覚しないままになってしまうかもしれません。

お子さんには複数の精神医学的問題があり、多角的な治療が必要です。しかし関係する専門家間でお互いのコミュニケーションが図られていないとしたら

摂食障害に他の精神医学的病気が併存している場合には、治療はますます複雑になり、同時にふたりの専門家の関与が必要となることも少なくありません。摂食障害に加えて、不安障害やうつ病が見られる場合、お子さんの治療はさらに複雑になるでしょう。こうなってくると、専門家が全員、同じ施設の同じチームでお子さんの治療に携わるにしろ、あるいは別の施設や別のやり方ながら、共同でお子さんの治療に携わるにしろ、それに対処していくのは並大抵のことではありません。いずれの状況でも、たとえ各自の専門が異なり、それぞれ微妙に違う角度から治療に取り組むことになったとしても、治療チームには互いに足並みを揃えて治療を行なう責任があります。したがってみなさんは、これらの専門家全員がお互いに、さらに親であるみなさんとも、話し合えることを確認しなければなりません。

ダーレンは十五歳の女の子です。彼女はバレエが大好きです。しかしここ数カ月の間にひどく体重が減ってしまったため、小児科医は、両親が彼女の体重が増えるよう努力する間は、踊りをやめさせるようにと言いました。ダーレンには深刻なうつ病も認められます。そのため彼女は定期的に精神科医の診察も受け、精神科医は彼女に抗うつ薬による治療を行なっています。これまでの

ところ、経過は順調でした。しかし、ダーレンには踊りを続けさせたほうがよいというのが精神科医の考えです。踊ることで、ダーレンは気持ちが明るくなりますし、それはうつ病にとってもよいだろうと考えたのです。医師たちが、それぞれダーレンにとって最もよいと思われることをやろうとしていることは明らかです。しかしダーレンは、彼女が踊ることについての精神科医の考えをどうしても諦めきれません。そのため両親と小児科医は、なかなか彼女に踊りをやめさせることができないでいるのです。医師たちは最初に、互いに連絡を取っておくべきでした。まず自分たちの足並みを揃え、そのうえで家族に自分たちの計画を話すべきだったのです。

自分が治療チームをチェックして、彼らがやるべきことをやっているかどうか確認しなければならないような立場にはおかれたくない、と思う方もいるでしょう。しかしみなさんには、お子さんの治療に関わる複数の専門家たちが、互いに連絡をとっているかどうかを確かめていただきたいのです。ダーレンの例でもそうですが、治療チームのふたりもしくはそれ以上のメンバーから異なった指示を受けることがあれば、それこそチームの間で連絡が取れていないことの証です。このような場合には、異なった指示を受け、みなさんが混乱していることを、治療の最終責任者に指摘すべきです。治療のズレを明確にし、お子さんの病気に対して共同戦線を張っていけるよう確認することは、チームの指導者の責任です。みなさんはしばらくしてからもう一度、その指導者を訪ね、チームのメンバー間で本当にお互いとの話し合いがもたれているのかどうか、確認してください。そうすれば、みなさんのジレンマも——少なくとも今のところは——解消されたことがわかり、安心できるでしょう。

一方、二つの相反するアプローチのうち、どちらが最適だと思うか、みなさんに判断が委ねられるときがくるかもしれないということも自覚しておいてください。たとえば、身体的治療に携わるチームは、骨量が減ることをひどく心配し、そうならないようにと、標準にさらに上乗せして体重を増やす必要があると主張するかもしれません。一方、精神医学チームは、この時点で余分に体重を増やせば、それが原因で子どもは体重のことで頭がいっぱいになり、再発の危険性が高まるかもしれないと考えるかもしれません。この場合、みなさん自身である程度このような対立をよく検討し、みなさんとしては今の時点でどちらを優先すべきだと考えるか、決断する必要があるでしょう。同じように、栄養士が独自の食事療法計画を勧め、一方、精神医学チームは、どのようなものであれそのような「食事」を処方したら、食べ物への没頭につながり、食べることへの不安をますます大きくしてしまうと考えるかもしれません。このような専門家の示す選択肢の可否を判断し、ときにはチームをひとつの方向へ引っ張っていくのは、多くの場合、みなさんの責任です。この場合には、専門家のうち、みなさんが賛成するアドバイスを出した人に相談し、意見の違うメンバーにどううまく話していけばよいか、助言を求めてもよいでしょう。

舵を取る人が多すぎるとしたら

第9章で、お子さんの食事習慣を正常に戻そうとする間は、その指揮者はあくまでふたり（みなさんとみなさんの夫もしくは妻のふたりです。みなさんとお子さんではありません）にとどめておくよう、お話しました。同様に、お子さんの治療に関わる専門家についても、多すぎる必要はありません。治療チームが摂食障害に対し、考えうるすべての角度（グループ療法、家族療法、個人療法、薬物療法、再養育、作業療法、運動療法）から同時に取り組もうとすれば、ひどい混乱を招くことになります。このような多角的アプローチを行なう際には、必ず、身体的な治療にあたる小児科医、薬物療法の管理を行なう精神科医、さらにみなさんまたはお子さんのどちらかの相談にあたる栄養士などの関与が必要となります。包括的な方策をとりさえすれば、必ずみなさんが望むような結果が得られると裏付けるような研究証拠は何ひとつありません。実際には、大変な混乱を招き、みなさんにとってはもちろん、お子さんにとっても負担になる可能性があります（お子さんの健康状態を考えると、身体能力がすでに低下してしまっていることも考えられます）。これまでにご紹介した筋書きのいずれにおいてもお話してきたことですが、やはりここでも同じアドバイスをしたいと思います。お子さんの治療の最終責任者となる医師と話し合ってください。そしてなぜ別の専門家が治療チームに加わるのか、その臨床家が関与する論理的根拠は何なのか、どのようなタイミングで関わることになるのか、またその専門家が目指している目標は何なのか、最終責任者である医師に自ら進んで尋ねられるようになってください。

治療チームから、「できることはすべてやりました。もうこれ以上手の尽くしようがありません」と言われたら

たとえあったとしてもごく稀なことですが、治療チームが摂食障害の子どもの治療に見切りをつけるような状況になることがあるかもしれません。医師から「できることはすべてやりました」と言われれば、とてもつらいことですし、親として、治療チームの言葉に納得するわけにはいきませんから、みなさんは厄介な立場におかれることになるでしょう。彼らが治療を諦めないよう、説得しなくてはなりません。あるいは苦しんでいるわが子を助けるために何か別のことを試みてくれる専門家チームを見つけるために、(おそらくもう一度)先へ進んでいかなければならないでしょう。

ただし、忘れないでください。ほとんどの場合、適切な治療を受ければ、好ましい結果は得られます。現在手に入る資料を見ても、治療が適切に行なわれた場合には、ほとんどの子どもに病気からの回復が期待できることは確かです。したがって、専門家から「もう何もできることはありません」「お子さんにはまだ準備ができていないんですよ」「変わろうという気がないんですね」と言われても、その言葉を鵜呑みにしてはいけません。摂食障害の患者は、概して、治ろうとしたがらないものです。みなさんや治療チームがこの病気を克服しようと努力していても、一緒に取り組んで

いこうとは思わないでしょう。治療を成功させるためには、粘り強さ、それが何よりも大切です。お子さんがこの病気を克服できるよう力を貸したいと願うなら、どうしたら粘り強く続けていくことができるか、専門家と共にその方法を見つけていかなければならないのです。

悪くすると、治療チームがどう見ても互いに協力して取り組んでいるとは思えないことがあります。あるいはみなさんが治療チームと意見が合わず、解決を試みたもののどうにも問題が解消されそうにないこともあるかもしれません。そのような場合は、何かを変化させるべき時なのかもしれません。では、そのような時がきたということは、どうしたらわかるのでしょうか？　みなさんが本当に治療チームに対する信頼を失い、しかもお子さんの状態がますます悪くなっている、もしくはまったく何の改善も見られないとしたら、治療の変更を考える時がきたと言えるでしょう。そもそもお子さんの幸せこそが、みなさんが治療を始めた理由です。したがって、その治療が有効であるかどうかを第一に考えるべきでしょう。ただし、心に留めておいてください。ある専門家グループから別のグループへ突然に鞍替えすることは、どのような治療チームであれ、そのチームに対してお子さんと一緒に苦労して進んでいく機会を否定していることになり、建設的とは言えないでしょう。

あちこちの専門家の間を行ったり来たりすることになったら

摂食障害の子どもをもつすべての家族が、総合的な専門家チームの治療を受けられる地域に住んでいるわけではありません。その結果、ある専門家のところから別の専門家のところへ移動せざるを得ないということがあり、しかもこれらの専門家がそれぞれ別の都市にいるということもよくあるでしょう。また、お子さんを自宅から何百キロも離れた滞在型もしくは入院施設へ入れたほうがよいと言われた、という方もいるかもしれません。このように専門家の間を行ったり来たりすることになれば、混乱が生じ、いったいどの方向へ向かっていったらよいのか検討がつかなくなってしまうかもしれません。あるいはさまざまな選択肢のなかで、何を選択すれば子どものために最もよい結果となるのか、わからなくなってしまうでしょう。

この場合、おそらくみなさんは非常につらい立場に立たされることになります――何人もの専門家を梯子して自分が住む町の周りをあちこち移動するか、さもなければまだ十四歳のわが子を別の都市に移動させるようなことを検討しなくてはならないからです。ここで重要なのは、自分が下す決断に満足し、そして選んだ道を貫いていけるとの自信をもつことです。ただし、どのような選択肢があるのかをとことん調べ上げ、結果として、十分な知識に基づいて決断を下したという実感がなければ、その決断に満足することはできないでしょう。摂食障害の子どもの治療について、正確な専門的知識をもつ施設や専門家グループを見つけることが決定的に重要です。照会や実績、経験年数、委員会の証明書など、どんな問題であれ、みなさんが通常、お子さんの問題に対して最善と思われる臨床家を選ぶ際に用いている基準も考慮してください。

時間をかけ、あちこち探してください。なぜなら難しい決断をしたあとは、先ほどお話した粘り強さを発揮していくことが重要になってくるからです。本章のはじめにも言いましたが、お子さんの摂食障害や治療選択肢についての知識を深めていくうえで、本書がきっと役に立つのではないかと思います。何人もの専門家を梯子するか、それとも別の都市の治療施設へわが子をやるか、いずれかを選択しなければならなくなったとしても、みなさんも今では、利用できる手段うち、最善のものを選んだのだと、ある程度は確信することができるでしょう。

本書のなかで何度か指摘してきたことですが、お子さんの治療の全段階でみなさんが関わることができれば、おそらくそれが最も効果的と言えるでしょう。お子さんを一カ月もしくはそれ以上別の都市へやり、専門家の手でお子さんの体重や食行動を正常に戻してもらうことも、確かに効果があるかもしれません。しかし最終的にお子さんは自宅に帰ってくるのです。そのときみなさんは、確実にお子さんがまたもとの状態に戻らないようにするための手段を見つけださなくてはなりません。そのためには、みなさんも治療に関わる必要があるのです。そして治療チームにこのことを伝えるための方法も見つけなければならないでしょう。本章のなかでも言いましたが、専門家のなかには、みなさんを治療から外しておきたがる人もいます。みなさんの課題は、非常に大きな、親が治療に参加することの価値を認めてくれる治療法を見つけるか、あるいは選択した治療チームが、お子さんが回復への道のりを確実に進んでいけるよう支援してくれると確信できるようにすることです。長い距離を移動するなら、家族を通常どのように治療に関わらせているのか、チームのメンバーに尋ねてみてください。

本章では、子どもを助けようとしている専門家に関して、私たちの患者の親が経験してきた典型的な問題をいくつかご紹介してきました。このような問題によって、親が困惑し、無力感に襲われることも少なくありません。しかもこのような苦しみが、子どもの回復の妨げになることは間違いありません。それぞれの例で、いったい何が親と治療チームとの間にこのような混乱をもたらしているのか、その原因と思われるものを指摘してきました。みなさんには発言する権利があります。私たちは、その権利に気づき、情報に通じ、そしてみなさん自身が問題解決に向けての一員でいられるようにしてくださいとお伝えしてきました。また、お子さんの回復において、親としてどうしたら建設的に治療チームと力を合わせて取り組んでいけるのかについても、具体的に指摘してきたつもりです。

［訳注：本章は、米国を前提に、摂食障害の最適な治療を求める手立てを記載しています］

訳者あとがき

この本は、摂食障害と呼ばれる心の病を抱えた十代の若者たちの家族、特に両親に向けて書かれたものです。本書を読まれて、勇気づけられたご家族が多いのではないでしょうか。一貫して家族を信じ、力づける、強いエンパワーの力を持っているガイドブックです。家族は摂食障害の原因なんかではない、治癒のための役割を担う最大のパートナーである、そして治療に積極的に参加しそれを引っ張っていく、というメッセージにあふれています。その基本となるのは、摂食障害を病気として、子どもたち自身から切り離してとらえることを徹底的に目指すことと言えます。

本書の内容は、イギリスのモーズレー病院で行なわれている家族アプローチを基礎としています。一読すると、食行動に焦点を当て、徹底的にそれを修正することに全力を注ぐため、患者さんに無理強いしてしまうのではないか、患者さんとぶつかり合ってしまうのではないか、と危惧する声も聞こえます。しかし実際症例の具体例を読むと、それぞれに応じて柔軟に対応していることが窺えます。あくまで愛情をもって粘り強く食行動に対応することは共通していますが、臨機応変に患者のやり方や、考え方に沿っていることも、特徴と言えます。第7章に記述してありますが、目の前の問題に焦点を当て、食事や体重では言い争わない、これが簡単なようで難しいことは、この本を手にとられたみなさんであればおわかりでしょう。この病気と取り組むためには、周囲のわれわれも大変なパワーが必要なのです。

翻訳の過程で、いくつか気になる点や日本の現状と合わない記述がありました。まずは、患者さん本人の意思や考えを、病気により歪んでいてすべて誤ったものと仮定していることです。患者さんたちの主張は病気の「罠」であり、治療を決定するのはあくまで両親、というスタンスを貫いています。しかし実際の治療場面では、ほんのわずかでも治りたい、治したいという気持ちが顔をのぞかせたり、客観的な考え方に同意する一面も少しですが現われるときがあるものです。それに気づき、そんな患者さんを力づけたり、そういう自分を増やしていけるよう助けることが治療の大切な役割と考えています。また、子どもの人権を考えたとき、どの程度身体的に危険な状態に至ったら、入院などの介入に踏み切るか、問題となります。加えて、筆者らも述べていますが、この家族アプローチが適応となるのは、摂食障害すべてではないということです。大学生以降の患者さんで、ご本人の考えややり方を無視することは現実的でないでしょう。病態の重いケースや、家族が崩壊しているような事例ではこうした対応は難しいと思われます。さらに、日本の現状を考えたとき、摂食障害の治療法や専門施設を本書のように調査して選ぶことがどこまでできるのか。専門家と言われる治療者の外来や専門の施設には、患者さんがあふれパンク寸前と聞きます。それほど日本にはこの障害の専門スタッフが少ないのが現状なのです。ましてや入院となると、本書にあるような手厚いチームアプローチを実践する施設を探すのは、現行の保険医療体制下では困難を極めますし、滞在型の施設などはほとんどありません。これは、この障害に関わる者が共に考え改善していくべき課題でしょう。

本書が、一人でも多くのご家族や患者さんの助けとなることを祈りつつ筆をおきます。

訳者を代表して

上原　徹

訳者略歴

上原　徹（うえはら　とおる）

1988年　新潟大学医学部卒業
医学博士，精神保健指定医，日本心身医学会認定医
日本総合病院精神医学会指導医，臨床心理士
2002 - 2003年　シドニー大学客員教授
現職　群馬大学医学部附属病院精神神経科講師
著訳書：『摂食障害の家族心理教育』『家族教室のすすめかた』（分担執筆，金剛出版），『「食」にとらわれたプリンセス―摂食障害をめぐる物語』（星和書店），『食も心もマインドフルに』（共訳，星和書店）ほか

佐藤美奈子（さとう　みなこ）

1992年　名古屋大学文学部文学科卒業
翻訳家。英語の学習参考書，問題集を多数執筆
訳書：『食べ過ぎることの意味』（誠信書房），『わかれからの再出発』『（増補改訂第2版）いやな気分よ，さようなら』『私は病気ではない』『みんなで学ぶアスペルガー症候群と高機能自閉症』『虹の架け橋』『食も心もマインドフルに』（共訳，星和書店）

家族のための摂食障害ガイドブック

2006年2月20日　初版第1刷発行

著　者　ジェームス・ロック　　ダニエル・ル・グラン
訳　者　上原　徹　佐藤美奈子
発行者　石澤雄司
発行所　株式会社星和書店
〒168-0074　東京都杉並区上高井戸1-2-5
電話　03 (3329) 0031（営業部）／(3329) 0033（編集部）
FAX　03 (5374) 7186
URL　http://www.seiwa-pb.co.jp

ISBN4-7911-0594-X